C. Hachul
W. Schönauer-Schneider

Sprachverstehen bei Kindern

Vorwort zur 2. Auflage

Wir freuen uns, dass unser Buch und das Thema Sprachverstehen in den letzten Jahren ein so großes Interesse fand. Dadurch können wir nun die 2. überarbeitete und ergänzte Auflage vorlegen.

Unser Ziel war es, alle notwendigen Inhalte zu aktualisieren und weitere praktische Umsetzungsmöglichkeiten aufzuzeigen. Dazu haben wir alle Kapitel aktualisiert und einige inhaltliche Passagen überarbeitet bzw. ergänzt. Im Bereich Grundlagen waren dies v.a. Spracherwerbstheorien. Die diagnostischen Verfahren wurden ergänzt, v.a. im Bereich Monitoring des Sprachverstehens. Für die Intervention wurden vorrangig Verweise auf weitere praktische Umsetzungen hinzugefügt. Im Hinblick auf die immer notwendigere Evidenzbasierung wurde das Kapitel zur Effektivität von Sprachtherapie für Kinder und Jugendliche mit Störungen des Sprachverstehens auf den neusten Stand gebracht.

Der vorhandene Download wurde erweitert und durch neue Therapiematerialien ergänzt. Jedes Therapiematerial wird nun durch eine thematische Überschrift eingeleitet und enthält auf weiteren Seiten mögliche exemplarische Anweisungen und praktische Umsetzungsmöglichkeiten für den Therapeuten.

Wir hoffen nun auch mit der 2. Auflage weiterhin dazu beitragen zu können, dass das Thema Sprachverstehen zunehmend noch mehr Beachtung in Praxis, Weiterbildung und Forschung findet.

Bonn und München, Januar 2015
Claudia Hachul und Wilma Schönauer-Schneider

Abbildungsnachweis

Der Verweis auf die jeweilige Abbildungsquelle befindet sich bei allen Abbildungen im Werk am Ende des Legendentextes in eckigen Klammern.

G377 Schlesiger, C.: Sprachverstehen bei spezifischer Sprachentwicklungsstörung. Grundlagen und Diagnostik. In: List, G. (Hrsg.): Kölner Arbeiten zur Sprachpsychologie, Bd. 11. Frankfurt a. M. 2011. Lang

G378 Karin Reber/Wilma Schönauer-Schneider: Bausteine sprachheilpädagogischen Unterrichts. © 3. Auflage 2014, Ernst Reinhardt Verlag München/Basel. Tab. 28: Differenziertes Nachfragen. www.reinhardt.de

L270 Janna Steimann, Unna

M980 Dr. Claudia Hachul, Bonn

P030 Dr. Wilma Schönauer-Schneider, München

T771 Prof. Dr. med. habil. Gerhard Böhme, Gräfelfing und Mitarbeiter

Inhaltsverzeichnis

Einleitung

Sprachverstehen besitzt eine außerordentliche Bedeutung für die kindliche Entwicklung: Es steht in engem Zusammenhang mit der Gesamtentwicklung eines Kindes. Besitzt ein Kind ein geringes Sprachverstehen, so wirkt sich dies weitreichend und langfristig auf seine interpersonale Kommunikation und Interaktion und auf seine akademischen Fähigkeiten aus.

Das vorliegende Buch versteht sich deshalb als Impuls, den Bereich Sprachverstehen differenziert und vielfältig zu beleuchten. Für die Auswahl der Inhalte war handlungsleitend, die Vielfalt an Erkenntnissen zu strukturieren und diese im Hinblick auf Diagnostik und Therapie zu nutzen: Therapie von Sprachverständnisstörungen kann nur gelingen, wenn Theorie und Praxis, Reflexion und Empirie ausreichend beherrscht und angewendet werden.

In ➤ Kap. 1 werden im Sinne eines umfassenden Lehrbuchs **theoretische Grundlagen** mit Bedeutung für Diagnostik und Therapie erläutert. Hierzu zählen Begriffsklärungen, handlungsleitende Modellvorstellungen, Erläuterungen von Teilfunktionen und Fachbegriffen, die für Diagnostik und Therapie notwendig sind, sowie die Darstellung von Entwicklungsschritten mit anschaulichen Beispielen und strukturierten Tabellen. Es folgen Störungen des Sprachverstehens innerhalb verschiedener Störungsbilder, Symptome bei Sprachverständnisstörungen sowie Prognose und Folge- bzw. Begleitstörungen. Diese theoretischen Grundlagen sind durch eindrucksvolle Alltagsbeispiele verdeutlicht.

➤ Kap. 2 widmet sich **diagnostischen Möglichkeiten.** Diese werden sowohl im Überblick als auch exemplarisch mit Beispielen und Reflexion vorgestellt. Neben standardisierten Tests behandelt das Buch auch zahlreiche informelle Verfahren, v. a. in Bereichen, in denen nur wenige oder keine standardisierten vorhanden sind, beispielsweise im Bereich Wortverstehen für unterschiedliche Entwicklungsphasen oder beim Monitoring des Sprachverstehens.

➤ Kap. 3 enthält die Konzeption einer multidimensionalen **Intervention.** Ausgehend von Aspekten der Elternberatung und Förderung im Alltag werden Möglichkeiten der Therapie von Basisstörungen und rezeptive Anteile bereits vorhandener Therapiekonzepte dargestellt und kritisch reflektiert. Nach grundlegenden methodischen Aspekten folgen therapeutische Möglichkeiten auf Wort-, Satz- und Textebene sowie im Bereich des Monitorings des Sprachverstehens. Für einzelne Methoden und Zielstrukturen sind Fallbeispiele mit sehr ansprechenden Bildern integriert, die exemplarisch für die eigene Anwendung genutzt werden können. Die Bilder sind zwar kein Gesamttherapiepaket, sie liefern jedoch konkrete, sofort anwendbare Umsetzungsbeispiele und sind auch als Download erhältlich.

Die therapeutische Konzeption versteht sich nicht als gestuftes Therapiemanual, sondern intendiert ein individuumzentriertes Vorgehen: Am Einzelfall orientiert muss der Therapeut die Methoden und Bausteine an das jeweilige Kind mit seinen Fähigkeiten, Vorlieben und seinen individuellen Therapiezielen adaptieren.

Im Sinne der **Qualitätsorientierung** und **evidenzbasierten Sprachtherapie** widmet sich ➤ Kap. 3.4 der Evaluation und Effektivitätsüberprüfung von Sprachverständnistherapie. Anhand von Studien aus dem angloamerikanischen und deutschen Sprachraum werden verschiedene Effekte diskutiert, wobei der Bereich Sprachverständnistherapie in der Forschung noch wenig differenziert beachtet erscheint und Effekte oft schwer nachweisbar sind.

Insgesamt informiert das Buch umfassend und vielfältig über Sprachverstehen bei Kindern sowie über konkrete diagnostische und therapeutische Maßnahmen.

KAPITEL

1 Grundlagen

Claudia Hachul

1

1.1 Sprachverstehen: Eine Begriffsklärung

Das kindliche Sprachverstehen wird sowohl in der pädagogischen und therapeutischen als auch in der wissenschaftlichen Arbeit im Vergleich zu kindlichen Fähigkeiten in der Sprachproduktion nur selten beachtet. Diese Vernachlässigung des kindlichen Sprachverstehens ist wohl auch damit zu erklären, dass das Wissen über Prozesse und Teilfunktionen sowie die Entwicklung des Sprachverstehens eher gering ist und in Studium und Ausbildung auch nur zu geringen Teilen vermittelt wird. Fundierte Grundlagenkenntnisse sind somit der erste Schritt auf dem Weg hin zu einer Diagnostik, Therapie und Förderung, die rezeptive und produktive Anteile – je nach Notwendigkeit – ausgewogen gewichtet.

1.1.1 Sprachverstehen und Sprachverständnis

Die Begriffe „Sprachverstehen" und „Sprachverständnis" werden im Folgenden synonym verwendet, auch wenn jeweils eine etwas andere Bedeutung mitschwingt. Der Begriff **Sprachverstehen** betont den prozesshaften Charakter der sprachlichen Informationsverarbeitung während der Wahrnehmung und Verarbeitung einer sprachlichen Äußerung. Sprachverstehen im engeren Sinne bezieht sich auf die Worterkennung im Satz, die Satzverarbeitung während des Hörens des Satzes und den Aufbau eines Sinnzusammenhanges zwischen den Sätzen, der letztendlich eine satzübergreifende Struktur entstehen lässt, z. B. in Form einer Geschichte, eines Textes oder eines Gesprächs. Für diese Prozesse sind die Geschwindigkeit und die Verarbeitungskapazität des Arbeitsgedächtnisses, eine Form des Kurzzeitgedächtnisses, von besonderer Wichtigkeit.

Der Begriff **Sprachverständnis** bezieht sich eher auf die sprachlichen und nicht-sprachlichen Wissensstrukturen, auf die während der Wahrnehmung und Verarbeitung einer Äußerung zurückgegriffen werden muss, um diese Äußerung zu verstehen. Hierzu zählt die Kenntnis des Lautsystems, der passive Wortschatz, das Wissen um morphologische und syntaktische Strukturen und Regeln, das Verstehen von satzübergreifenden Einheiten wie Texte und Geschichten sowie das sogenannte Weltwissen, also Erlebnisse, Erfahrungen und Interaktionen mit anderen Personen, Objekten, Handlungen, Ereignissen und Situationen. Dieses Wissen ist im Langzeitgedächtnis gespeichert.

In der pädagogischen, therapeutischen, linguistischen und psychologischen Literatur wird häufiger von „Sprachverstehen" gesprochen, wenn es um die Erfassung von Bedeutung geht. Der Begriff „Sprachverständnis" wird häufig auch verwendet, wenn über die Auffassung von Sprache oder die Meinung über eine bestimmte Sprache in einem bestimmten Kulturkreis reflektiert wird. Da in den meisten Fällen aber keine genaue Unterscheidung zwischen Sprachverstehen und Sprachverständnis getroffen wird, sollen beide Begriffe auch im Folgenden synonym gebraucht werden.

MERKE

Sprachverstehen und Sprachverständnis

In den meisten Fällen werden die Begriffe Sprachverstehen und Sprachverständnis synonym verwendet. Der Begriff des Sprachverstehens bezieht sich eher auf die Verarbeitung von Informationen während des Verstehensprozesses, während sich das Sprachverständnis eher auf die Wissensstrukturen bezieht, die für ein Verstehen von Äußerungen abgerufen werden müssen.

1.1.2 Hörverstehen und Lesesinnverstehen

Während sich das **Hörverstehen** lediglich auf die gesprochene Sprache bezieht, ist mit **Lesesinnverstehen** das sinnentnehmende Lesen von Wörtern, Sätzen und Texten gemeint. Dem Prozess des Lesesinnverstehens ist bei unbekannten Wörtern die Graphem-Phonem-Kodierung vorangestellt, d. h. die Buchstaben müssen in Laute und Silben übertragen und zu einem Wort zusammengefügt werden. Bei bekannten Wörtern ist auch eine ganzheitliche Worterkennung möglich, ohne dass die Grapheme einzeln in Phoneme umkodiert werden. Die Dekodierung von Schriftsprache läuft über den visuellen Kanal bzw. bei sehbehinderten oder blinden Menschen über den taktilen Kanal bei Nutzung der Braille-Punktschrift. Ein ausreichendes Sprachverstehen ist Voraussetzung für ein gelingendes Lesesinnverstehen. Nur wenn das geschriebene Wort, die im Satz verwendeten grammatischen Regeln und die satzübergreifenden Mittel des Textaufbaus bekannt sind, kann die Bedeutung des Geschriebenen entschlüsselt werden. Mögliche Ursachen für Probleme im Lesesinnverstehen können durch ein nicht ausreichendes Sprachverstehen entstehen. Bei Kindern mit Lese-Rechtschreib-Schwäche oder mit einer Lese-Rechtschreib-Störung sollte also immer auch eine Überprüfung des Sprachverstehens durchgeführt werden.

1.1.3 Situationsverstehen

Für die Diagnostik, Förderung und Therapie des Sprachverstehens ist es äußerst wichtig, Situationsverstehen und Sprachverstehen deutlich voneinander abzugrenzen. **Situationsverstehen** kann völlig ohne sprachliche Verarbeitung oder sprachliches Wissen ablaufen.

BEISPIEL

Situationsverstehen vs. Sprachverstehen

Amelie sitzt mit ihrer Mutter auf dem Sofa. Beide schauen sich Spielsachen und Bücher an. Die Mutter möchte den Hund greifen, kommt aber nicht an ihn heran und bittet Amelie: „Gibst Du mir bitte den Hund?" Amelie folgt der Geste der Mutter und reicht ihr den Stoffhund. Dann packen die beiden das neue Bilderbuch aus, das Amelie geschenkt bekommen hat. Amelie setzt sich auf den Schoß der Mutter und beide schauen in das Bilderbuch. Die Mutter sagt: „Hier ist ja auch ein Hund. Siehst Du den Hund? Wo ist der Hund?" und Amelie zeigt ohne Aufzuschauen und ohne Zögern auf den Hund.

Am Anfang handelt es sich um eine Situation, in der es nicht unbedingt notwendig ist, die Inhaltswörter „geben" und „Hund" zu verstehen, um die richtige Handlung auszuführen. Die Mutter zeigt durch die Bewegung des Hinlangens oder Greifens, worum sie dann noch sprachlich bittet, nämlich dass Amelie ihr den Hund gibt. In dieser Situation reicht ein Situationsverstehen, also das Interpretieren der Körperbewegung oder Geste, aus, um der Aufforderung der Mutter nachzukommen. Erst danach wird Amelies Sprachverständnis gefordert. Die Mutter fragt sie beim Bilderanschauen nach dem Hund, ohne dass Amelie die genaue Blickrichtung der Mutter erkennen kann und ohne dass die Mutter in die Richtung des Hundes deutet. Außerdem kennt Amelie das Buch noch nicht, da es neu ist. Selbst wenn die Mutter jedes Mal beim Bilderbuchanschauen nach dem Hund fragt, ist dies für Amelie eine neue Situation und sie muss das Wort „Hund" auf ein neues, ihr unbekanntes Bild übertragen. Nur wenn Amelie das Wort „Hund" versteht, kann sie das richtige Bild zeigen. Besonders deutlich wird das Sprachverstehen, wenn Amelie den Hund auch von anderen Tieren unterscheiden und andere Tiere nach Aufforderung zeigen kann.

In einigen Fällen, insbesondere bei Kindern mit Förderbedarf in der geistigen Entwicklung, kann es sehr wichtig sein, das Situationsverstehen diagnostisch zu erfassen und als Therapieziel zu bestimmen. In der Förderung und Therapie von Kindern mit ausreichenden kognitiven Kapazitäten zur Speicherung und Verarbeitung von Sprache ist es wesentlich wichtiger, das Sprachverstehen vom Situationsverstehen abzugrenzen und das Augenmerk auf das **linguistische Dekodieren** zu legen. Die Diagnostik und Therapie von Kindern mit Sprachentwicklungs-, Hör- und auch Lernstörungen sollte also so gestaltet sein, dass während des Tests oder des therapeutischen Spiels bzw. der therapeutischen Übung ein Situationsverstehen nicht ausreicht, um die jeweilige Anforderung, Aufgabe, das jeweilige Spiel und die jeweilige Übung zu bewältigen. Als Hilfe für den Alltag, um Missverständnisse aus dem Weg zu räumen und als kompensatorische Strategie bei fehlendem Sprachverstehen (entweder durchgängig oder auch, um einzelne Begriffe oder Strukturen zu verdeutlichen) ist das Situationsverstehen, also z. B. das Zeigen von dem, was nicht verstanden wurde, natürlich dann wiederum sehr wichtig.

1.2 Ebenen und Teilfunktionen des Sprachverstehens

Genau wie in der Sprachproduktion verschiedene sprachliche Ebenen unterschieden werden, lässt sich das Sprachverstehen in unterschiedliche Ebenen und Teilfunktionen unterteilen.

1

1.2.1 Sprachverstehen als multidimensionaler Bottom-Up- und Top-Down-Prozess

Das Sprachverstehen oder *das* Sprachverständnis gibt es genauso wenig wie *die* Sprachproduktion. Bei sprachlichen Prozessen und Strukturen ist es immer wichtig, einzelne sprachliche Ebenen und nichtsprachliche Komponenten zu unterscheiden. In der Diagnostik und Therapie des Sprachverstehens muss also genauso zwischen Wortschatz, Grammatik sowie Text- und Diskursebene unterschieden werden wie in der Sprachproduktion. In der Regel werden Wort-, Satz-, Text- und Diskursverstehen als einzelne Ebenen des Sprachverstehens genannt, wobei sich das Textverstehen eher auf das Verstehen von Geschriebenem (z. B. einer vorgelesenen Geschichte) bezieht und mit Diskursverstehen das sinnentnehmende Verstehen von mündlich frei Vorgetragenem, also einer erzählten Geschichte oder auch eines Dialogs, gemeint ist. Eine Diagnostik und Therapie des „gesamten" Sprachverstehens ist genauso wenig möglich wie eine Therapie der „gesamten" Sprachproduktion.

MERKE

Ebenen des Sprachverstehens

In der Diagnostik und Therapie muss das Sprachverstehen immer unterteilt werden in Wort-, Satz-, Text- und Diskursebene.

In sogenannten **Bottom-Up-Modellen des Sprachverstehens** wird der Verstehensprozess als ein serieller Prozess dargestellt, in dem eine Ebene auf die nächste folgt. Zunächst werden kleinere Reize, z. B. Laute oder Wörter analysiert, um dann zu einem entsprechenden Muster oder einer übergreifenden Struktur, z. B. einem Satz, zu gelangen. Am Anfang steht das akustisch-phonetische Signal, also die Schallwelle, die an das Ohr des Hörers trifft. Im Innenohr werden die mechanischen Signale des Mittelohrs in neuronale Impulse umgewandelt und über den Hörnerv an subcortikale Bereiche und den auditorischen Cortex weitergeleitet. Das phonetische Signal wird zu einer phonologischen Repräsentation umgewandelt, die der Wortform entspricht. Dieser Prozess der ausschließlich lautlichen Wahrnehmung wird auch als Perzeption (lat. percipere: wahrnehmen, begreifen) bezeichnet, während das sinnentnehmende Verstehen mit Rezeption (lat. receptio: Aufnahme, Übernahme) bezeichnet wird.

DEFINITION

Sprachrezeption und Sprachperzeption

Die **Sprachrezeption** umfasst sowohl die Sprachperzeption, also die lautliche Wahrnehmungsebene, als auch das Sprachverstehen, also die bedeutungstragende Ebene. Die **Sprachperzeption** im engeren Sinne umfasst ausschließlich die Sprachwahrnehmung auf lautlicher Ebene.

Im mentalen Lexikon, dem Langzeitgedächtnis für Wörter, wird beim Verstehensprozess nach der entsprechenden phonologischen Wortform und der passenden semantischen Bedeutung gesucht. Hier geht es um die Worterkennung.

Nach Levelt (1993) läuft die Worterkennung nach einem lexikalischen Auswahlprozess ab. Nach der Analyse der phonologischen Wortform werden im mentalen Lexikon mehrere passende Wörter, die gemeint sein könnten, aktiviert. Dieses Set an möglichen Wort-Kandidaten wird auch als Kohorte bezeichnet. Je mehr weitere (semantische oder auch grammatische) Informationen aufgenommen und verarbeitet werden, desto enger wird die Auswahl auf das passende Wort eingegrenzt.

Zusammengehörige Wortgruppen werden im Hinblick auf morphologische und syntaktische Aspekte analysiert, dieser Prozess wird auch als **Parsing** (engl.: grammatikalisch zerlegen) bezeichnet. Im Prozess des Parsing hat die Prosodie eine wichtige Funktion, da anhand der Satzmelodie zusammenhängende Phrasen leichter erkannt werden können. Ziel dieser grammatischen Dekodierung ist es, eine erste semantische Interpretation der Äußerung abzuleiten, wobei (satz-)semantische und grammatische Dekodierungsprozesse parallel, aber doch auch eigenständig ablaufen. Als Beleg für die eigenständige grammatische Dekodierung werden sinnlose Sätze herangezogen. Ein klassisches Beispiel für einen solchen Satz hat Chomsky (1957) formuliert: Farblose grüne Ideen schlafen wütend. Dieser Satz ist semantisch unsinnig, aber trotzdem grammatisch dekodierbar und auch grammatisch korrekt.

Um zusammenhängende Sätze, z. B. einen vorgelesenen Text oder einen Diskurs, also ein Gespräch und letztendlich die Intention des Sprechers zu verstehen, sind satzübergreifendes Dekodieren und der innere Nachvollzug der Geschichte oder des Diskurses notwendig.

All diese Prozesse dienen dazu, die Bedeutung des Gehörten zu dekodieren und somit zu entschlüsseln. Dieser Prozess des linguistischen Dekodierens und das Verstehen der satzübergreifenden wörtlichen und übertragenen Bedeutung wird von der Verarbeitungsgeschwindigkeit und Verarbeitungskapazität des Arbeitsgedächtnisses beeinflusst. Unterschieden werden **phonologisches Arbeitsgedächtnis** und das **Satzgedächtnis** (➤ Kap. 1.2.6). Im phonologischen Arbeitsgedächtnis werden unbekannte Wortformen für kurze Zeit innerlich wiederholt und memoriert, bevor die Wortform im Langzeitgedächtnis gespeichert werden kann. Das phonologische Arbeitsgedächtnis spielt also eine wichtige Rolle beim Wortlernen und beim Aufbau des rezeptiven Wortschatzes. Insbesondere das Satzverstehen setzt nicht nur das Wissen über grammatische Strukturen und Regeln voraus, sondern auch die Fähigkeit, dieses Wissen während des Verarbeitungsprozesses, bereits bevor das Satzende überhaupt gehört wurde, abzurufen und zwischenzuspeichern, während der Satz beendet wird. Hier spielt auch die während des Verstehensprozesses zur Verfügung stehende Aufmerksamkeit eine Rolle. Fehlende Aufmerksamkeit aufgrund von Ablenkung, Unaufmerksamkeit, Müdigkeit oder geringer Motivation bzw. geringem Interesse kann die Verstehensleistung stark beeinträchtigen.

Das Sprachverstehen umfasst jedoch wesentlich mehr als Informationsverarbeitung und linguistische Dekodierung. Um eine Bedeutung zu entschlüsseln, ist die mentale Aktivierung des sogenannten Weltwissens notwendig. Das **Weltwissen** eines Kindes entspricht dem Wissen, das es durch persönliche Erfahrungen, Interaktionen mit anderen sowie mit Objekten, Ereignissen und Situationen gewonnen hat. Sprachverstehen beinhaltet also auch die Einbindung und Übertragung des Verstandenen in Gedanken, Gefühle und Handlungen. Diese Auffassung von Sprachverstehen muss also noch durch die Ebene der Pragmatik ergänzt werden, da Sprachverstehen die Interpretation der Äußerungsabsicht ebenso wie eine adäquate Reaktion auf das Verstandene mit einbezieht. Der Satz „Kann ich Ihnen ein Glas Champagner anbieten?“ müsste bei einem wortwörtlichen Verständnis von einem neu eingetroffenen Gast mit „Das weiß ich nicht.“ beantwortet werden, da der Gast keine Information darüber hat, ob der Gastgeber Champagner vorrätig hat. Die übertragene Bedeutung dieses Satzes lautet eigentlich: „Möchten Sie ein Glas Champagner trinken?“, und so werden auch die meisten Gäste antworten (es sei denn, sie halten sich für besonders witzig). Ebenso beinhaltet die Aussage des Kindes: „Mama, ich hab Hunger!“ die implizite Aufforderung an die Mutter: „Gib mir etwas zu essen!“.

Erfahrungen, Interaktionen, Denken, Fühlen und Handeln sind wichtige Bereiche, die das Sprachverstehen beeinflussen und wiederum vom Sprachverstehen beeinflusst werden. Da Sprachverstehen nie im luftleeren Raum, sondern innerhalb einer Kommunikationssituation stattfindet, wird es ebenso vom situativen Kontext beeinflusst. Und genau diese äußeren nicht-sprachlichen Faktoren, nämlich die Vorerfahrungen und Erwartungen des Hörers und nicht-sprachliche Hinweise wie die Mimik, Gestik, Körperhaltung oder Stimmung des Sprechers, aber auch die räumliche Situation, beeinflussen sowohl die Perzeption als auch das Wort-, Satz-, Text- und Diskursverstehen.

Da das linguistische Dekodieren während des Verstehensprozesses durch Weltwissen und den situativen Kontext beeinflusst werden, gelten die Bottom-Up-Modelle, in der eine Ebene nach der anderen verarbeitet wird, als veraltet und zu vereinfachend. Vielmehr geht man davon aus, dass es sich beim Sprachverstehen sowohl um einen Bottom-Up- als auch um einen **Top-Down-Prozess** handelt. Top-Down-Prozess bedeutet, dass Verarbeitungsebenen von weiteren Ebenen bereits dann beeinflusst werden, wenn die Verarbeitung noch gar nicht abgeschlossen ist. Dies gilt beim Sprachverstehen insbesondere für das Weltwissen und den situativen Kontext. Der Top-Down-Prozess beginnt mit einer Vorstellung oder Erwartung, die dann anhand der tatsächlichen Äußerung bestätigt oder verändert wird. Die Perzeption sowie das Wort-, Satz-, Text- und Diskursverstehen sind Prozesse, die vom Weltwissen und vom situativen Kontext beeinflusst werden. Nur so kann der Hörer sich eine innere Vorstellung von dem aufbauen, was er gehört hat, die Intention des Sprechers verstehen und dies im Idealfall in seiner nachfolgenden Äußerung oder Handlung berücksichtigen.

Ein Kontrollmechanismus, das sogenannte Monitoring, überprüft während des Verstehens, ob genügend Informationen vorhanden sind, um eindeutiges Verstehen zu ermöglichen. Wurde beispielsweise ein wichtiges Wort durch ein Störgeräusch überdeckt, sehen wir uns dazu veranlasst, nachzufragen. Nach Friederici und von Cramon (1999) laufen die Prozesse von der ersten phonetisch-akustischen Analyse bis hin zum Verstehen und gegebenenfalls einer Re-Analyse einer Äußerung in einem Zeitraum von nur einer Sekunde oder weniger ab.

Obwohl das serielle Bottom-Up-Modell als zu vereinfachend gilt (vgl. Bishop 1997), ist es ein wichtiges Hilfsmittel für die Sprachtherapie und Sprachheilpädagogik. Nur anhand einer zunächst starren und künstlichen Trennung der einzelnen Ebenen des Sprachverstehensprozesses lassen sich in der Diagnostik, Therapie und Förderung Schwierigkeiten lokalisieren. ➤ Abb. 1.1 stellt den Sprachverstehensprozess als multidimensionalen Bottom-Up- und Top-Down-Prozess dar. In den folgenden Kapiteln werden die einzelnen Ebenen und auch die Verständnisstrategien, die bei fehlendem Verstehen genutzt werden, näher erläutert.

1.2.2 Perzeption

Perzeption bezeichnet in Bezug auf Sprache die Wahrnehmung kleinster sprachlicher Einheiten, die nicht bedeutungstragend sind, also die Wahrnehmung von Phonen und Phonemen. Auch die Wahrnehmung und Verarbeitung von Prosodie (z.B. Wortakzent und Satzmelodie) kann zur Perzeption gerechnet werden. Die Perzeption ist der Teil des Rezeptionsprozesses, der sich ausschließlich auf die lautliche bzw. suprasegmentale prosodische Wahrnehmung bezieht.

Phone

Das **Phon** repräsentiert den Sprachlaut mit allen Einzelheiten: an welchem Artikulationsort (z. B. labial oder alveolar) und in welcher Artikulationsart (z. B. plosiv oder frikativ) der Laut artikuliert wird und ob die Phonation stimmhaft oder stimmlos ist. Zusätzlich können noch weitere Merkmale spezifiziert werden, z. B. ob der Laut aspiriert oder nicht aspiriert ausgesprochen wurde. Aspirierte Konsonanten klingen härter, weil der Stimmeinsatz erst etwas später als die ersten Artikulationsbewegungen folgt. Aspirierte Konsonanten sind am Silbenanfang ein typisches Merkmal des Deutschen, im Gegensatz zum Englischen oder Französischen. Die Aspiration

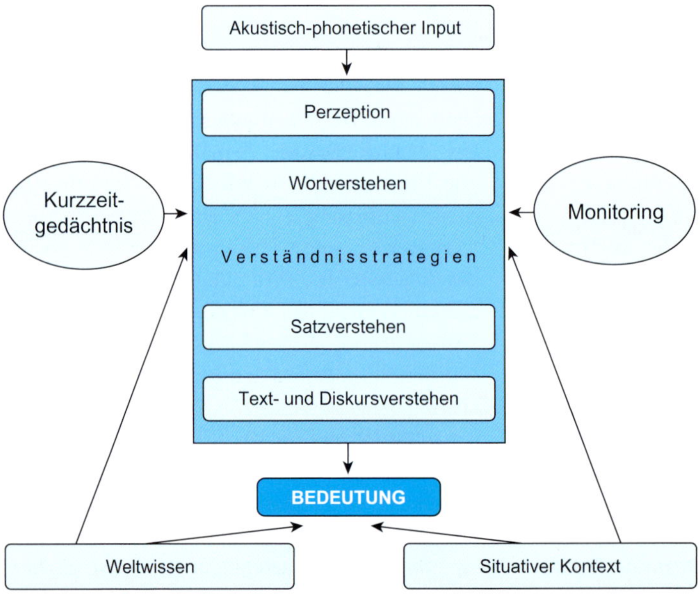

Abb. 1.1 Sprachverstehen als multidimensionaler Bottom-Up- und Top-Down-Prozess (modifiziert nach Schlesiger 2001)

hat im Deutschen keinen bedeutungsunterscheidenden Charakter, d. h. ein Wort behält seine Bedeutung, unabhängig davon, ob der Konsonant aspiriert oder nicht aspiriert gesprochen wird.

Phoneme

Die verschiedenen artikulatorischen Varianten eines Phons bilden das **Phonem,** die kleinste bedeutungsunterscheidende Einheit einer Sprache. Ein aspiriertes [t^h], das in phonetischer Umschrift durch das Lautschriftsymbol für „t" und ein hochgestelltes „h" dargestellt wird, ist genauso eine Variante des Phonems /t/ wie das nicht aspirierte [t]. Ein weiteres Beispiel ist die dialektal unterschiedliche Aussprache des /r/, einmal gerollt mit der Zungenspitze, z. B. in Bayern, und einmal mit dem Zungenrücken, z. B. in Norddeutschland. Beide Varianten repräsentieren im Deutschen das Phonem /r/.

Prosodie

Die **Prosodie** bezieht sich in der Regel auf Einheiten, die größer sind als ein Phonem. Folgende prosodische Eigenschaften werden unterschieden:

- Akzent
- Intonation
- Sprechpausen
- Sprechtempo

Ob die primäre Analyseeinheit des Rezeptionsprozesses das Phonem oder die Silbe ist, hängt auch von der jeweiligen Sprache ab (Friederici 1998). In jedem Fall muss das akustisch-phonetische oder prosodische Signal in eine phonologische Repräsentation umgewandelt werden. Bemerkenswert ist, dass wichtige bedeutungsunterscheidende Merkmale, z. B. die Unterscheidung zwischen Stimmhaftigkeit und Stimmlosigkeit eines Konsonanten, auf der artikulatorischen und akustischen Ebene lediglich ein Zeitfenster von wenigen Millisekunden ausmacht. Bei einer Silbe mit einem stimmhaften Konsonanten vor einem Vokal setzt die Stimmgebung nur wenige Millisekunden früher ein als bei einer Silbe mit einem stimmlosen Konsonanten vor einem Vokal. Für die Differenzierung von Phonemen ist das Unterscheiden von akustischen Merkmalen, die in einem sehr engen Zeitfenster von wenigen Millisekunden auftreten und nur kurz und schnell hintereinander wahrnehmbar sind, also von großer Wichtigkeit.

Phänomen der kategorialen Wahrnehmung

Eine weitere Schwierigkeit im Aufbau einer phonologischen Repräsentation im Prozess der Sprachrezeption besteht darin, dass im akustisch-phonetischen Signal in vielen Fällen keine disjunkten Kategorien, sondern fließende Übergänge messbar sind. Wenn man den Zeitpunkt des Stimmeinsatzes bei dem oben genannten Beispiel mit der Silbe, die mit einem Konsonanten beginnt, experimentell systematisch variiert, so dringt dieser fließende Übergang nicht in das Bewusstsein der menschlichen Wahrnehmung vor. Wir hören in diesen Experimenten keine langsam gesteigerte Stimmlosigkeit. Vielmehr nehmen wir bis zu einer gewissen Grenze einen stimmhaften Konsonanten und nach dieser Grenze abrupt einen stimmlosen Konsonanten wahr. Dieses Phänomen, dass sprachunabhängig auftritt und auch schon bei Babys beobachtet werden konnte, bezeichnet man als Phänomen der kategorialen Wahrnehmung (Hennon et al. 2000).

Teilfunktionen der zentral-auditiven Verarbeitung

Lauer (2006) beschreibt wichtige Teilfunktionen der zentral-auditiven Verarbeitung, die für die Sprachrezeption relevant sind. Schon während der Weiterleitung der akustischen Signale über die Hörbahn werden Dauer, Tonhöhe und Lautstärke des Gehörten vorab analysiert. Als wichtige Teilfunktionen, die in der Großhirnrinde verarbeitet werden, nennt sie:

- **Aufmerksamkeit** ist die Fähigkeit, sich auditiven Reizen bewusst zuzuwenden.
- **Speicherung** bezeichnet die Fähigkeit, auditive Reize im Arbeitsgedächtnis zu speichern (➤ Kap. 1.2.6).
- **Sequenz** bezeichnet die Fähigkeit, auditive Reize im Arbeitsgedächtnis in der richtigen Reihenfolge zu speichern.
- **Lokalisation** bezeichnet die Fähigkeit, sich durch beidohriges (binaurales) Hören im Raum zu orientieren.

- **Diskrimination** bezeichnet die Fähigkeit, Unterschiede zwischen auditiven Reizen zu erkennen.
- **Selektion** bezeichnet die Fähigkeit, bedeutsame auditive Informationen, z. B. die Erklärungen der Lehrerin, von Nebengeräuschen, z. B. in der Klasse, zu unterscheiden.
- **Analyse** bezeichnet die Fähigkeit, auditive Reize in einzelne Bestandteile, bei Wörtern z. B. Silben oder Laute, zu zerlegen. Die Analyse von sprachlichen Reizen ist ein wichtiger Bestandteil der phonologischen Bewusstheit, die als Vorläuferfähigkeit für den Schriftspracherwerb gilt.
- **Synthese** bezeichnet die Fähigkeit, aus einzelnen auditiven Elementen eine komplexere auditive Gestalt zu bilden, bei Wörtern z. B. das Zusammensetzen eines gehörten bzw. gelesenen Wortes aus einzelnen Lauten (Phonemen) oder Buchstaben (Graphemen). Die Synthese von sprachlichen Reizen ist ebenfalls ein wichtiger Bestandteil der phonologischen Bewusstheit und somit wichtige Voraussetzung für den Schriftspracherwerb.
- **Ergänzung** bezeichnet die Fähigkeit, bruchstückhafte auditive Informationen so zu ergänzen, dass aufgrund des bereits vorhandenen Wortschatz- oder Weltwissens eine sinnvolle Information abgeleitet werden kann.

Alle Prozesse der zentral-auditiven Verarbeitung werden durch Erwartungen, Wissen und Motivation beeinflusst.

Unklar bleibt bei dem Modell der zentral-auditiven Verarbeitung, inwieweit sich nicht-sprachliche akustische Reize, z. B. Geräusche oder Töne, in ihrer Verarbeitung von sprachlichen Reizen, also Lauten und Wörtern, unterscheiden. Für rein auditive Therapieansätze ohne sprachliche Kommunikation, sprachliche Übungen oder sprachliche Anforderungen, wie sie z. B. bei einem Ordnungsschwellentraining oder dem Computerprogramm FastForWord durchgeführt wird (vgl. ➤ Kap. 3.2.1), gibt es bisher keine Belege zur Wirksamkeit.

Motor-Theorie der Sprachperzeption und Koartikulation

Sprachperzeption ist kein ausschließlich passiver Prozess. Bereits in den 1960er Jahren fanden Phonetiker (Liberman et al. 1967) heraus, dass das stumme innerliche Wiederholen des Gehörten und die damit verbundenen artikulatorisch-motorischen Rückmeldungen die individuelle Sprachperzeption steuern (**Motor-Theorie der Sprachperzeption**). Erschwert wird die Sprachperzeption (und auch die Artikulation) dadurch, dass einzelne Laute in Abhängigkeit von den sie umgebenden Lauten leicht unterschiedlich artikuliert werden. Das [ʃ] im Wort „Schuh" wird z. B. mit deutlich gerundeten Lippen ausgesprochen, während man dies bei dem gleichen Anfangslaut im Wort „Ski" nicht beobachten kann. Diese artikulatorische Anpassung an Umgebungslaute bezeichnet man als **Koartikulation.**

1.2.3 Wortverstehen

Grundsätzlich muss beim Wortverstehen zwischen Inhalts- und Funktionswörtern, also zwischen Elementen der offenen und der geschlossenen Klasse unterschieden werden.

DEFINITION

Elemente der offenen und geschlossenen Klasse

Elemente der offenen Klasse sind Inhaltswörter, also Nomen, Verben und Adjektive, die durch Wortbildungsprozesse, z. B. Flexion sowie Derivation und Komposition, veränderbar sind. Bei Elementen der geschlossenen Klasse handelt es sich um Funktionswörter, die häufig nicht durch morphologische Markierungen veränderbar sind, z. B. Präpositionen und Konjunktionen, oder um die morphologischen Markierungen selbst, z. B. die Pluralendung.

Jeder Sprecher und jede Sprache verfügt über ein bestimmtes und begrenztes Set an Funktionswörtern und morphologischen Markierungen. Im Gegensatz dazu ist der Inhaltswortschatz sehr individuell, von Erfahrung abhängig und verändert sich somit kontinuierlich im Laufe des Lebens und darüber hinaus in der Historie der Sprachgemeinschaft. Kein Individuum ist in der Lage, den gesamten Inhaltswortschatz der eigenen Muttersprache zu beherrschen, da es immer auch spezielle Bereiche und Fachausdrücke gibt, die nur wenigen Personen bekannt sind.

Inhaltswörter

Der Wortschatz der Inhaltswörter unterliegt einer andauernden Veränderung. Jeder Mensch und jede

Sprachgemeinschaft erweitert in einem stetigen Prozess die Klasse der Inhaltswörter dadurch, dass neue Wörter in den Wort- oder Sprachschatz aufgenommen werden. Im Laufe des Lebens lernt jeder Mensch neue Wörter hinzu oder verfeinert oder berichtigt bereits gelernte Bedeutungen. Viele Fremd- und Fachwörter werden z. B. erst im Erwachsenenalter erworben. Ebenso verändert sich im Laufe der Zeit der Wortschatz einer Sprachgemeinschaft. Einige Wörter verlieren an Bedeutung und werden kaum mehr genutzt, z. B. das Wort „Emaille" (manchmal auch „Email" geschrieben) für einen Überzug, der zu Dekorations- oder Schutzzwecken auf Glas oder Metall aufgetragen wird. Andere Wörter hingegen werden neu in den Wortschatz aufgenommen, häufig handelt es sich hier um Bezeichnungen für technische Neuerungen, wie z. B. „E-Mail" für elektronische Post. Die Veränderung des Alltags, z. B. aufgrund von neuen Techniken und insbesondere der Informationstechnologie (z. B. Computer, Handy, Smartphone) hat eine Veränderung des Wortschatzes zur Folge, da neue Begriffe gefunden werden müssen. Veraltete, nicht mehr gebräuchliche Geräte und Techniken werden langsam aus dem Wortschatz getilgt, z. B. wissen viele Schulkinder im neuen Jahrtausend nicht mehr, was ein Kassettenrecorder ist oder was die Unterschiede zwischen Rollschuhen und Inline-Skates sind. Während der Grundwortschatz in der Kindheit gefestigt wird, eignen sich Jugendliche bestimmte Ausdrücke der Jugendsprache an (z. B. „cool") und im Laufe der Schulbildung, Ausbildung und akademischen Bildung werden zunehmend Fachausdrücke erworben.

BEISPIEL

Veränderung der semantischen Organisation im Lexikon

Frage: Wie sind Hirsch, Reh und Bambi miteinander verwandt?

Antwort: Hirsch, Reh und Bambi sind nicht direkt miteinander verwandt bzw. nur weitläufig. Die in Deutschland bekannteste Hirschart, der Rothirsch, die Rothirschkuh und das Rothirschkalb gehören zur Unterfamilie der sogenannten Echten Hirsche. Rehbock, die weibliche Ricke und das Rehkitz gehören zur Unterfamilie der sogenannten Trughirsche. Bambi ist ein Medienpreis bzw. eine Zeichentrickfigur aus einem Walt-Disney-Film. In den USA gibt es keine Rehe, weshalb eine Hirschart dargestellt wurde. Interessanterweise wird in einigen deutschen Übersetzungen, auch in Kinderbüchern, Bambi als Reh, Bambis Vater aber als Hirsch bezeichnet!

Das linguistische Dekodieren eines isolierten Inhaltswortes oder eines Inhaltswortes im Satz umfasst lexikalisches und semantisches Dekodieren unter Berücksichtigung morphologischer Hinweise. Inhaltswörter sind Nomen, Verben und Adjektive. Zunächst muss der Lautfolge, d. h. der Wortform eine Bedeutung zugeordnet und von anderen möglichen Bedeutungen abgegrenzt werden.

Nach dem Modell von Levelt (1993) sind im mentalen Lexikon Wortform (**Lexem**) und Bedeutung (**Lemma**) getrennt voneinander gespeichert. Die Wortform, d. h. das Lexem, spielt in der Worterkennung eine Rolle. Die Wortbedeutung, also das Lemma, beinhaltet syntaktische und semantische Informationen. Allerdings stellt Levelt (1993) zur Diskussion, dass das Modell des mentalen Lexikons, das ursprünglich für die Sprachproduktion entwickelt wurde, nicht eins zu eins auf das Sprachverstehen übertragen werden kann. Levelts (1993) Meinung nach ist es genauso gut möglich, dass für die Sprachproduktion und das Sprachverstehen unterschiedliche Formen des mentalen Lexikons existieren, die auch unterschiedliche Informationen enthalten.

Im Gegensatz zur Wortproduktion, in der die Wortform ganz genau gespeichert sein muss, reicht zum Abruf der Bedeutung beim Verstehensprozess ein Wiedererkennen der Wortform aus. Dies ist wahrscheinlich auch ein Grund, warum der rezeptive Wortschatz größer ist als der produktive Wortschatz. Wenige saliente Merkmale reichen aus, um ein Wort wieder zu erkennen und zu verstehen. Für den aktiven Wortabruf und Wortgebrauch hingegen ist zum einen die detaillierte und im Langzeitgedächtnis gesicherte Speicherung der phonologischen Wortform notwendig. Zum anderen muss der Zugriff auf diese Wortform gelingen. Gelingt der Zugriff nicht, so kommt es manchmal zum „tip-of-the-tongue"-Phänomen, d. h. das Wort liegt einem auf der Zunge, man kennt das Wort, kann sich vielleicht noch oberflächlich an die Länge, einzelne Silben oder den Anfangslaut erinnern, aber trotz allem gelingt der Abruf des Wortes nicht (sondern erst etwas später).

Neben dem lexikalischen und semantischen Dekodieren spielen beim Wortverstehen im Satz auch Flexionen, also morphologische Markierungen eine Rolle. Beim Nomen handelt es sich um Deklination, beim Verb um Konjugation und beim Adjektiv um die Komparation. Ebenfalls zu morphologischen Änderungen am Inhaltswort führen Derivationsprozesse, also Ableitungen durch Hinzufügen meist eines Suffixes oder Präfixes, durch das sich die Wortart ändert (z. B. erfahren vs. Erfahrung oder glücklich vs. unglücklich).

Nomen/Substantive

Nomen/Substantive sind neben den Verben die wichtigste Wortart im Deutschen und machen 66 % des Wortschatzes aus. Sie sind deklinierbar. Es gibt die Fälle (= Kasus) Nominativ, Genitiv, Dativ und Akkusativ. Nomen haben im Deutschen ein inhärentes, also vorgegebenes grammatisches Geschlecht (= Genus), maskulinum (= männlich), femininum (= weiblich) oder neutrum (= sächlich).

Verben

Verben (auch Tätigkeitswörter oder Tunwörter) bezeichnen Tätigkeiten, Vorgänge, Ereignisse oder Zustände. Sie sind konjugierbar, d. h. sie passen sich in Bezug auf Person und Numerus (= Singular oder Plural) an. Man unterscheidet folgende Verben:
- Vollverben (z. B. laufen)
- Auxiliare/Hilfsverben zur Bildung von Tempus und Genus Verbi (z. B. haben, sein, werden)
- Modalverben (z. B. dürfen, können, müssen, sollen)
- Kopulaverben (z. B. sein, werden)

Desweiteren können Verben danach unterschieden werden, welche Ergänzungen sie fordern:
- intransitive Verben (fordern nur eine Ergänzung, z. B. „Ich springe.")
- transitive Verben (fordern mindestens zwei Ergänzungen, z. B. „Die Mutter schält die Kartoffeln.")

Nach semantischen Gesichtspunkten können Verben folgendermaßen unterteilt werden:
- Zustandsbeschreibungen (z. B. Angst haben),
- Prozessorientierung (z. B. malen),
- Endzustandsorientierung (z. B. zumachen).

Adjektive

Adjektive richten sich in der Flexion auch nach dem Numerus (= Singular oder Plural) des Nomens (z. B. die kleine Maus vs. die kleinen Mäuse.). Bestimmte Adjektive können unterschiedlich gebraucht werden:
- attributiv und prädikativ (z. B. gelb, groß, neu)
- nur attributiv (z. B. „ehemalig" in „der ehemalige Schüler")
- nur prädikativ (z. B. „schuld" in „Der Autofahrer ist schuld.")

Funktionswörter

Funktionswörter werden während der Rezeption schneller verarbeitet, nach Beendigung der Satzverarbeitung werden sie jedoch schlechter erinnert als Inhaltswörter (Friederici 1987). Folgende Funktionswörter listen Zifonun et al. (1997) für das Deutsche auf:

Adverbien

Adverbien geben Antwort auf W-Fragen, z. B. „Wo ist der Ball?" – „Da." Im Gegensatz zu Adjektiven stehen Adverbien nicht direkt am Nomen, sind also auch nicht flektierbar und sind in ihrer Position im Satz verschiebbar (z. B. „Da ist der Ball." vs. „Der Ball ist da."). Häufig werden Adjektive und Adverbien verwechselt, da viele Adjektive auch adverbial gebraucht werden können. Pronominaladverbien sind wichtig für das Text- und Diskursverstehen, da sie Kohärenz, also einen inneren Sinnzusammenhang im Text herstellen, z. B. in Bezug auf Lokalität (dort), Temporalität (dann), Kausalität (deshalb) oder Modalität (wie).

Präpositionen

Präpositionen sind nicht flektierbar, nicht satzgliedfähig, geben den Fall (= Kasus) vor und stellen folgende Relationen dar:
- Lokalität (z. B. in, auf, über, unter, vor, hinter, neben, zwischen, bei, durch)
- Temporalität (z. B. während, zwischen)
- Kausalität (z. B. infolge, unbeschadet)
- Modalität (z. B. einschließlich, gemäß)

Konjunktionen

Konjunktionen sind nicht flektierbar, nicht satzgliedfähig, erweitern Sätze und leiten Nebensätze ein. Hinsichtlich der syntaktischen Funktion unterscheidet man zwischen koordinierenden und subordinierenden Konjunktionen. Koordinierende Konjunktionen verbinden gleichrangige Elemente miteinander, subordinierende Konjunktionen leiten abhängige Sätze ein. Folgende semantische Beziehungen werden durch koordinierende Konjunktionen ausgedrückt:
- kopulativ (z. B. und, sowohl … – als auch, weder … – noch, nämlich)
- disjunktiv (z. B. oder, entweder … – oder)
- adversativ (z. B. aber, allein, doch, sondern)
- kausal (z. B. denn)

Subordinierende Konjunktionen leiten Adverbialsätze ein, sie stellen folgende semantische Beziehungen her:
- kausal (z. B. da, weil)
- modal (z. B. indem)
- temporal (z. B. als, bevor, nachdem, sobald, wenn)

Partikeln

Partikeln sind nicht flektierbar, nicht satzgliedfähig, haben wenig eigene semantische Bedeutung, verändern aber die Bedeutung ihrer Bezugswörter und lassen sich folgendermaßen unterteilen:
- Intensitätspartikeln: spezifizieren Eigenschaften (z. B. sehr, total, außerordentlich)
- Modalpartikeln: spezifizieren Sachverhalte (z. B. vielleicht, bestimmt, ja, freilich, allerdings)
- Negationspartikeln: negieren Sachverhalte (z. B. nicht, kein)
- Konnektivpartikeln: integrieren Satzglieder (z. B. dennoch, zwar, erstens)
- Abtönungspartikeln: modellieren Erwartungen (z. B. freilich, halt)
- Gradpartikeln: gradieren Gesagtes (z. B. bereits, sogar, nur, auch)
- Antwortpartikeln: bestätigen oder verneinen Gesagtes (z. B. ja, nein)
- Vergleichspartikeln: vergleichen Sachverhalte (z. B. wie, als)

Determinativa

Determinativa können nicht selbstständig stehen, sondern stehen immer mit einem Nomen zusammen. Man unterscheidet folgende Determinativa:
- definite Artikel (z. B. der, die, das, dem, den)
- indefinite Artikel (z. B. ein, eine, einem, einen, einer)
- deiktische Determinativa (z. B. dieser, diese, dieses, diesem, diesen)
- possessive Determinativa (z. B. mein, meine, meinem, meinen, dein, deine, deinem, deinen, sein, seine, seinem, seinen, unsere, unserem, unseren, eure, eurem, euren, ihre, ihrem, ihren)
- quantifizierende Determinativa (z. B. alle, allem, allen)
- W-Determinativa (z. B. welcher, welche, welches, welchem, welchen)

Pronomen

Pronomen stehen selbstständig im Satz und haben dadurch, dass sie für ein Nomen stehen, immer Gegenstandsbezug. Pronomen werden unterteilt in
- Personalpronomen (z. B. ich, du, er, sie, es, wir, ihr, sie, ihm, ihr, ihn)
- Reflexivpronomen (z. B. ich … – mich, du … – dich, er/sie … – sich)
- Relativpronomen (z. B. der, die, das, dem, den, welcher, welche, welches, wer, was, derjenige, diejenige, dasjenige)
- Indefinitpronomen (jemand, man, irgendwer)
- Fragepronomen (wer, was, wo, wann, wohin, womit, wodurch, wem, wen)
- Possessivpronomen (meins, deins, seins, eures, unseres, ihres, meine, deine, seine, eure, unsere, ihre)
- Demonstrativpronomen (dieser, diese, dieses, jener, jene, jenes)

Manchmal werden auch noch Interjektionen (oh, ah) als Wortarten des Deutschen angegeben (Zifonoun et al. 1997).

1

Derivation

Derivation bedeutet Ableitung und bezeichnet den Prozess der Wortbildung, bei dem aus lexikalischen und grammatischen Morphemen, und zwar im Deutschen meistens Präfixe oder Suffixe, neue Wortformen gebildet werden. Das neu gebildete Wort bezeichnet man als Derivat. Mögliche Derivationen sind z. B.:

- Nominalsuffixe, z. B. -heit in Freiheit, -keit in Fröhlichkeit, -ung in Lieferung
- Adjektivsuffixe, z. B. -bar in brauchbar, -sam in ratsam, -lich in kleinlich
- Verbpräfixe, z. B. er- in erleben, be- in bekommen, ver- in verlaufen, zer- in zerbrechen

Komposition

Komposition bedeutet Zusammensetzung und bezeichnet den Prozess der Wortbildung, bei dem aus zwei freien lexikalischen Morphemen ein neues Wort gebildet wird. Das neu gebildete Wort bezeichnet man als Kompositum. Beispiele für Komposita sind:

- Schneemann, gebildet aus den Morphemen Schnee und Mann
- Haustür, gebildet aus den Morphemen Haus und Tür
- Baumschule, gebildet aus den Morphemen Baum und Schule

Komparation/Steigerung

Komparation ist eine grammatische Kategorie des Adjektivs und Adverbs, um Abstufungen auszudrücken. Im Deutschen unterscheidet man den **Positiv** (die Grundstufe, z. B. schön), den **Komparativ** (die Vergleichsstufe, z. B. schöner) und den **Superlativ** (die Höchststufe, z. B. am schönsten). Manchmal wird auch noch der **Elativ** (der absolute Superlativ, z. B. am allerschönsten) angegeben.

1.2.4 Satzverstehen

Mit **Satzverstehen** ist das syntaktische Dekodieren gemeint. Es geht um die Fähigkeit, einen Satz oder eine Äußerung nur aufgrund der jeweiligen linguistischen Strukturen und Regeln – ohne die Zuhilfenahme von nicht-sprachlichen Hinweisen aus dem situativen Kontext – zu verstehen. In natürlichen Kommunikationssituationen wird diese Fähigkeit durch die unten beschriebenen Verständnisstrategien ergänzt und erweitert. Ein Vorschulkind gerät nur sehr selten in die Situation, sich ausschließlich auf die Fähigkeit des morphologischen und syntaktischen Dekodierens zu verlassen, was der Überprüfung und Therapie des Satzverstehens einen künstlichen Charakter verleiht. Spätestens ab dem Schulalter gewinnt das Satzverstehen jedoch an Bedeutung. Komplexe Anweisungen der Lehrperson müssen verstanden und ausgeführt werden, Arbeitsblätter oder Anweisungen beschreiben schriftlich ganz detailliert die durchzuführenden Handlungen. Besonders deutlich wird dies im Sachunterricht und im Mathematikunterricht bei Textaufgaben.

Die Kenntnis morphologischer und syntaktischer Strukturen und Regeln sind für das Verstehen von Sätzen notwendig.

DEFINITION

Morpheme

Morpheme sind die kleinsten bedeutungstragenden Einheiten einer Sprache. Im Deutschen unterscheidet man zwischen freien und gebundenen sowie lexikalischen und grammatischen Morphemen. Bei freien lexikalischen Morphemen (z. B. Haus) und auch bei gebundenen lexikalischen Morphemen (z. B. „Him" in Himbeere) geht es eher um den Abruf von lexikalischem Wissen aus dem mentalen Lexikon. Es handelt sich hier um Elemente der offenen Klasse (vgl. ➤ Kap. 1.2.3). Bei den freien grammatischen Morphemen (auch Funktionswörter genannt, vgl. ➤ Kap. 1.2.3, z. B. Konjunktionen) und bei den gebundenen grammatischen Morphemen (z. B. Plural) ist ein rein lexikalisches Verstehen nicht ausreichend, es kommt vielmehr auf die Bedeutung der Morpheme und morphologischen Markierungen im Satz an. Morphologische Markierungen werden im Deutschen z. B. für die Pluralbildung, Kasusbildung und die Derivation (= Wortbildung, ➤ Kap. 1.2.3) genutzt.

Syntaktische Strukturen und Regeln werden im Deutschen z. B. bei der Bildung und dem Verstehen von Aktiv- und Passivsätzen und der Bildung von Nebensätzen relevant.

Im Folgenden sind die für das Deutsche wichtigen morphologischen und syntaktischen Strukturen und Regeln aufgeführt.

Numerus

Numerus ist eine grammatische Kategorie des Nomens und drückt Mengen aus. Numeruskategorien im Deutschen sind **Singular** (Einzahl) und **Plural** (Mehrzahl). Durch Kongruenz überträgt sich Numerus auch auf Verben, Adjektive und Pronomen.

Kasus

Kasus ist im Deutschen ebenfalls eine grammatische Kategorie des Nomens. Kasus kennzeichnet die syntaktische Funktion des Nomens im Satz. Kasuskategorien im Deutschen sind **Nominativ** (wer?), **Genitiv** (wessen?), **Dativ** (wem?) und **Akkusativ** (wen?).

Genus

Genus bezeichnet das inhärente Geschlecht des Nomens, also im Deutschen **maskulinum** (männlich), **femininum** (weiblich) oder **neutrum** (sächlich).

Tempus

Tempus ist eine grammatische Kategorie des Verbs, die zeitliche Relationen ausdrückt. Die wichtigsten Tempuskategorien sind im Deutschen **Präsens** (Gegenwart), **Präteritum** (Vergangenheit, wozu **Imperfekt, Perfekt** und **Plusquamperfekt** zählen) und **Futur** (Zukunft).

Modus

Modus ist eine grammatische Kategorie des Verbs, die eine Stellungnahme des Sprechers zu dem von ihm beschriebenen Sachverhalt ausdrückt. Im Deutschen unterscheidet man **Indikativ** (Wirklichkeitsform), **Konjunktiv** (Möglichkeitsform) und **Imperativ** (Befehlsform).

Genus verbi

Genus verbi ist eine grammatische Kategorie des Verbs, die im Deutschen durch **Aktiv** (Tätigkeitsform) und **Passiv** (Leideform) ausgedrückt wird. Im Aktiv wird im Deutschen der Verursacher der Handlung durch das Subjekt ausgedrückt („täterbezogen"), während das Subjekt in Passivsätzen nicht den Urheber der Handlung ausdrückt („täterabgewandt").

Person

Person ist eine grammatische Kategorie des Verbs zur Kennzeichnung der finiten Verbform als **Sprecher** (1. Person), **Angesprochener** (2. Person) oder **Thema** der Äußerung (3. Person), jeweils im Singular oder im Plural.

Nebensätze

Unter semantischen Gesichtspunkten teilt man im Deutschen folgende Nebensätze ein:

- **Temporalsätze** drücken zeitliche Relationen aus, z. B. vorzeitig: „Nachdem ich mein Zimmer aufgeräumt habe, gehe ich ins Schwimmbad." vs. gleichzeitig, z. B. „Während ich mein Zimmer aufräume, höre ich Musik." vs. nachzeitig: „Bevor ich ins Schwimmbad gehe, räume ich mein Zimmer auf."
- **Kausalsätze** bezeichnen die Ursache, z. B. „Das Kind weint, weil sein Luftballon kaputt gegangen ist."
- **Konditionalsätze** drücken Bedingungen aus, die mit wenn oder falls eingeleitet werden, z. B.: „Wenn ich morgen Zeit habe, backe ich einen Kuchen."
- **Modalsätze** drücken Mittel oder Art und Weise aus, z. B. „Sie rannte die Treppe besonders schnell hoch, indem sie zwei Stufen auf einmal nahm."
- **Relativsätze** werden durch ein Relativpronomen eingeleitet, z. B. „Das Buch, das ich gerade lese, ist spannend."

Topikalisierung

Da das Deutsche eine relativ freie Wortstellung im Satz hat, sind Sätze mit **Topikalisierung** besonders schwer zu verstehen, da sie von der Grundwortstellung abweichen. Topikalisierte Sätze zeichnen sich dadurch aus, dass eine andere Konstituente als das Subjekt an den Satzanfang, also ins Satzvorfeld vor das finite Verb, gesetzt wird. Dies können z. B. Adverbien sein, wie „Morgen gehe ich einkaufen." oder auch Objekte, wie z. B. „Den Jungen ärgert das Mädchen." Bei diesem Beispiel lässt sich der Sinn des Satzes nur bei richtiger Interpretation des Akkusativs dekodieren.

1.2.5 Text- und Diskursverstehen

Text- und Diskursverstehen sind sehr wichtige Ebenen des Sprachverstehens.

Mit Textverstehen ist in den meisten Fällen das Verstehen von vorgelesenen Geschichten gemeint, während sich Diskursverstehen auf das Verstehen von frei erzählten Geschichten, zusammenhängenden Sätzen im Dialog oder auch auf das Verstehen von Witzen bezieht.

Notwendige, jedoch nicht hinreichende Voraussetzung eines gelingenden Text- und Diskursverstehens ist die Kenntnis der im Text oder Diskurs verwendeten Laute, Wörter und morphologischen sowie syntaktischen Strukturen und Regeln. Das Text- und Diskursverstehen geht jedoch weit über das Verstehen einzelner Sätze hinaus. Es muss ein zusammenhängendes Abbild des Gehörten in der eigenen inneren Vorstellungswelt entstehen. Der Aufbau einer solchen **mentalen Repräsentation,** auch mentales Modell genannt, wird durch das thematisch verwandte Weltwissen unterstützt. Das Verstehen eines Textes oder einer Erzählung setzt also die Konstruierung einer mentalen Repräsentation der im Text enthaltenen Informationen voraus (Terhorst 1995).

Die im Text enthaltenen Informationen müssen untereinander in Beziehung gesetzt und gegebenenfalls ergänzt werden. Um zu einer kohärenten mentalen Repräsentation zu gelangen, integriert der Hörer sprachliche Hinweise im Text mit vorangegangenen Informationen und mit seinem Weltwissen. Durch dieses Zusammenfügen der verschiedenen Informationen entsteht ein Text mit innerem Sinnzusammenhang, dies bezeichnet man auch als **Kohärenz**.

DEFINITION

Kohärenz

Mit Kohärenz bezeichnet man den semantisch-kognitiven Sinnzusammenhang eines Textes oder einer Erzählung. Die Kohärenz ist eine wichtige Eigenschaft, die einen zusammenhängenden Text oder eine Geschichte von aneinander gereihten, aber nicht zusammenhängenden Sätzen unterscheidet.

Nach Gernsbacher (1990) spielen insbesondere folgende Zusammenhänge eine Rolle bei der Entstehung eines kohärenten Textes oder Diskurses:

- **referenzielle Kohärenz:** Konsistenz darin, über wen oder was berichtet wird
- **zeitliche Kohärenz:** Konsistenz darin, wann die berichteten Ereignisse auftreten
- **örtliche Kohärenz:** Konsistenz darin, wo die berichteten Ereignisse auftreten
- **kausale Kohärenz:** Konsistenz darin, warum die berichteten Ereignisse auftreten

Kohärenz wird meist durch sprachliche Mittel der satzinternen und satzübergreifenden Kohäsion hergestellt.

DEFINITION

Kohäsion

Als Kohäsion bezeichnet man die sprachlichen Mittel, die verwendet werden, um sich inhaltlich auf vorangegangene Äußerungen zu beziehen. Meist dient die Kohäsion dazu, die Kohärenz des Textes oder Diskurses zu verstärken.

Sprachliche Mittel der **Kohäsion** sind z. B.:

- **Pronomen** (z. B. er, sie, es) und Pronominaladverbien (z. B. dort, dann, deshalb, wie)
- **Konnektoren bzw. Konjunktionen** (z. B. und, auch, und zwar, oder, vielmehr, dagegen, dann, nachdem, wenn, trotzdem, deshalb, nämlich, indem, damit, dabei)

Tempusformen

Die Besonderheit des Text- und Diskursverstehens besteht darin, dass der Sinnzusammenhang oft nicht explizit genannt wird, sondern dass dieser durch Schlussfolgerungen hergestellt werden muss. Eine solche kognitive Operation wird als **Inferenz** bezeichnet (Harley 1995).

DEFINITION

Inferenzen

Mit Inferenzen bezeichnet man die Schlussfolgerungen, die ein Hörer (oder Leser) aus gegebenen Informationen im Text zieht, ohne dass diese im Text explizit benannt wurden. Inferenzziehung ist notwendig für das kohärente, sinnentnehmende Verstehen eines Textes oder einer Geschichte.

Nach Dörfler et al. (2010) unterscheiden sich gute Leser von schlechten Lesern durch die Anzahl der beim Lesen gezogenen Inferenzen. Es ist anzunehmen, dass sich dies auch auf das Hörverstehen übertragen lässt.

Folgendes Beispiel verdeutlicht den Prozess der Inferenzziehung.

BEISPIEL

Beispiel für Inferenzziehung

Ein heißer Sommertag

Martina packt an einem heißen Sommertag ihre Badesachen, eine Sonnenbrille und Sonnencreme ein. Sie fährt mit dem Fahrrad los und trifft sich mit ihren Freundinnen und Freunden. Sie schwimmen im Becken hin und her, rutschen auf der Wasserrutsche, legen sich auf die Wiese in die Sonne, essen Eis und beobachten die Leute, die vom Fünf-Meter-Brett springen. Heute traut Martina sich zum ersten Mal, auch vom Fünf-Meter-Brett zu springen. Als es anfängt zu regnen, fahren sie wieder nach Hause.

Beispiel für eine Frage, bei der Inferenzziehung notwendig ist:

Wo trifft sich Martina mit ihren Freundinnen und Freunden?

Die Antwort lautet: Im Freibad. Diese Antwort wird nicht explizit genannt, kann aber aus den Hinweisen „heißer Sommertag", „Badesachen, eine Sonnenbrille und Sonnencreme", „schwimmen", „Becken" (und nicht im See!), „Wasserrutsche", „auf die Wiese legen" und „als es anfängt zu regnen, fahren sie wieder nach Hause" geschlussfolgert werden. Erst diese Inferenzziehung führt zu einem vollständigen Verstehen der kurzen Geschichte.

Beispiel für eine Faktenfrage, bei der keine Inferenzziehung notwendig ist:

Wann fahren alle wieder nach Hause?

Die Antwort lautet: Als es anfängt zu regnen. Dies wird im letzten Satz der Geschichte explizit genannt.

Vertreter der **Geschichtenschematheorie** nehmen an, dass die Fähigkeit zur Inferenzziehung das Wissen über den möglichen Aufbau einer Erzählung, also das Wissen über ein Geschichtenschema voraussetzt (Stein und Glenn 1979). Man kann annehmen, dass das Text- und Diskursverstehen durch das Wissen über den Aufbau von Texten, Geschichten, Vorträgen, Dialogen und Witzen unterstützt wird. Die meisten Geschichten sind in Anlehnung an Cooper (1997) nach folgendem Schema konstruiert:

- **Akteure** (z. B. Rotkäppchen, Großmutter, der böse Wolf und der Jäger)
- **Setting** (Großmutters Häuschen im Wald)
- **Problem** (Rotkäppchen soll Großmutter Kuchen und Wein bringen und muss dabei durch den Wald gehen)
- **Aktion** (Wolf hat Großmutter schon gefressen und frisst auch Rotkäppchen)
- **Lösung** (Jäger rettet Großmutter und Rotkäppchen, legt dem Wolf Wackersteine in den Bauch und dieser ertrinkt)

1.2.6 Kurzzeitgedächtnis

Das **phonologische Arbeitsgedächtnis** gehört zum Kurzzeitgedächtnis und spielt eine wichtige Rolle bei der Sprachperzeption, Worterkennung und Speicherung der Wortform im mentalen Lexikon. Aufgaben zur Erfassung der phonologischen Arbeitsgedächtniskapazität bestehen darin, Nichtwörter, Wörter oder Zahlen unmittelbar nachsprechen zu lassen.

Ein bekanntes Modell des Arbeitsgedächtnisses stammt von Baddeley (1986; Gathercole und Baddeley 1990a), das wie folgt zusammengefasst werden kann:

MERKE

Arbeitsgedächtnis

Eine zentrale Exekutive sammelt einkommende Informationen. Visuelle Informationen gelangen in den visuell-räumlichen Skizzenblock, wo sie in Subsystemen weiterverarbeitet werden. In einer artikulatorischen Schleife, die den phonologischen Speicher enthält, werden sprachliche Informationen kurz gespeichert und ins Langzeitgedächtnis integriert oder wieder vergessen, wenn innerliche artikulatorische Wiederholungs- und Kontrollprozesse diese Informationen nicht auffrischen.

Die Kapazität des phonologischen Arbeitsgedächtnisses ermöglicht Vorhersagen über die Größe des rezeptiven Wortschatzes und die Fähigkeit des Wortlernens (Gathercole und Baddeley 1989; 1990b). Viele Kinder mit Sprachentwicklungsstörungen zeigen auch eine verringerte Kapazität des phonologischen Arbeitsgedächtnisses. Das phonologische Arbeitsgedächtnis wird auch als eine Art „diagnostischer Marker" für eine Sprachentwicklungsstörung angesehen.

Je differenzierter phonologische Informationen im Arbeitsgedächtnis verarbeitet und gespeichert wer-

1

den, umso besser kann die Wortform eines Nichtwortes oder eines neuen, unbekannten Wortes im mentalen Lexikon gespeichert werden. Nach Rothweiler (2001) hängt die Qualität der phonologischen Informationen im Arbeitsgedächtnis von verschiedenen Faktoren ab. Einerseits ist es möglich, dass die phonologische Diskriminierungsfähigkeit die Qualität der phonologischen Repräsentation bestimmt. Andererseits hängt die Stabilität der Repräsentation mit der innerlichen Wiederholung im Arbeitsgedächtnis zusammen, die dafür sorgt, dass die neue phonologische Information memoriert wird. Die Effektivität der Verarbeitungskapazität wird bei Erwachsenen auch noch erfasst, indem gleichzeitig zwei unterschiedliche Aufgaben bewältigt werden müssen (Büttner 2003).

Unklar ist, durch welche Art von Aufgaben welche Form von Arbeitsgedächtniskapazität bei Kindern gemessen wird und inwieweit die Defizite im Arbeitsgedächtnis bei Kindern mit Sprachentwicklungsstörungen auf deren Gedächtniskapazität oder die fehlenden sprachlichen Kompetenzen zurückzuführen sind. Bisherige Studien deuten z. B. darauf hin, dass die Ausdifferenzierung der phonologischen Information bei Kindern mit noch geringem Wortschatzumfang, deren Lexikon wenig Vergleichsmuster bietet, durch die Kapazität des phonologischen Arbeitsgedächtnisses mitbestimmt wird, sich das wachsende Lexikon aber auch auf die Leistungsfähigkeit des phonologischen Gedächtnisses auswirkt (Rothweiler 2001). So können z. B. Nichtwörter dann besser memoriert werden, wenn im Lexikon bereits ähnliche Wortformen mit ähnlichen lautlichen und prosodischen Mustern abgespeichert sind.

Ebenso wichtig wie das phonologische Arbeitsgedächtnis für die Speicherung der Wortform ist die **Hörmerkspanne für Wörter,** auch Satzgedächtnis genannt. Wörter können aufgrund ihres semantischen Gehalts besser memoriert werden als Nichtwörter. Erwachsene können ca. sieben Elemente im Arbeitsgedächtnis für bis zu 20 Sekunden speichern. Die Speicherkapazität entwickelt sich mit dem Alter. Für Kinder gibt Lauer (2006) als grobe Faustregel an, dass die Zahl der memorierten Items dem Lebensalter minus ein bis zwei Items entsprechen sollte. Ein sechsjähriges Kind sollte also in der Lage sein, vier bis fünf Items zu memorieren.

Auch die Gedächtnisspanne für Wörter im Satz kann überprüft werden. Kann ein Hörer einen Satz syntaktisch entschlüsseln, so kann er wesentlich mehr Wörter behalten, als wenn diese einzeln und zusammenhangslos präsentiert werden. Das Clustering, also das Zusammenfassen von Informationen z. B. auch durch grammatikalisch zusammengehörige Konstituenten, erleichtert die Behaltensleistung. Ein Kind, das die grammatikalischen Strukturen des Satzes versteht, kann somit längere Sätze verarbeiten als ein Kind, das die grammatikalischen Strukturen des Satzes nur schwer oder nicht dekodieren kann. Das Satzgedächtnis wird in der Regel über die Behaltens- und Nachsprechleistung bei der Wiederholung von Sätzen untersucht.

1.2.7 Monitoring

Verständniskontrolle, auch Monitoring des Sprachverstehens (comprehension monitoring) genannt, ist ein Prozess, der ein Individuum befähigt, sich einer misslungenen Kommunikation bewusst zu werden und darauf zu reagieren (Dollaghan und Kaston 1986). Die Beschreibung „Detect and react!" (ebd.) fasst die wichtigen Aspekte gut zusammen. Im engeren Sinne und im Hinblick auf die Seite des Hörers bezieht sich Verständniskontrolle auf die metalinguistische Fähigkeit, eine Aussage dahingehend zu bewerten, ob genügend Informationen für ein erfolgreiches Verstehen gegeben wurden (Skarkis-Doyle und Mullin 1990). Schon sehr frühe Fähigkeiten des Monitoring können ab einem Alter von eineinhalb bis zweieinhalb Jahren beobachtet werden, wenn ein Kind bei der ungewöhnlichen Aufforderung wie z. B. „Kämm die Puppe mit dem Löffel!" diese zurückweist (Zollinger 1987; 1997). Auch ein fragender Blick kann bereits als ein erstes Anzeichen von Monitoring im Sprachverständnisprozess gedeutet werden. Vollständig ausgereiftes Monitoring umfasst folgende Fähigkeiten (vgl. Whitehurst 1981; Skarakis-Doyle und Dempsey 2008):

- die selbstständige und spontane Beurteilung einer Aussage als inadäquat oder unverständlich
- das Erkennen des Grundes oder der Ursache für die Inadäquatheit oder Unverständlichkeit der Aussage
- Strategien zur Klärung des Verstehenszprozesses durch gezieltes Nachfragen (z. B. „Was meinst Du mit …?"), allgemeines Nachfragen (z. B. „Wie bit-

te?") oder durch die Bitte zur Wiederholung der Aussage, ggf. auch in einem langsameren Sprechtempo oder einer angemesseneren Lautstärke

- Erkennen von Inkonsistenzen auf Textebene, z. B. wenn Geschichten fehlende oder widersprüchliche Aussagen enthalten oder wiederholt erzählte/vorgelesene Geschichten Abweichungen enthalten

1.2.8 Verständnisstrategien

Sprachverständnisstrategien werden von Kindern spontan eingesetzt und dienen dazu, noch nicht zur Verfügung stehende Fähigkeiten des linguistischen Dekodierens durch Informationen aus der Kommunikationssituation oder anhand des persönlichen Weltwissens zu ersetzen (Chapman 1978). Eine wichtige Verständnisstrategie ist z. B. die **Schlüsselwort-Strategie** (für weitere Verständnisstrategien ➤ Kap. 1.3). Wenn Kinder nicht den gesamten Satz, sondern nur ein Wort im Satz verstehen, so verwenden sie häufig die Schlüsselwort-Strategie. Sie ziehen ihr Weltwissen und den situativen Kontext heran, um das Wort im Satzzusammenhang zu interpretieren. Der Satz wird also nicht mittels linguistischen Dekodierens entschlüsselt, sondern über das individuelle Weltwissen und den situativen Kontext erraten. Dies kann häufig zu Missverständnissen führen. Die Kenntnis von möglichen Verständnisstrategien seitens des Therapeuten oder des Lehrers ist wichtig, um diese Missverständnisse nach Möglichkeit aufzuklären und zu verstehen, *was* das Kind verstanden hat. So lässt sich fehlendes Verstehen individuell erkennen und unter gegebenen Voraussetzungen alltagsbezogen sichern.

1.3 Entwicklung des Sprachverstehens

MERKE

Spracherwerbstheorien und emergenztheoretische Modellvorstellung

Während in den vergangenen Jahrzehnten zunächst behavioristische Vorstellungen, dann einerseits nativistische und andererseits kognitiv ausgerichtete sowie interaktionistische Theorien z. T. konträre Ansätze zur Erklärung des Spracherwerbs bereitstellten, setzt sich zunehmend die Tendenz durch, vorhandene Dispositionen, Fähigkeiten, Erwerbsmechanismen, Umwelteinflüsse und Erfahrungen nicht getrennt voneinander, sondern in ihrer Wechselwirkung zu betrachten (Schlesiger 2009; Grimm 1998; Kauschke 2007). Diese integrative Position wird in der Sprachheilpädagogik und Sprachtherapie seit Langem als Grundlage für ein Verständnis des Spracherwerbs und für die Ableitung von Interventionsprozessen angesehen (Baumgartner 2008). Nach neueren Theorien lässt sich diese integrative Position zum Spracherwerb anhand von Emergenzmodellen beschreiben (Evans 2001). „Emergere" hat im Lateinischen die Bedeutung „auftauchen, hervorkommen"). Nach der emergenztheoretischen Modellvorstellung sind bestimmte kindliche Prädispositionen, Eigenschaften oder Fähigkeiten komplementär zu bestimmten Umweltvariablen. Aufgrund dieser vorhandenen Passung gehen aus der Verbindung der Eigenschaften oder Fähigkeiten, die das Kind mitbringt, mit den hierzu komplementären Umweltvariablen (sog. relevante Hinweisreize oder auf Englisch „cues") neue Fähigkeiten hervor. Nun nutzt das Kind in Abhängigkeit von diesen neu „aufgetauchten" Fähigkeiten weitere Umweltvariablen, die evtl. vorher bereits vorhanden, aber noch nicht nutzbar waren, weil das Kind noch nicht über die passenden „neu aufgetauchten" komplementären Fähigkeiten verfügte. Bei der emergenztheoretischen Sichtweise geht es also um die zu bestimmten Zeitpunkten auftretende dynamische Wechselwirkung von Fähigkeiten, Erwerbsmechanismen und Erfahrungen, die die Voraussetzung für den Spracherwerb darstellen.

1.3.1 Säuglinge und Kleinkinder

Sprachverstehen ist – im Gegensatz zur Sprachproduktion – nicht direkt beobachtbar. Aus diesem Grund werden in Untersuchungen zum Sprachverstehen neben Alltagsbeobachtungen immer auch eher experimentelle Tests angewandt.

Tagebuchaufzeichnungen (Stern und Stern 1928) lieferten erste Erkenntnisse über das Sprachverstehen im Kleinkindalter. Die MacArthur Communicative Development Inventories (Fenson et al. 1994) und im Deutschen der Elternfragebogen für einjährige Kinder (ELFRA-1) von Grimm und Doil (2006) dokumentieren sowohl die beginnende Sprachproduktion als auch die Entwicklung des Sprachverstehens in Form einer Checkliste für die Eltern. Allerdings zeigt sich, dass Eltern den frühen aktiven Wortschatz ihrer Kinder wesentlich valider einschätzen können als den kindlichen rezeptiven

Wortschatz (Doil 2002). Ab den 1960er Jahren wurden Untersuchungen konzipiert, in denen das Kind sein Sprachverstehen in eine Handlung umsetzen muss, z. B. bestimmte Anweisungen ausführen oder mithilfe von Spielfiguren ausagieren (Objektmanipulationsverfahren) und Bilder oder Objekte auswählen (Bild- oder Objektauswahlverfahren). Desweiteren wird zur Sprachverständnisuntersuchung bei Kleinkindern das Intermodal Preferential Looking Paradigm herangezogen (Hirsh-Pasek und Golinkoff 1996). Diese Untersuchungsmethode der Blickpräferenz basiert auf der Hypothese, dass das Kind einem Bild oder einem Film, zu dem ein passender auditiver Stimulus, z. B. das entsprechende Wort zu hören ist, mehr Aufmerksamkeit schenkt als einem Bild oder Film, zu dem ein uneindeutiger oder falscher auditiver Stimulus zu hören ist.

Frühe sprachspezifische Wahrnehmung und Verarbeitung

Prosodisches Bootstrapping

Schon früh in der Schwangerschaft entwickelt der Fetus den Hörsinn und Babys erkennen nach der Geburt die Stimme der Mutter oder auch Melodien, die sie vor der Geburt gehört haben. Säuglinge besitzen sprachspezifische perzeptive Fähigkeiten, dazu gehören die Unterscheidung von rhythmisch-prosodischen Mustern und die Beachtung von Prosodiemerkmalen, die Hinweise auf syntaktisch relevante Einheiten geben (Hoff-Ginsberg 1993; Szagun 2006). Letztere Fähigkeit bezeichnet man als **prosodisches Bootstrapping** (Bedore und Leonard 1995; Jusczyk 1997).

DEFINITION

Bootstrapping

„Bootstrap" steht im Englischen für eine Schlaufe am Stiefel, mit deren Hilfe dieser leichter angezogen werden kann. Im Deutschen werden Bootstrapping-Theorien häufig fälschlicherweise als Steigbügelhaltertheorien bezeichnet. „Steigbügel" bedeutet im Englischen aber „stirrup" und hat – schnell gesprochen – zwar lautliche Ähnlichkeit mit „strap", aber keine inhaltliche Gemeinsamkeit mit „bootstrap". Bootstrapping bedeutet in Bezug auf die Sprachentwicklung, dass das Kind Fähigkeiten auf einer sprachlichen Ebene nutzt, um neue Fähigkeiten auf einer anderen Ebene zu erlangen.

MERKE

Prosodisches Bootstrapping

Der Spracherwerbsmechanismus des prosodischen Bootstrappings verhilft Säuglingen dazu, dass sie ihre frühen prosodischen Fähigkeiten nutzen, um Wortgrenzen und syntaktisch relevante Einheiten zu erkennen.

Sprachlautwahrnehmung und -differenzierung

Neben der Sensibilität für Prosodie ist auch die Diskrimination und Klassifikation von Sprachlauten in der Sprachperzeptionsentwicklung von Bedeutung. Die Fähigkeit zur kategorialen Wahrnehmung lässt sich schon beim Säugling beobachten (Hoff-Ginsberg 1993; Szagun 1996). In den ersten sechs Lebensmonaten sind Säuglinge in der Lage, alle bekannten Sprachlaute voneinander zu unterscheiden. Ab dem 7. Lebensmonat verlieren Kinder diese universelle Lautdifferenzierungsfähigkeit zugunsten einer Spezialisierung auf die Laute der Muttersprache, die sie tagtäglich hören (Hennon et al. 2000). Die Ausbildung eines phonologischen Perzeptionsniveaus, das dem eines Erwachsenen vergleichbar ist, erstreckt sich allerdings über mehrere Jahre (Hacker 1999).

Eine weitere für das Verstehen von Sprache wichtige perzeptive Fähigkeit besteht in der zeitlichen Ordnung von Reizen. Bei einem ausreichend großen zeitlichen Abstand zwischen zwei Reizen können diese in ihrer Abfolge bestimmt werden; der dafür notwendige Abstand liegt zwischen 20 und 60 Millisekunden und wird als Ordnungsschwelle bezeichnet (Kegel 1991). Zeitverarbeitungsmechanismen unterliegen einem Entwicklungsprozess, der sich im Normalfall bis ungefähr zum 10. Lebensjahr ausdifferenziert.

Kognitive Voraussetzungen für das frühe Sprachverstehen

In Bezug auf kindliches Sprachverstehen sind insbesondere zwei kognitive Fähigkeiten von Interesse: der Auf- und Ausbau des Weltwissens sowie sprach- und informationsverarbeitende Prozesse.

Frühe Kategorisierungsfähigkeiten

Bereits 11 Monate alte Säuglinge nehmen eine Kategorisierung aufgrund von vorab gespeicherten Konzepten vor, z. B. unterscheiden sie Möbel von Tieren. Dies sieht man daran, dass Kinder, wenn sie zunächst einige Fotos von Möbeln anschauen, ein danach gezeigtes Foto von einem Tier länger anschauen, weil es zu einer neuen „Kategorie“ gehört. Die **konzeptuelle Kategorisierungsfähigkeit** ist ein wichtiger Meilenstein in der Entwicklung des Sprachverstehens, da sich Wörter – bis auf wenige Ausnahmen wie Eigennamen – nicht auf einzelne Vertreter einer Kategorie, sondern auf eine übergeordnete Kategorie beziehen und jedes neu erworbene Wort in dieses begriffliche Netz eingebaut werden muss.

MERKE

Konzept, Begriff und Bedeutung

Hat ein Kind ein Konzept eines Gegenstandes oder Ereignisses oder einer Eigenschaft verinnerlicht, so hat es einen Begriff von diesem Gegenstand oder Ereignis oder dieser Eigenschaft. Dieser Begriff wird erst dann mit einer Bedeutung belegt, wenn dem Begriff auch eine sprachliche Form zugeordnet werden kann. Es ist also durchaus möglich, eine Vorstellung von etwas zu haben (Konzept oder Begriff), ohne eine sprachliche Bedeutung hierfür zu kennen. Diese Unterscheidung ist für die Sprachverständnistherapie und die Elternberatung ganz besonders wichtig. Kinder mit Sprachverständnisstörungen kennen und wissen viel mehr, als sie verstehen.

Symbolisierungsfähigkeiten

Mit 12 bis 13 Monaten tritt nach Oerter (1998) erstmals **Symbolspiel** auf und ist insbesondere Ausdruck für die innere Repräsentation von Handlungen und Ereignissen. Nach Piaget (1945 Original; 1969 deutsche Übersetzung) entsteht Symbolspiel aus der Fähigkeit zur Nachahmung und zur zeitlich verzögerten Nachahmung in Abwesenheit des zu imitierenden Modells. Erst die Fähigkeit zur inneren Vorstellung, die sich auch im Symbolspiel darstellt, ermöglicht es, ein Wort dekontextualisiert, also unabhängig von der jeweiligen Situation, zu verstehen.

Die Entwicklung des Symbolspiels wird in ➤ Tab. 1.1 dargestellt.

Sprachverstehen im kommunikativen Kontext

Mutter-Kind-Interaktionen (die im Folgenden als stellvertretend auch für Interaktionen mit anderen Bezugspersonen gelten) stellen einen wichtigen Rahmen für ein erstes Sprachverstehen im kommunikativen Kontext dar. Bereits mit vier Monaten reagieren Kinder auf ihren Namen.

Die an das Kind gerichtete Sprache

Die funktionale Sichtweise des frühen Sprachverstehens betont nicht nur die Verstehensleistungen des Kindes, sondern auch die Anpassung der Mutter an die sprachlichen Bedürfnisse des Kleinkindes. So stellt Grimm (1998) drei wesentliche Phasen des mütterlichen Interaktionsverhaltens heraus: Im ersten Lebensjahr des Kindes dominiert die sogenannte Ammensprache (**baby talk**). Dieser Sprechstil ist gekennzeichnet durch eine überzogene Intonationskontur, einen hohen Tonfall, lange Pausen an Phrasenstrukturgrenzen und einfache Sätze mit kindgerechtem Wortschatz. Intuitiv erleichtert die Mutter dadurch

Tab. 1.1 Entwicklung des Symbolspiels (Hachul 2012)

Fähigkeit	Beschreibung	Beispiel
vorsymbolisch	Übergang von der funktionalen zur symbolischen Handlung	Das Kind führt den leeren Löffel zum Mund und deutet an, dass es isst oder essen möchte.
autosymbolisch	symbolische Handlung in Bezug auf die eigene Person	Das Kind führt den leeren Löffel zum Mund und tut so, als ob es isst.
symbolisch	symbolische Handlung mit Objekten	Das Kind fährt die Spielzeugautos zum Tanken an die Tankstelle und begleitet dies mit lautem Motorengeräusch: „Brrruumm".
dezentriert	andere „Personen" (auch Puppen, Teddys etc.) werden in die symbolischen Handlungen mit einbezogen	Das Kind füttert die Puppe.
sequenziell	mehrere symbolische Handlungen werden hintereinander gespielt	Das Kind setzt den Teddy aufs Töpfchen und bringt ihn ins Bettchen.

das Erkennen lexikalischer und/oder syntaktischer Einheiten anhand von prosodischen Merkmalen, d. h. prosodisches Bootstrapping wird erleichtert. Ab dem zweiten Lebensjahr entwickeln sich im Dialog zwischen Mutter und Kind ein gemeinsamer Aufmerksamkeitsfokus, Routinen und erste Worte. Dieser Sprechstil wird als stützende Sprache (**scaffolding**) bezeichnet und ermöglicht dem Kind unter anderem den Ausbau seines Lexikons. Zwischen dem 24. und dem 27. Lebensmonat bildet sich die lehrende Sprache (**motherese**) heraus. Modellierende Sprachlehrstrategien und sprachanregende Fragen charakterisieren diesen Sprechstil, der insbesondere den Erwerb der Grammatik unterstützt.

Gemeinsame Aufmerksamkeit/Joint Attention

Zollinger (1994) weist darauf hin, dass Kinder im Alter von acht oder neun bis zwölf Monaten beginnen, Personen und Gegenstände über den Blick zu verbinden. So sieht, greift und schüttelt ein Kind in diesem Alter nicht einfach nur seine Rassel, sondern schaut danach auch erwartungsvoll zu seiner Mutter und interessiert sich für deren Reaktion. Ebenso ist es in der Lage, dem Blick der Mutter zu folgen und so einen gemeinsamen Aufmerksamkeitsfokus herzustellen. Wenn die Mutter nun die Handlung oder den Gegenstand kommentiert, lenkt das Kind genau den Aufmerksamkeitsfokus auf die Handlung oder den Gegenstand, die gerade Gesprächsthema sind. So wird mit dieser **gemeinsamen Aufmerksamkeit (auch: geteilte Aufmerksamkeit, joint attention, triangulärer oder referenzieller Blickkontakt)** die erste Basis für ein erfolgreiches Wortverstehen gelegt. Über den referenziellen Blickkontakt lernen Kinder am Ende des ersten Lebensjahres, dass bestimmte Wörter wie z. B. Rassel immer in Zusammenhang mit bestimmten Situationen auftreten. Im Laufe der Zeit können sie dem Wort die entsprechende Bedeutung zuordnen.

Nach Nelson (1973, zit. in Szagun 2006) hemmt ein direktiver Interaktionsstil, der das Verhalten durch Instruktionen und Aufforderungen lenkt, den Lexikonaufbau bei Kleinkindern. Eine Steuerung des kindlichen Aufmerksamkeitsfokus ist – je jünger das Kind oder das Entwicklungsalter des Kindes – schwer möglich. Gerade in der Einwortphase unterstützen die mütterliche Sensitivität, beispielsweise für den kindlichen Aufmerksamkeitsfokus, und die mütterliche kontingente verbale Responsivität das frühe Wortverstehen (vgl. Schlesiger 2009).

Frühes linguistisches Dekodieren

Der passive Wortschatz nimmt im Kleinkindalter rapide zu (Bates et al. 1992), allerdings bestehen große individuelle Unterschiede in der Zuwachsrate. Nach den Elternangaben der MacArthur Communicative Development Inventories (Fenson et al. 1994) verstehen Kinder im Alter von zehn Monaten durchschnittlich 58 Wörter, wobei die Spanne von 8 bis zu 183 Wörtern reicht; mit 16 Monaten liegt der Durchschnitt bei 211 Wörtern bei einer Spanne von 122 bis zu 393 Wörtern. Generell ist der passive Wortschatz dem aktiven deutlich voraus. Ab dem zweiten Lebensjahr ist das Kind ebenfalls in der Lage, auf nicht-situative Aufforderungen, wie z. B. einen Gegenstand aus einem anderen Zimmer zu holen, zu reagieren.

BEISPIEL

Wortverstehen im Kleinkindalter

Sie zeigen dem Kind vier verschiedene Gegenstände, von denen Sie annehmen, dass das Kind diese versteht. Fordern Sie das Kind auf, Ihnen einen bestimmten Gegenstand zu geben. Schauen Sie dabei nicht auf den Gegenstand und zeigen Sie den Gegenstand nicht. Falls das Kind das Wort „geben" noch nicht versteht, so strecken Sie ihm die geöffnete Hand entgegen, als Geste für „geben". Es kommt nun darauf an, ob das Kind in der Lage ist, den benannten Gegenstand zu geben.

Mit ungefähr 15 Monaten, in der expressiven Einwortphase, besitzt das Kind die Fähigkeit, innerhalb einer ihm bekannten Situation mehr als ein Wort zu verarbeiten (Müller 1996). Das so entstehende Satzverständnis beruht auf einer Kombination von lexikalischem Verständnis und Strategien, mit deren Hilfe das Kind die entschlüsselten Wörter im Gesamtzusammenhang einer Situation interpretiert.

Erst zwischen zwei und drei Jahren lernt das Kind, Äußerungen zu verstehen, die nicht mit seinen Erfahrungen übereinstimmen. So kann es widersprüchliche Aufforderungen verarbeiten und mit dem Wort „Nein!" zurückweisen (Zollinger 1997). Dies sind erste Anzeichen für **frühes Monitoring** des Sprachverstehens, also für eine frühe Sprachverständniskontrolle.

BEISPIEL

Monitoring im Kleinkindalter

Fordern Sie das Kind zu einer untypischen, vielleicht auch widersprüchlichen Handlung auf, z. B. „Jetzt malst Du mit dem Löffel!". Wenn das Kind Anzeichen von Verwunderung zeigt oder die Handlung zurückweist, evtl. mit einem „Nein!" oder „Geht nicht!", so hat es ein erstes frühes Bewusstsein für Missverständnisse und erste frühe Fähigkeiten für eine Sprachverständniskontrolle, das Monitoring (➤ Kap. 1.2.7) gezeigt.
Durch Fragen beginnen Kinder in einem Alter von drei Jahren, ihr Wissen über die Welt zu erweitern. Dadurch können die in dieser Entwicklungsphase sich scheinbar endlos wiederholenden Fragen nach dem „Was?", „Wie?" und „Warum?" als ein Spiegel der Sprachverständnisentwicklung gewertet werden und stehen mit diesem in engem Zusammenhang (Zollinger 1994).

1.3.2 Kindergarten- und Grundschulalter

Wenn ein Kind in der zweiten Hälfte des zweiten Lebensjahres ungefähr 50 Wörter spricht, setzt die Phase des rapiden Wortschatzwachstums, des sogenannten **Wortschatzspurts** ein. Nun vergrößert das Kind seinen rezeptiven Wortschatz in einem enormen Tempo, es lernt mehrere Wörter am Tag dazu. Inhaltlich werden z. B. Farben und Größenbezeichnungen im vierten Lebensjahr sowie das Verstehen von Demonstrativ- und Personalpronomen zwischen dem fünften und sechsten Lebensjahr erworben (Friederici 1987; Carrow-Woolfolk 1988). Der rezeptive Wortschatz von sechsjährigen Kindern besteht aus bis zu 14.000 Wörtern (Carrow-Woolfolk 1988).

Wortverstehen und Spracherwerbsmechanismen

Constraints/Lernbarkeitsbeschränkungen

Es stellt sich die Frage, wie ein Kind, das erst über einen relativ kleinen Wortschatz verfügt, bei der Benennung eines Gegenstandes oder Sachverhaltes die passende Bedeutung herausfiltert und zuordnet.

Die Hypothese sogenannter **Lernbarkeitsbeschränkungen** oder **Constraints** besagt, dass Kinder nur dann einen passenden Referenzbezug herstellen und damit die richtige Bedeutung eines Wortes erwerben, weil sie bestimmte Erwerbsmechanismen beachten, welche die Bedeutung bei der Benennung insbesondere von Gegenständen einschränken (Markman 1994; Rothweiler und Kauschke 2007).

Diese Constraints sind angeboren oder entstehen im Laufe der Entwicklung. Folgende Constraints werden nach Golinkoff et al. (1994) und Rothweiler und Meibauer (1999) angenommen:

- **Referenz** („reference"), d. h. Wörter beziehen sich auf Objekte, Handlungen und Eigenschaften
- **Ausdehnbarkeit** („extendibility"), d. h. Wörter bezeichnen nicht nur individuelle Referenten, sondern Kategorien
- **Gegenstandsbereich** („object scope" oder auch „type assumption"), d. h. Wörter stehen für ganze Objekte und nicht für einzelne Details
- **Ausschluss** („mutual exclusivity assumption"), d. h. die Bedeutung von Wörtern schließt sich gegenseitig aus und es gibt nur einen Namen für ein Objekt

Verlaufsbeobachtungen des spontanen Spracherwerbs machen deutlich, dass diese Prinzipien nur für bestimmte Phasen des Spracherwerbs gelten. Nach dem Aufbau eines gewissen Basiswortschatzes werden auch die Details von Gegenständen benannt und verstanden sowie mehrere Wörter (z. B. Synonyme) für das Gleiche akzeptiert.

Fast mapping

Fast mapping ist ebenfalls ein wichtiger Spracherwerbsmechanismus. Bereits bei ein- bis zweimaligem Hören eines neuen Wortes kann es Kindern gelingen, Wortform und Bedeutung aufeinander zu beziehen. Dieser Prozess der „schnellen Zuordnung" tritt ab einem Alter von ca. zwei Jahren auf und wird nach Carey (1978) als „Fast mapping", bezeichnet.

Das Wortverstehen ist, nachdem Fast mapping stattgefunden hat, noch wenig ausdifferenziert und reicht zur Wiedererkennung des Wortes, nicht aber zu seiner selbstständigen Produktion aus. Dieses zunächst noch rudimentäre und vorläufige Wortverstehen bildet die Grundlage für eine graduelle Ausdifferenzierung des Wortverstehens. Dieser Prozess der Bedeutungsdifferenzierung ist abhängig von den individuellen sprachlichen Erfahrungen des Kindes.

Syntaktisches Bootstrapping

Der Erwerbsmechanismus des **syntaktischen Bootstrapping** (➤ Kap. 1.3.1) dient insbesondere zum Erwerb von Verbbedeutungen. Mittels syntaktischen Bootstrapping wird anhand von syntaktischen Strukturen auf die Bedeutung eines Verbs geschlossen. Grammatische Elemente lassen Rückschlüsse darüber zu, ob es sich bei dem entsprechenden Verb um eine Tätigkeit handelt, die jemand anderen bzw. etwas anderes beeinflusst (wie z. B. „treten“ oder „kitzeln“ und die meisten anderen transitiven Verben) oder nicht (wie z. B. „schlafen“ und die meisten anderen intransitiven Verben). Wenn also ein Kind zum ersten Mal z. B. das fiktive Verb „spunken“ hört, so wird es bei den Sätzen „Der Löwe spunkt.“ und „Der Löwe spunkt die Antilopen.“ eine jeweils andere Bedeutung des Verbs „spunken“ ableiten.

BEISPIEL

In dem klassischen Experiment zum syntaktischen Bootstrapping von Naigles (1990) sahen zwei Gruppen von Kindern einen Film, in dem zunächst ein Hase und eine Ente mit der Pfote bzw. dem Flügel wackelten und dann der Hase die Ente schubste. Die erste Gruppe von Kindern hörte dazu den Satz: „Der Hase gorpt die Ente.“ Die zweite Gruppe hörte diesen Satz nicht, sondern einen anderen Satz, nämlich: „Der Hase und die Ente gorpen.“ Nach dem Film wurden beiden Gruppen jeweils zwei Bilder gezeigt. Auf dem einen Bild war der Hase zu sehen, der die Ente schubste. Auf dem anderen Bild waren der Hase und die Ente zu sehen, die mit der Pfote bzw. dem Flügel wackelten. Nun wurde beiden Gruppen dieselbe Frage gestellt, nämlich: „Zeige *gorpen*!“. Die erste Gruppe von Kindern, die den Satz „ Der Hase gorpt die Ente.“ gehört hatte, zeigte auf das Bild, wo der Hase die Ente schubst. Die zweite Gruppe, die den Satz „Der Hase und die Ente gorpen.“ gesehen hatte, zeigte auf das Bild, auf dem Hase und Ente mit der Pfote bzw. dem Flügel wackelten. So hatte jede Gruppe, in Abhängigkeit von den grammatischen Eigenschaften des Verbs, eine andere Bedeutung des „neuen“ Wortes gorpen gelernt.

Satzverstehen und Verständnisstrategien

Sprachverständnisstrategien

Sprachverständnisstrategien werden von Kindern spontan eingesetzt und dienen dazu, noch nicht vorhandene Fähigkeiten im Wort-, Satz-, Text- oder Diskursverstehen zu ergänzen oder zu ersetzen, z. B. durch nicht-sprachliche Informationen aus der Kommunikationssituation, wie Gestik, Mimik oder Blickrichtung, oder durch das individuelle Weltwissen (Chapman 1978). In ➤ Tab. 1.2 sind wichtige Verständnisstrategien dargestellt, wobei die meisten Altersangaben in Bezug auf englischsprachige Kinder gelten (weil zu Verständnisstrategien mehr englischsprachige Studien vorliegen), der Erfahrung nach mit großer Wahrscheinlichkeit aber auch auf das Deutsche übertragen werden können.

Nach Chapman (1978) tritt die erste sprachliche Verständnisstrategie im Alter von zwölf bis achtzehn Monaten auf und beinhaltet die Integration des beginnenden lexikalischen Dekodierens mit der Strategie, in einer bestimmten Situation so zu handeln wie gewöhnlich. Dies wird auch als **Schlüsselwort-Strategie** bezeichnet.

Ab dem zweiten Lebensjahr wird die **Kind-als-Handelnder-Strategie** erworben. In solchen Fällen übernimmt das Kind die thematische Rolle des Agens, obwohl der Satz eine andere Person in der Agensrolle vorsieht.

Im Alter zwischen zwei und vier Jahren entwickeln sich die sogenannten **pragmatischen Strategien.** In dieser Entwicklungsphase wird das kindliche Sprachverstehen stark vom kindlichen Weltwissen beeinflusst.

Mit einer Übergeneralisierung der **Wortreihenfolge-Strategie** lassen sich Fehlinterpretationen von Passivsätzen erklären, die, genau wie Aktivsätze, auch in der Reihenfolge Agens, Verb und Patiens aufgefasst werden (vgl. Grimm und Schöler 1975). Eine in Deutschland durchgeführte Studie zeigt, dass erst Schulkinder sowohl irreversible als auch reversible Passivsätze korrekt verstehen (Grimm 1975).

Im frühen Vorschulalter geht das Kind von einer **Äußerungsreihenfolge-Strategie** aus, d. h. einzelne Satzteile werden in der gehörten Reihenfolge interpretiert. Dies fällt insbesondere bei Nebensätzen mit temporalen Konjunktionen wie z. B. „bevor“, „während“ oder „nachdem“ auf.

Bei der **Rollenkonservierungsstrategie** verwenden Kinder für Haupt- und Objektrelativsatz denselben Agenten.

Die **Strategie der möglichen Beziehung zwischen den Ereignissen** tritt bei der Verarbeitung von im Spracherwerb spät auftretenden Konjunktio-

Tab. 1.2 Kindliche Verständnisstrategien (Chapman 1978; Grimm und Wintermantel 1975; Dannenbauer und Chipman 1988; Miller und Paul 1995)

Alter	Verständnisstrategie	Beschreibung
1–2 Jahre	Schlüsselwort-Strategie	Hierbei handelt es sich um kontextgebundenes lexikalisches Verstehen, z. B. auf die Aufforderung: „Kannst du den Ball rollen?" wirft das Kind den Ball, weil es das Schlüsselwort „Ball" verstanden hat, das Wort „rollen" aber noch nicht.
1–2 Jahre	Kind-als-Handelnder-Strategie	Handlungen von Akteuren (z. B. der Puppe, Tier- oder Menschenfigur) werden auf die eigene Person bezogen, z. B. auf die Aufforderung: „Der Teddy winkt." winkt das Kind selbst.
2–4 Jahre	pragmatische Strategien	Einfache Sätze werden so interpretiert, wie sie nach dem eigenen Weltwissen am wahrscheinlichsten sind, z. B. „Die Mutter wird von der Tochter bekocht." wird interpretiert als: „Die Mutter kocht für die Tochter."
3–4 Jahre	Wortreihenfolge-Strategie	Topikalisierte Sätze oder neutrale bzw. unwahrscheinliche Passivsätze werden nicht nach grammatischen Kriterien, sondern nach der Wortreihenfolge interpretiert, z. B. „Den Jäger jagt das Wildschwein". wird interpretiert als: „Der Jäger jagt das Wildschwein." oder „Der Porsche wird vom Fiat Panda überholt." wird interpretiert als: „Der Porsche überholt den Fiat Panda."
4–8 Jahre	Äußerungsreihenfolge-Strategie	Äußerungsfolgen, z. B. Haupt- und Nebensatz, werden in der geäußerten Reihenfolge interpretiert, z. B. wird der Satz: „Bevor du auf den Spielplatz gehst, machst du deine Hausaufgaben." verstanden als: „Zuerst/vorher gehst du auf den Spielplatz, dann machst du deine Hausaufgaben."
	Rollenkonservierungs-Strategie	Bei Relativsätzen wird das erstgenannte Nomen im Satz als logisches Subjekt für die nachfolgende Handlung übernommen, z. B.: „Der Ball rollt gegen den Karton, der runterfällt." wird interpretiert als: „Der Ball rollt gegen den Karton und fällt runter."
	Strategie der möglichen Beziehungen zwischen den Ereignissen	Äußerungen werden so interpretiert, wie sie am wahrscheinlichsten sind, z. B. wird der Satz: „Der Luftballon des Kindes ist weggeflogen, weil es geweint hat." folgendermaßen interpretiert: „Der Luftballon des Kindes ist weggeflogen, deshalb weint das Kind."

nen wie „weil", „wenn" (kausal gebraucht), „obwohl" und „aber" auf (Chapman 1978).

Sprachverständnisstrategien und linguistisches Dekodieren entwickeln sich parallel (Mathieu 1995). Kinder mit Sprachverständnisstörungen setzen Sprachverständnisstrategien länger für das Verstehen von sprachlichen Äußerungen ein als Kinder ohne Sprachverständnisstörungen. Diese verlassen sich ab einem Alter von ca. 4–9 Jahren zunehmend mehr auf linguistische Hinweise zum Dekodieren einer Äußerung.

Die Kenntnis von Sprachverständnisstrategien ist wichtig, um Missverständnisse aufklären zu können und Hypothesen darüber aufzustellen, wie das Kind etwas versteht. Die Kenntnis von Sprachverständnisstrategien ermöglicht also, nicht nur festzustellen, *was* das Kind *nicht* versteht, sondern eben auch, *wie* das Kind eine bestimmte Äußerung versteht.

Satzverstehen

Mathieu (2000a) listet verschiedene **Schwierigkeitsstufen im Satzverstehen** für sechs- bis achtjährige Kinder auf:

- Am einfachsten zu verstehen sind Aktivsätze, Singularsätze, Sätze mit Verneinungen und Präpositionen, da diese Sätze auch mithilfe der Wortreihenfolge-Strategie korrekt interpretiert werden können.
- Schwieriger zu verstehen sind Sätze, die Plural, Komparativ und Zeitformen enthalten, da neben syntaktischen auch morphologische Informationen verarbeitet werden müssen, was die Komplexität erhöht.
- Kausal-, Relativ-, (nicht wahrscheinliche) Passiv- und Temporalsätze sowie Sätze mit Possessiv-

oder Personalpronomen verlangen ausgereifte Fähigkeiten des syntaktischen Dekodierens und bereiten bis in die ersten Schuljahre hinein Probleme.

Wichtig ist, dass das Verstehen einzelner grammatischer Kategorien auch innerhalb der gleichen Kategorie unterschiedlichen Entwicklungsprozessen unterliegt. Die Pronomen „er" und „sie" werden z. B. früher verstanden, wenn sie sich auf Personen und nicht auf Gegenstände beziehen (Endres und Baur 2000). Laut Friederici (1987) verstehen Fünfjährige ungefähr 80 % der Pronomen im Deutschen. Auch werden z. B. die Präpositionen „in" und „auf" wesentlich früher verstanden als die recht schwierigen Präpositionen „zwischen" und „neben". Auch das Verstehen von Fragepronomen unterliegt einer Erwerbsreihenfolge. Zunächst werden Fragepronomen verstanden, die nach dem Subjekt fragen (wer, was, wo), dann solche, die nach dem Objekt fragen (wen, wann) und zuletzt solche, die nach adverbialen Bestimmungen oder kausalen Zusammenhängen fragen (Siegmüller et al. 2005).

Auch das Verstehen von Negationen verläuft schrittweise (Schulz und Tracy 2011): Zunächst wird das Wort „nein" verstanden, dann die satzinterne Verneinung mit „nicht" vor der Verneinung mit „kein". Vierjährige Kinder können einfache Negationen verstehen, während erst mit ca. acht Jahren komplexere Negationsstrukturen verstanden werden.

Textverstehen

Schon drei- bis vierjährige Kinder besitzen die Vorstellung eines einfachen Geschichtenschemas (Poulsen et al. 1979; Skarakis-Doyle und Dempsey 2008) und verstehen kürzere, rein sprachlich dargebotene Geschichten (Wimmer 1982). Bei dreijährigen Kindern ist entscheidend, ob der Inhalt der Geschichte emotional und persönlich relevant bzw. sehr konkret vorstellbar ist.

Wichtig und relativ gut untersucht ist im Deutschen die Entwicklung des Verstehens von koreferenzherstellenden Äußerungen, die Terhorst (1995) wie folgt beschreibt:

- Kinder, die jünger sind als fünf Jahre, verstehen nur lexikalisch eindeutige oder satzinterne Pronomen.
- Kinder im Alter zwischen fünf und sieben Jahren wenden beim Verstehen von Pronomen eine Strategie an, die der Strategie der Rollenkonservierung bei Relativsätzen ähnelt (➤ Tab. 1.2). Fünf- bis Siebenjährige verstehen Pronomen dann, wenn diese auf Aktanten referieren, die zuerst im Text genannt werden, die wie die Pronomen in Subjektperson stehen und die Verursacher der beschriebenen Ereignisse sind.
- Kinder im Alter von ca. neun Jahren besitzen ein differenziertes Pronomenverständnis, sie interpretieren auch solche Pronomen korrekt, die sich auf Aktanten in voranstehender Objektstellung beziehen.

1.3.3 Späte Kindheit und Jugendalter

Das Sprachverstehen von Jugendlichen hängt sehr von ihrer Lesekompetenz und ihrer metalinguistischen Kompetenz ab. Sobald Kinder oder Jugendliche flüssig lesen können, können sie Texte zur Erweiterung ihres Wissens und zum Erwerb neuer Worte nutzen. **Metalinguistische Kompetenz** ermöglicht dem Jugendlichen, die Bedeutung von figurativen Äußerungen zu verstehen. Figurative Äußerungen sind z. B. Metaphern, Sprichwörter oder Redensarten. Ebenso können sprachliche Doppeldeutigkeiten in Rätseln und Witzen ab einem Alter von ca. 7–8 Jahren verstanden werden (Nippold 1998).

Schätzungen nach lernen Schulkinder zwischen 10 und 13 Wörter am Tag. Folglich kann man davon ausgehen, dass ein 18-jähriger Jugendlicher ungefähr 80.000 Wörter versteht (ebd.). Auch im Jugendalter und über die gesamte Lebensspanne entwickelt sich das Verstehen eines Wortes nicht nach dem Alles-oder-nichts-Prinzip, bei dem man davon ausgehen würde, dass ein Wort entweder gar nicht oder vollständig verstanden wird. Wesentlich typischer ist das sogenannte partielle Wissen, d. h. dass einige Bedeutungsaspekte des Wortes bekannt sind, andere hingegen nicht. Zum Beispiel ist wahrscheinlich den meisten Jugendlichen bekannt, dass Deutschland einen Bundespräsidenten und eine Bundeskanzlerin hat. Den genauen Unterschied in der Funktion dieser Ämter müssen sie jedoch mit der Zeit erst kennen lernen.

Wortverstehen im späten Kindes- und Jugendalter

Im Gegensatz zum frühen Wortverstehen, bei dem die Fähigkeiten des linguistischen Dekodierens und des nonverbalen Weltwissens und Situationsverstehens integriert werden müssen, vollzieht sich das Wortlernen und -verstehen ab dem späteren Grundschulalter zunehmend rein sprachlich. Erwachsenenähnliche Wortbedeutungen entwickeln sich bei Kindern ab ungefähr neun Jahren (Carrow-Woolfolk 1988; Seiler 1994).

Nippold (1998) unterscheidet hier drei wichtige Prozesse; die direkte Anweisung, die kontextuelle Abstraktion und die morphologische Analyse. Insbesondere die kontextuelle Abstraktion und die morphologische Analyse tragen zum Wortverstehen bei.

Direkte Anweisung

Bei der direkten Anweisung erklärt eine Bezugsperson dem Kind oder Jugendlichen ein Wort und ermuntert gegebenenfalls auch zum Nachschlagen der Bedeutung in einem Wörterbuch oder im Internet.

Kontextuelle Abstraktion

Die kontextuelle Abstraktion erlaubt die Sinnentnahme aus dem sprachlichen Kontext, ohne dass eine direkte Definition oder Erklärung des Wortes gegeben oder nachgeschlagen wird. Hierbei entsteht zunächst aufgrund eines fast-mapping-Prozesses eine erste Hypothese über die Bedeutung des Wortes, die dann aufgrund weiterer kontextueller Anhaltspunkte bestätigt oder verfeinert wird. Häufige Satzrahmen für kontextuelle Analysen sind z. B.:

- **syntaktische Anhaltspunkte**
  - Appositionen: Vollkornbrot aus *Dinkel,* einem besonderen Mehl, ist sehr gesund.
  - Relativsätze: *Der Optiker,* der Brillen anpasst, repariert und verkauft, dekorierte sein Schaufenster neu.
  - die Konjunktion „oder“: Das *Notebook oder Laptop* ist ein tragbarer Computer.
  - direkte Erklärung: *Triathlon* besteht aus den drei Disziplinen Schwimmen, Radfahren und Laufen.
  - verbundene Synonyme: Die Touristen waren von dem *bezaubernden, malerischen* Dörfchen entzückt.
  - Partizipial-Phrasen: Der *Link,* von vielen Internetnutzern angeklickt, funktionierte nicht mehr.
  - kategorische Folge: Die Marktfrau verkaufte verschiedene Gemüsesorten, z. B. Tomaten, Gurken, Möhren und *Pastinaken.*
- **semantische Anhaltspunkte**
  - Umformulierung: Die Passage des Lieds soll *forte* gesungen werden. Alle sollen laut singen.
  - Vergleiche: *USB-Sticks* funktionieren ähnlich wie externe Festplatten.
  - Metaphern: Franz Beckenbauer wird auch als der *Kaiser* des Fußballs bezeichnet.
  - Zusammenfassung: Der Mann bereiste Europa, Afrika, Amerika, Australien, Asien und sogar die Antarktis. Er war ein *Weltenbummler.*
  - Ursache/Wirkung: Wegen der herannahenden *Ebbe* zog sich das Wasser zurück.

Morphologische Analyse

Bei der morphologische Analyse werden die einzelnen Morpheme (= bedeutungstragende Einheiten, ➢ Kap. 1.2.4) genutzt, um die Bedeutung des unbekannten Wortes zu entschlüsseln. Solche Morpheme sind z. B.

- **Stammmorpheme:** gebundene lexikalische Morpheme, wie z. B. „Glück“ in „glücklich“
- **Derivationsmorpheme:** gebundene grammatische Morpheme, wie. z. B. „lich“ in „glücklich“

Besonders die Kenntnis von vielen verschiedenen Derivationsmorphemen (-lich, -haft, -heit, -keit, -bar etc.) verhilft dazu, unbekannte Wörter zu verstehen.

Verstehen von figurativer Sprache

Figurative Sprache beinhaltet Redewendungen, Sprichwörter, Metaphern, mehrdeutige Äußerungen, Witze und Ironie.

Verstehen von Redewendungen

Redewendungen sind mehr oder weniger bekannte feststehende Ausdrücke, die zwar eine wörtliche Bedeutung haben, meist aber in einem Kontext gebraucht werden, in dem der Sprecher die übertragene Bedeutung der Redewendung übermitteln möchte. Beispiele für Redewendungen sind:

- Um den heißen Brei herumreden.
- Jemandem die Ohren langziehen.
- Schwein haben.

Redewendungen, deren wörtliche und übertragene Bedeutung eng beieinander liegen und die häufig angewendet werden, können schon von kleinen Kindern verstanden werden, wie z. B. „Dann ziehe ich dir die Ohren lang.“. Weniger häufig gebrauchte Redewendungen oder solche, deren übertragene Bedeutung weit entfernt ist von der wörtlichen Bedeutung, werden häufig auch noch von Grundschul- und älteren Schulkindern eher nur wörtlich verstanden (Nippold 1998).

Verstehen von Sprichwörtern

Sprichwörter sind Aussagen, die Wertvorstellungen und Weisheiten einer Gesellschaft in konventionalisierten Äußerungen ausdrücken (Nippold 1998). Beispiele für Sprichwörter sind:

- Morgenstund hat Gold im Mund.
- Was du heute kannst besorgen, das verschiebe nicht auf morgen.
- Wenn die Katz ist aus dem Haus, dann tanzt die Maus.
- Viele Köche verderben den Brei.
- Wer zuletzt lacht, lacht am besten.

Auch das **Sprichwortverständnis** beginnt im Kindesalter und nimmt im Laufe des Jugendalters bis zum Erwachsenenalter zu und hängt vom Bekanntheits- und Abstraktheitsgrad des Sprichwortes ab.

Nach Nippold (1998) hängt das Sprichwortverständnis auch mit der allgemeinen kognitiven Leistungsfähigkeit, mit dem Schulerfolg und mit dem Bildungsniveau zusammen.

Verstehen von Metaphern

Metaphern sind bildliche Beschreibungen, in denen jeweils zwei Dinge, Ereignisse, Handlungen oder Eigenschaften verglichen werden, die außerhalb der Methaper nicht viel miteinander zu tun haben. Beispiele für Metaphern sind:

- Der Arzt verhält sich wie ein Halbgott im weißen Kittel.
- Deine Augen funkeln wie Sterne.
- Der Sonntagsbraten schmeckt wie der Himmel auf Erden.

Nippold (1998) fast zusammen, dass das Verstehen von Metaphern z. B. von folgenden Faktoren abhängt:

- Kenntnis von semantischen Merkmalen und Begriffen
- Fähigkeit, auch syntaktisch komplexe Äußerungen korrekt zu dekodieren
- sprachliche Hinweise, die bei der Entschlüsselung der Metapher helfen
- Bekanntheitsgrad der Metapher

Metaphern sind wichtige **Stilmittel der Bildungssprache** und ein Kennzeichen für Belesenheit und Redegewandtheit.

Verstehen von Mehrdeutigkeiten, Witzen und Ironie

Das Verstehen von sprachliche Mehrdeutigkeiten, Witzen und Ironie unterliegt ebenfalls einem Entwicklungsverlauf. Verse, wie sie Heinz Erhardt (2005) verfasst hat, bieten wohl ein gutes Beispiel für sprachliche Mehrdeutigkeit, Witz und Ironie:

Urlaub im Urwald
Ich geh' im Urwald für mich hin…
Wie schön, daß ich im Urwald bin:
man kann hier noch so lange wandern,
ein Urbaum steht neben dem andern.
Und an den Bäumen, Blatt für Blatt,
hängt Urlaub. Schön, daß man ihn hat!

Unterschied
Wir fuhren einst zusammen,
tagtäglich mit der „Zehn“.
Jetzt fahren wir zusammen,
wenn wir uns wiedersehn!

Das Verstehen von Mehrdeutigkeiten steht in Zusammenhang mit hoher Intelligenz, akademischem Erfolg und einem reflektiertem Problemlöseverhalten (Nippold 1998). Ironisch gemeinte Äußerungen werden von jüngeren Kindern gar nicht und von älteren Kindern häufig nur dann verstanden, wenn die Ironie durch die Intonation besonders deutlich hervorgehoben wird.

1.3.4 Entwicklungstabelle

Der Entwicklungsverlauf des Sprachverstehens ist nicht gut erforscht und somit nur oberflächlich beschreibbar. Für einen besseren Überblick fasst ➤ Tab. 1.3 die Meilensteine der Sprachverständnisentwicklung zusammen, die in den vorherigen Kapiteln bereits genannt wurden.

Tab. 1.3 Wichtige Meilensteine der Sprachverständnisentwicklung

Alter	Fähigkeit
0–6 Monate	Hörsinn entwickelt sich bereits vor der Geburt, Differenzierung von sämtlichen Sprachlauten, Reaktion auf den eigenen Namen, prosodisches Bootstrapping
6–12 Monate	Lautdifferenzierungsfähigkeiten fokussieren sich auf muttersprachliche Laute, geteilte Aufmerksamkeit/joint attention entsteht als Grundlage des Sprachverstehens, frühe Kategorisierungsfähigkeiten sind experimentell beobachtbar, erstes Wortverstehen für ca. 60 Wörter
12–18 Monate	symbolische Fähigkeiten sind im Spiel, in der Gestenentwicklung und in der Sprachentwicklung beobachtbar, Verstehen von ca. 200 Wörtern, Schlüsselwort-Strategie, Verstehen von zwei Elementen in bekannten Situationen
18–24 Monate	Verstehen von zwei Elementen, Kind-als-Handelnder-Strategie, erstes Monitoring des Sprachverstehens (nonverbale Reaktionen wie fragender Blick auf nicht verstandene Äußerungen)
2–3 Jahre	zunehmend situationsunabhängiges Wortverstehen, pragmatische Strategien beim Satzverstehen, Zurückweisen von widersinnigen Aufforderungen als frühes Monitoring, viele Fragen wie z. B. „Warum?" erweitern Weltwissen und Sprachverstehen des Kindes
3–4 Jahre	Verstehen von Farb- und Größenbezeichnungen, Wortreihenfolge-Strategie, satzinterne oder lexikalisch eindeutige Pronomen werden verstanden, Verstehen von einfachen Geschichten bzw. Erkennen und Zurückweisen von deutlichen Inkonsistenzen, nonverbale Anzeichen und vermehrt allgemeines Nachfragen bei nicht verstandenen Äußerungen („Hä?")
5–6 Jahre	Verstehen von Demonstrativ- und Personalpronomen, rezeptiver Wortschatz von ca. 14.000 Wörtern, Aktivsätze, Singularsätze, Sätze mit Verneinungen und (einfachen) Präpositionen werden meist korrekt verstanden, Pronomen werden verstanden, wenn diese auf Aktanten referieren, die zuerst im Text genannt wurden, die wie die Pronomen in Subjektfunktion stehen und die Verursacher der Handlung darstellen, Äußerungsreihenfolge-Strategie, Rollenkonservierungsstrategie, Strategie der möglichen Beziehungen zwischen den Ereignissen, Verstehen längerer, etwas komplexerer Texte (z. B. zwei Ereignisse, mehrere Protagonisten) sowie Erkennen von Inkonsistenzen darin, vermehrt spezifisches Nachfragen bei nicht verstandenen Äußerungen („Was heißt …?"), genauer Grund für Nichtverstehen oftmals noch unklar
6–8 Jahre	Pluralsätze, Komparative und Zeitformen werden meist korrekt verstanden, das Verstehen von Kausal-, Relativ-, (nicht wahrscheinliche) Passiv- und Temporalsätzen sowie Sätze mit Possessiv- und Personalpronomen ist auch in den ersten Schuljahren noch schwierig, neben Hörverständnis: beginnendes Lesesinnverständnis, spezifisches Nachfragen bei nicht verstandenen Äußerungen mit Angabe des Grundes für das Nichtverstehen
8–10 Jahre	differenziertes Pronomenverständnis entwickelt sich, das Verstehen von figurativer Sprache entwickelt sich, differenziertes Textverstehen, Anwenden von Strategien zum Textverstehen, differenziertes Monitoring des Sprachverstehens auch auf Textebene
18 Jahre	rezeptiver Wortschatz von ca. 80.000 Wörtern

1.4 Störungen des Sprachverstehens bei Kindern

Obwohl das altersgerechte Verstehen von Sprache für die kindliche Entwicklung mindestens genauso wichtig ist wie altersangemessene produktive Fähigkeiten, werden Sprachverständnisstörungen häufig nicht oder nicht in vollem Ausmaß erkannt und dem Kind entsprechende Förder- und Therapiemaßnahmen vorenthalten. Die Kenntnis von Bedingungshintergründen bei Störungen des Sprachverstehens von Kindern ist eine wichtige Voraussetzung, um Benachteiligungen betroffener Kinder und Jugendlicher zu erkennen und zu verringern. Da sich die Symptome von Sprachverständnisstörungen im Laufe der Entwicklung ändern, ist eine entwicklungsorientierte Sichtweise notwendig.

1.4.1 Ursachen

Kindliche Störungen des Sprachverstehens können verschiedene Bedingungshintergründe und Ursachen haben, wovon auch die Prognose abhängig ist. Störungsbilder, bei denen auch die rezeptive Sprachentwicklung betroffen ist, sind:

- auditorische Synaptopathie/auditorische Neuropathie
- Autismus-Spektrum-Störung
- Frühgeburt
- kindliche Aphasien
- Sprachentwicklungsstörungen aufgrund von Intelligenzminderung oder Lernschwächen
- Sprachentwicklungsstörungen aufgrund von Hörstörungen
- umschriebene Entwicklungsstörungen der Sprache und des Sprechens (rezeptive Sprachentwicklungsstörung und Landau-Kleffner-Syndrom).

Auditorische Synaptopathie/ auditorische Neuropathie

Bei der auditorischen Synaptopathie/auditorischen Neuropathie handelt es sich um eine spezielle und seltene Form der **Schallempfindungsschwerhörigkeit** (Schönweiler und Schönweiler 2010). Diese kann bereits von Geburt an vorhanden sein oder erst später auftreten. Das Leitsymptom ist der schwankende, meist beidseitige Hörverlust und eine oft starke Einschränkung des Sprachverstehens besonders im Störgeräusch. Bei vielen Betroffenen lassen sich otoakustische Emissionen nachweisen und auch die cochleären Mikrofonpotenziale sind intakt. Auffällig sind hingegen die Stapediusreflexe und die frühen akustisch evozierten Potenziale. Eine Hörgeräteversorgung (auch FM-Anlage) oder ein Cochlea-Implantat wird empfohlen, zusätzlich sollte bei Kindern eine intensive auditiv-verbale Übungstherapie erfolgen (Schönweiler und Schönweiler 2010). Falls trotz apparativer Versorgung und auditiv-verbaler Übungstherapie der Lautspracherwerb stagniert, sind kompensatorische Kommunikationsformen wie gebärdenunterstützte Kommunikation, Gebärdensprache oder unterstützte Kommunikation notwendig.

Autismus-Spektrum-Störung

Autismus ist eine sogenannte **tiefgreifende Entwicklungsstörung,** bei der eine abweichende angeborene Informationsverarbeitung besteht, die zu Auffälligkeiten in der sozialen Interaktion führt. Häufig treten auch stereotype Verhaltensweisen auf. Manche Menschen mit Autismus verfügen über sogenannte Inselbegabungen, d.h. bestimmte Bereiche, in denen sie außerordentliche Leistungen erbringen. Unterschieden wird insbesondere der frühkindliche Autismus und das Asperger-Syndrom.

Der frühkindliche Autismus, **Kanner-Syndrom** genannt, wird meist in den ersten zwei bis drei Lebensjahren diagnostiziert. Die Kinder zeigen kaum oder wenig Blickkontakt, Stereotypien und häufig auch eine verzögerte oder ausbleibende Sprachentwicklung. Die kognitive Entwicklung kann beeinträchtigt sein.

Der **Asperger-Autismus** wird meist erst später, um den vierten oder fünften Geburtstag herum diagnostiziert. Kinder mit Asperger-Autismus zeigen wenig Blickkontakt und eine verlangsamte Sprachentwicklung. Das Verstehen von nonverbaler Kommunikation und im späteren Kindesalter das Verstehen von figurativer Sprache können beeinträchtigt sein.

Die Begriffe Autismus, autistische Syndrome usw. beziehen sich auf eine Vielzahl von Symptomen und

Ausprägungsgraden, die eine genaue Diagnostik oftmals erschweren. In Gutachten sind deshalb häufig vage Formulierungen zu lesen, wie z. B. „autistische Züge/Verhaltensweisen". Mittlerweile setzt sich immer mehr die Bezeichnung **Autismus-Spektrum-Störung** durch, die Autismus als Kontinuum an auftretenden Symptomen und Schweregraden sieht (Kaiser-Mantel 2012). Autismus-Spektrum-Störung umfasst die tiefgreifenden Entwicklungsstörungen frühkindlicher Autismus, Asperger-Syndrom, atypischer Autismus und nicht näher bezeichnete tiefgreifende Entwicklungsstörungen. Man geht davon aus, dass sich verschiedene autistische Störungen nicht eindeutig in klar unterscheidbare Kategorien unterteilen lassen.

Die Ursachen sind nach wie vor nicht eindeutig geklärt. Es sind jedoch aufgrund von Abweichungen in der Funktionsweise des Gehirns Veränderungen im Bereich der Wahrnehmungsverarbeitung zu beobachten, die zu Auffälligkeiten in der sozialen Interaktion führen (Noterdaeme und Enders 2010).

Folgende **Symptome** treten bei Menschen mit einer Autismus-Spektrum-Störung in der frühen Kindheit auf:

- qualitative Beeinträchtigungen in sozialen Interaktionen (z. B. unangemessene Einschätzung sozialer und emotionaler Signale wie die fehlende Aufnahme von Blickkontakt)
- qualitative Beeinträchtigungen der Kommunikation und Sprache (verzögerte Sprachentwicklung, Echolalien, wenig kommunikative Verwendung von Sprache)
- eingeschränkte, sich wiederholende und stereotype Verhaltensmuster und Interessen (starre Routinen, Widerstand gegen Veränderung)
- unspezifische Ängste und Befürchtungen, Schlaf- und Essstörungen, Wutausbrüche oder (Auto-) Aggressionen

Die Beeinträchtigung der kommunikativen Kompetenz gilt somit als Kernsymptom des Autismus. Der Spracherwerb vollzieht sich verlangsamt und nicht alle Kinder im autistischen Spektrum entwickeln Lautsprache. Sprachverständnisprobleme sind aufgrund einer eingeschränkten Verarbeitungskapazität für akustische Informationen sehr häufig zu beobachten, vor allem, wenn Einstellungen, Emotionen oder Absichten vermittelt werden. Zusätzlich können in der frühen Kindheit bereits das Verstehen von nonverbaler Kommunikation und im späteren Kindesalter das Verstehen von figurativer Sprache beeinträchtigt sein.

Frühgeburt

Frühgeborene Kinder haben ein erhöhtes Risiko für Entwicklungsstörungen jeglicher Art und auch für **Sprachentwicklungsstörungen.** Nach Foster-Cohen et al. (2007) variiert das Risiko für eine Sprachentwicklungsstörung in Abhängigkeit vom Geburtsgewicht und dem Gestationsalter. Extrem Frühgeborene mit einem Gestationsalter vor der 28. Schwangerschaftswoche gelten als besonders gefährdet für die Ausbildung von Sprachentwicklungsstörungen.

Kindliche Aphasie

Aphasien bei Kindern und Jugendlichen sind **erworbene Sprachstörungen,** die durch Schädelhirntrauma, Schlaganfall, entzündliche Erkrankungen (z. B. Hirnhautentzündung) oder einen Hirntumor verursacht werden können. Bei der kindlichen Aphasie handelt es sich um einen Verlust von bereits erworbenen Sprachfähigkeiten aufgrund eines eng umschriebenen Ereignisses. Es können alle vier sprachlichen Modalitäten, also Sprechen, Verstehen, Lesen und Schreiben, und alle linguistischen Ebenen betroffen sein.

Umschriebene Entwicklungsstörungen des Sprechens und der Sprache

Umschriebene Entwicklungsstörungen des Sprechens und der Sprache sind nach der ICD-10 (DIMDI 2011) aufgeteilt in

- Artikulationsstörungen (F80.0)
- expressive Sprachstörungen (F80.1)
- rezeptive Sprachstörungen (F80.2)
- erworbene Aphasie mit Epilepsie, auch Landau-Kleffner-Syndrom genannt (F80.3)
- sonstige Entwicklungsstörungen des Sprechens oder der Sprache (z. B. Lispeln, F80.8)
- und nicht näher bezeichnete Entwicklungsstörungen des Sprechens oder der Sprache (F80.9).

Das Sprachverstehen ist laut der ICD-Definition beim Landau-Kleffner-Syndrom und bei rezeptiven Sprachentwicklungsstörungen beeinträchtigt.

Landau-Kleffner-Syndrom

Das **Landau-Kleffner-Syndrom** tritt in den meisten Fällen im Alter zwischen drei und sieben Jahren auf und führt dazu, dass ein Kind seine bereits vorhandenen expressiven und rezeptiven sprachlichen Fähigkeiten innerhalb von wenigen Tagen oder Wochen wieder verliert. Die kognitive Entwicklung ist nicht beeinträchtigt. Zu Beginn der Erkrankung können Auffälligkeiten im EEG und auch epileptische Anfälle auftreten. Ungefähr zwei Drittel der Kinder weisen nach der Erkrankung persistierende Sprachverständnisstörungen auf. Als Ursache des Landau-Kleffner-Syndroms vermutet man einen entzündlichen Prozess im Gehirn.

Rezeptiv-expressive Sprachentwicklungsstörungen

Die dichotome Einteilung in isoliert expressive versus rezeptiv-expressive Sprachentwicklungsstörungen ist umstritten, da viele Kinder, die nach einer ersten Diagnosestellung als ausschließlich expressiv sprachentwicklungsgestört eingestuft sind, bei komplexen sprachlichen Anforderungen zumindest leichte Einschränkungen auch im Sprachverstehen zeigen (Bishop 1997; Schlesiger 2001). Die Klassifizierung „expressiv“ und „rezeptiv-expressiv“ ist also passender als **graduelle Abstufung** zu sehen, wobei zweifelsfrei gilt, dass umschrieben sprachentwicklungsgestörte Kinder mit deutlich ausgeprägten Störungen des Wort-, Satz-, Text- und/oder Diskursverstehens aufgrund der modalitätsübergreifenden Symptomatik schwerer betroffen sind, eine schlechtere sprachliche Prognose und größere schulische Schwierigkeiten haben sowie häufiger an psychischen bis hin zu psychiatrisch behandlungsbedürftigen Folgestörungen leiden als Kinder, bei denen die rezeptiven Einschränkungen nicht so stark ausgeprägt sind (Bishop und Edmundson 1987; Toppelberg und Shapiro 2000; Amorosa und Noterdaeme 2003).

Schätzungen und klinische Erfahrungen lassen vermuten, dass bei ungefähr einem Drittel der Kinder mit umschriebenen Sprachentwicklungsstörungen auch Sprachverständnisstörungen vorliegen (Amorosa und Noterdaeme 2003). Geht man davon aus, dass die Prävalenzrate (Auftretenshäufigkeit) von umschriebenen Sprachentwicklungsstörungen bei ca. 6–8 % liegt (Tomblin et al. 1997), so kann man davon ausgehen, dass ca. 2–3 % aller anderweitig gesunden Kinder von einer rezeptiv-expressiven Sprachentwicklungsstörung betroffen sind, wobei Jungen meist häufiger betroffen sind als Mädchen (im Verhältnis ca. 2:1).

Die Ursachen von rezeptiv-expressiven und auch expressiven Sprachentwicklungsstörungen werden in einer familiären Disposition gesehen, die dazu führt, dass Sprachlernen, Sprachwahrnehmung und -verarbeitung, Sprachverstehen und Sprachproduktion bei den betroffenen Menschen weniger gut, d. h. weniger automatisiert und weniger effektiv ablaufen. Diese genetische und neurobiologische Grundlage zeigt sich dann besonders stark, wenn das Kind in einem nicht optimal sprachförderlichen Umfeld aufwächst, z. B. weil die Eltern selbst von Sprachentwicklungsstörungen betroffen sind/waren, aufgrund eines niedrigen Bildungsniveaus der Eltern, in sozial schwachen und benachteiligten Familien oder auch bei den jüngsten Geschwistern in Großfamilien. Kinder ohne genetische Disposition für eine Sprachentwicklungsstörung können auch in einem nicht optimal sprachförderlichen Umfeld robuste Sprachkompetenzen entwickeln. Kinder mit einer Veranlagung für eine Sprachentwicklungsstörung benötigen hingegen einen besonders intensiven und passgenauen, d. h. ihrer Entwicklung angemessenen sprachlichen Input, um sprachliche Meilensteine zu erreichen.

Sprachverständnisprobleme bei Mehrsprachigkeit

Auch bei mehrsprachig aufwachsenden Kindern kann es zu Sprachverständnisschwierigkeiten in der Zweitsprache kommen, wenn diese aufgrund fehlender Kontakt- und Lernmöglichkeiten noch nicht ausreichend beherrscht wird. Ebenso können mehrsprachige Kinder aber auch aufgrund der beschriebenen Störungsbilder wie Hörstörungen oder Sprachentwicklungsstörungen von zusätzlichen Schwierigkeiten in der Sprachwahrnehmung und -verarbeitung betroffen sein, sodass sich hier zwei Ebenen vermischen. Differenzialdiagnostisch ist bei fehlender Ursache für den sprachlichen Rückstand der Sprachentwicklungsstand der Erstsprache ausschlaggebend. Wenn das mehrsprachige Kind von einer Sprachentwicklungsstörung betroffen ist, so zeigt sich diese sowohl in der Erst- als auch in der Zweitsprache. Hinweise zur Diagnostik von mehrsprachigen Kindern mit Sprachentwicklungsstörungen finden sich in Chilla et al. (2010).

1.4.2 Symptome und Prognose

Die Symptome von Sprachverständnisstörungen unterscheiden sich je nach zugrunde liegender Primärerkrankung und Alter der Kinder. Ein tabellarischer Überblick in Form einer Beobachtungs-Checkliste mit den deutlichsten Symptomen einer Sprachverständnisstörung findet sich in ➤ Kap. 1.4.3.

Symptome von Sprachverständnisstörungen im Säuglings- und Kleinkindalter

Sprachverständnisstörungen werden – außer bei früh diagnostizierten Hörstörungen – nicht im Säuglingsalter und in der Regel auch nicht im Kleinkindalter erkannt, weil Sprachverständnisstörungen im Alltag, gerade auch bei jungen Kindern, nicht direkt beobachtbar sind. Frühestens im Alter von zwei Jahren können z. B. Sprachtherapeuten anhand eines standardisierten Tests (z. B. Sprachentwicklungstest für zweijährige Kinder – SETK-2 von Grimm 2000, ➤ Kap. 2) eine Sprachverständnisstörung feststellen. Trotzdem lassen sich erste **Verhaltensweisen** aufzählen, die auf eine mögliche Sprachverständnisstörung hindeuten könnten.

- **wenig gemeinsame Aufmerksamkeit/joint attention:** Kinder mit Sprachverständnisstörungen zeigen wenig gemeinsame Aufmerksamkeit/joint attention in der Unterhaltung über Gegenstände, Handlungen, Ereignisse oder Eigenschaften.
- **Spracherwerbsmechanismen:** Vermutlich ist die Entwicklung von Spracherwerbsmechanismen wie prosodisches oder syntaktisches Bootstrapping oder auch fast mapping bei Kindern mit Sprachverständnisstörungen eingeschränkt.
- **wenig Symbolspiel und Gesten:** Kinder mit Sprachverständnisstörungen zeigen eine verzögerte Symbolspielentwicklung, d. h. im zweiten und dritten Lebensjahr zeigen sie nur wenig spontanes Symbolspiel und lassen sich auch durch Aufforderungen oder Vorspielen nur schwer zu symbolischen Handlungen anregen. Auch die Nutzung von Gesten, insbesondere von symbolischen/ikonischen Gesten, die einen Gegenstand oder eine Handlung abbilden, kann eingeschränkt sein.
- **langsamer Wortschatzaufbau/Late Talker:** Alle oder fast alle Kinder mit Sprachverständnisstörungen gehören im Alter von zwei Jahren zu der Gruppe der Late Talker, also der späten Sprecher. Rezeptive Sprachstörungen sind immer auch mit Auffälligkeiten in der expressiven Sprachentwicklung verbunden. Late Talker sprechen mit 24 Monaten weniger als 50 Wörter bzw. gehören zu den 10 % der Zweijährigen mit dem kleinsten aktiven Wortschatz, ohne dass weitere Entwicklungsstörungen vorliegen. Die Mehrheit der Late Talker verfügt über ein altersgerechtes Sprachverstehen, aber bei ca. 20–30 % der Late Talker liegt zusätzlich zu dem späten Sprechbeginn eben auch eine Beeinträchtigung des Sprachverstehens vor.
- **Jargonsprache:** Einige Kinder mit Sprachverständnisstörungen nutzen im Alter von ca. drei und vier Jahren die sogenannte Jargonsprache. Die Kinder „reden", äußern aber nur sinnlose Silben, sodass weder die Eltern noch andere Bezugspersonen den Sinn des Gesagten entschlüsseln können. Die Kinder nutzen Laute, um in Interaktion mit ihren Mitmenschen zu treten. Sie sind aber nicht in der Lage, Sprache zu nutzen, um Inhalte zu vermitteln.
- **Echolalien:** Fast alle Kinder mit Sprachverständnisstörungen zeigen in einer bestimmten Entwicklungsphase Echolalien. Bei einer Echolalie wiederholt das Kind das, was der Gesprächspartner gesagt hat, und zwar wortwörtlich und meist auch noch mit der gleichen Prosodie. Auf die Frage: „Bist Du jetzt dran?" würde eine echolalische Antwort z. B. lauten: „Du jetzt dran?" Sprachverarbeitende Imitationen, die im Kleinkindalter häufig zu beobachten sind, unterscheiden sich von Echola-

lien durch die passende, eigenständige Prosodie, die flexible Wortwahl und den kommunikativen Sinn. Eine sprachverarbeitende Imitation eines Kleinkindes auf die eben genannte Frage: „Bist Du jetzt dran?" könnte also lauten: „Ich dran!".

- **ungenaues oder kein Verstehen von Aufforderungen:** Kinder im Kleinkindalter sind meist schon gut in der Lage, kleine Aufforderungen wie „Zeig mir Deine Nase!" oder „Holst Du mir bitte die Taschentücher aus der Küche?" rein verbal, also ohne zusätzliche mimische, gestische oder kontextuelle Hinweise zu verstehen und umzusetzen. Kinder mit Sprachverständnisstörungen können solche Aufforderungen nur dann umsetzen, wenn diese gestisch oder mimisch unterstützt dargeboten werden oder wenn es sich um eine zu erwartende Aufforderung handelt, die üblicherweise in diesem Kontext geäußert wird. In solchen Fällen reicht ein gutes Situationsverständnis aus, um die Aufforderung umzusetzen; ein wirkliches Verstehen des Gesagten ist nicht erforderlich.
- **kein Interesse an Bilderbüchern oder Vorlesegeschichten:** Kinder mit Sprachverständnisstörungen haben meist kein Interesse an Bilderbüchern, weil sie weder die Geschichte verstehen, noch einzelne Gegenstände auf den Abbildungen zeigen oder selbst etwas zu den Bildern sagen können. Für Kinder mit Sprachverständnisstörungen sind Bücher keine Bücher mit Geschichten, die in der Vorstellungswelt entstehen, sondern ein Stapel buntes Papier, das man umblättern oder in die Hand nehmen und wieder weglegen kann.

Symptome von Sprachverständnisstörungen im Kindergarten- und Grundschulalter

Typische Symptome von Sprachverständnisstörungen im Kindergartenalter sind:

- **wenig gemeinsame Aufmerksamkeit/joint attention:** Auch im Kindergarten- und Grundschulalter zeigen Kinder mit Sprachverständnisstörungen weniger Blickkontakt.
- **expressive Sprachentwicklungsstörung:** Sprachverständnisstörungen treten fast immer in Zusammenhang auf mit Störungen in der Sprachproduktion. Diese kommen gerade im Kindergartenalter besonders deutlich zum Vorschein, auf unterschiedlichen linguistischen Ebenen. Die Kinder können neben der Sprachverständnisstörung, die ebenfalls die phonologische Differenzierung, die Semantik, die Grammatik und/oder die Text- und Diskursebene betreffen kann, auch in der produktiven Modalität Auffälligkeiten zeigen, in Form von einer phonologischen Aussprachestörung, Wortfindungsstörungen, grammatischen Störungen oder Einschränkungen in der Erzählfähigkeit.
- **Jargonsprache:** Einige Kinder mit Sprachverständnisstörungen nutzen im Alter von ca. drei und vier Jahren die sogenannte Jargonsprache. Die Kinder „reden", äußern aber nur sinnlose Silben, sodass weder die Eltern noch andere Bezugspersonen den Sinn des Gesagten entschlüsseln können. Die Kinder nutzen Laute, um in Interaktion mit ihren Mitmenschen zu treten. Sie sind aber nicht in der Lage, Sprache zu nutzen, um Inhalte zu vermitteln.
- **Echolalien:** Fast alle Kinder mit Sprachverständnisstörungen zeigen in einer bestimmten Entwicklungsphase Echolalien. Bei einer Echolalie wiederholt das Kind das, was der Gesprächspartner gesagt hat, und zwar wortwörtlich und meist auch noch mit der gleichen Prosodie. Auf die Frage: „Bist Du jetzt dran?" würde eine echolalische Antwort z. B. lauten: „Du jetzt dran?"
- **häufiges „Ja-Sagen":** Eine weitere Strategie für die Aufrechterhaltung von Interaktion ist das „Ja-Sagen" auf Fragen, die kein „Ja" als Antwort verlangen oder ein Ja-Sagen, ohne dass das Kind wirklich verstanden hat, worauf es geantwortet hat. Das Kind hat bemerkt, dass von ihm nun ein Redebeitrag verlangt wird, z. B. weil es die Frageintonation erkannt hat. Weil es aber die Frage nicht verstanden hat und dementsprechend keine passende Antwort geben kann, antwortet es pauschal mit „Ja!" oder in manchen Fällen auch mit „Nein!". Die Strategie des Ja-Sagens hat aus der Sicht des Kindes „den Vorteil", dass der Gesprächspartner meist keine Nachfragen stellt und mit der Antwort zufrieden ist.
- **kein Interesse an Geschichten:** Auch im Kindergarten- und Schulalter zeigen Kinder mit Sprachverständnisstörung nach wie vor wenig Interesse an Bilderbüchern und Geschichten, z. B. wenn diese im Stuhlkreis vorgelesen oder erzählt werden.

- **Orientierung an nonverbalen Informationen:** Bei Aufforderungen oder Aufträgen orientieren sich Kinder mit Sprachverständnisstörungen eher an nicht-sprachlichen Informationen. Sie warten z. B. ab, was die anderen Kinder machen und ahmen dies dann nach, ohne dass sie den Auftrag wirklich verstanden haben.
- **ablenkende Strategien, Füllwörter und Floskeln:** Um vom Nichtverstehen abzulenken, nutzen viele Kinder auch ablenkende Strategien wie Husten oder den Einwurf von Floskeln, wie: „Das kann ich schon." oder „Das find ich doof."
- **Erfinden von Lösungen:** Wenn Kinder mit Sprachverständnisstörungen Texte oder Anweisungen nicht verstehen, erfinden sie häufig die „Lösung".

Oft treten auch Missverständnisse auf, weil Gesagtes nicht, ungenau oder falsch verstanden wird. Für den Bereich Wort- bzw. Satzverstehen listen Reber und Schönauer-Schneider (2011) folgende Beispiele auf:

Beispiele für mögliche Missverständnisse aufgrund von eingeschränktem **Wortverstehen**:

- Unkenntnis/Nichtverstehen vieler Begriffe (geringer rezeptiver Wortschatz)
- ungenaues Verstehen vieler Wörter (z. B. verkaufen vs. kaufen)
- eingeschränktes Verstehen, keine Übertragung (z. B. Torte nur zum Essen, kein Tortendiagramm im Mathematikunterricht, Nichtverstehen von Redewendungen wie „Schwein gehabt")
- falsches Verstehen von Wörtern (Stichpunkte = Striche und Punkte)
- Schwierigkeiten mit Pronomen (Gleichsetzung von ihn/ihm/ihnen etc.) und mit Präpositionen
- Schwierigkeiten mit flektierten Wörtern (Plural, Verkleinerungen, Tempus, z. B. geht/ging/ist gegangen)

Beispiele für mögliche Missverständnisse aufgrund von eingeschränktem **Satzverstehen**:

- Sätze, in denen zusätzliche Informationen eingeschoben sind, z. B. „Leg den Stift, *den* ich dir gestern gegeben habe, in die Schachtel." oder „Wir gehen heute *ohne* Tim zum Spielplatz".
- Sätze, in denen die Reihenfolge der Wörter nicht der Handlungsreihenfolge entspricht (Temporalsätze, Passivsätze)
- lange Sätze

Schulz und Tracy (2011) weisen darauf hin, dass Kinder mit Sprachentwicklungsstörungen auch im Grundschulalter noch Probleme damit haben, endzustandsorientierte Verben wie z. B. „aufmachen" korrekt zu interpretieren.

Ein eingeschränktes Satzverstehen äußert sich auch darin, dass Verständnisstrategien beibehalten werden und nicht durch linguistisches Dekodieren ersetzt werden.

Auf **Text- und Diskursebene** können neben Problemen im Wort- und Satzverstehen folgende Einschränkungen auftreten:

- Handlungsstränge können nicht nachvollzogen werden – dies gilt für Kinder mit umschriebenen rezeptiv-expressiven Sprachentwicklungsstörungen auch dann, wenn die Handlung rein visuell dargeboten wird, z. B. anhand von Bildergeschichten (Bishop 1997)
- satzübergreifende referenzielle Bezüge werden nicht verstanden
- Pointen werden nicht erkannt
- Textaufgaben im Mathematik- oder Sachunterricht können nicht umgesetzt werden
- das sinnentnehmende Lesen, z. B. das schnelle Zugreifen auf Wortbedeutungen oder das Dekodieren von Sätzen, ist eingeschränkt

Besonders problematisch wird das eingeschränkte Sprachverstehen sowohl im Alltag als auch in der Schule dann, wenn die Kinder über nicht ausreichende Monitoring-Fähigkeiten verfügen. Den Kindern ist dann nicht bewusst, dass sie etwas nicht verstehen. Es kommt zu Missverständnissen und die Kinder können sich nicht erklären, was sie falsch gemacht haben, weil sie ja genauso gehandelt haben, wie sie es verstanden haben. Da die Kinder nicht in der Lage sind, zu erkennen, wie diese Missverständnisse zustande gekommen sind, können sie auch nicht gezielt nachfragen. Da Kinder mit Sprachverständnisstörungen in einer Welt voller unaufgeklärter Missverständnisse leben, könnte dies eventuell eine Erklärung dafür sein, dass insbesondere bei persistierenden rezeptiv-expressiven Sprachentwicklungsstörungen viele Jugendliche soziale oder psychiatrische Auffälligkeiten zeigen (Snowling et al. 2006).

Sprachverständnisstörungen im späten Kindes- und Jugendalter

Auch im späten Kindes- und Jugendalter können einige Verhaltensweisen auf Sprachverständnisstörungen hindeuten:

- **expressive Sprachentwicklungsstörungen:** Die expressiven Sprachentwicklungsstörungen zeigen sich im späten Kindes- oder Jugendalter anhand von einfachen, stereotypen Sätzen und auch anhand von Wortabrufschwächen. Bei Fortbestehen solch expressiver Symptome ist auch das Persistieren einer Sprachverständnisstörung wahrscheinlich.
- **Unaufmerksamkeit:** Das fehlende Sprachverstehen führt zu Unaufmerksamkeit bei laut- oder schriftsprachlich vermittelten Inhalten.
- **ablenkende Strategien, Füllwörter und Floskeln:** Fragen, die nicht verstanden werden oder deren Lösung nicht verstanden wurde, werden ungenau oder ausweichend beantwortet, Füllwörter oder Floskeln werden stattdessen verwendet wie „Da hab ich jetzt kein Bock drauf".
- **fehlendes Verstehen von Bildungssprache und figurativer Sprache:** Das typische Symptom einer Sprachverständnisstörung im späten Kindes- und Jugendalter ist das fehlende Verstehen von Bildungssprache und figurativer Sprache. Die Kinder und Jugendlichen nutzen wenig schriftliche Medien wie Zeitungen oder Bücher und können nur unzureichend Strategien zum Textverstehen einsetzen.

Sprachverständnisstörungen im späten Kindes- und Jugendalter werden häufig übersehen, weil die Symptome in der expressiven Modalität, also z. B. eine vorliegende Sprachentwicklungsstörung, nicht mehr sofort erkennbar sind.

Prognose

Die Prognose von Sprachverständnisstörungen bei zugrunde liegenden Primärerkrankungen wie Autismus, Hörstörungen oder Lernschwächen hängt vom Ausprägungsgrad der Grunderkrankung ab und kann nicht verallgemeinernd beschrieben werden.

Bei rezeptiv-expressiven Sprachentwicklungsstörungen ist die Prognose weniger positiv als bei isoliert expressiven Sprachentwicklungsstörungen.

Clark et al. (2007) untersuchten knapp 60 Kinder, bei denen im Einschulungsalter eine schwere rezeptiv-expressive Sprachentwicklungsstörung mit zwei Standardabweichungen unter dem Normbereich im Sprachverstehen vorlag. Sechs Jahre später verfügten nur 3 % dieser Kinder über altersgerechte sprachliche Fähigkeiten.

Law et al. (2004) untersuchen in einer Meta-Analyse 25 Studien zur Effektivität von Sprachtherapie bei umschriebenen Sprachentwicklungsstörungen. Gute Effekte zeigten sich in der Therapie von phonologischen Störungen und der Therapie von expressiven Wortschatzstörungen. Gemischte Effekte wurden für die Therapie von expressiven Störungen der Grammatik gefunden. Nur wenig Evidenz lag für die Wirksamkeit von Sprachtherapie bei rezeptiv-expressiven Sprachentwicklungsstörungen vor. In der Meta-Analyse wurden sowohl direkte Therapien als auch Elterntrainingsprogramme miteinander verglichen, wobei sich keine Unterschiede in der Effektivität fanden. Generell galt aber, dass Therapien, die länger als acht Wochen dauerten, eine höhere Wirksamkeit aufwiesen als Therapien, die kürzer als acht Wochen dauerten (➤ Kap. 3.4).

Es lässt sich festhalten, dass die Therapie von rezeptiv-expressiven Sprachentwicklungsstörungen auf jeden Fall langfristig angelegt sein muss.

1.4.3 Beobachtungs-Checkliste: Welche Verhaltensweisen können im Alltag auf eine Sprachverständnisstörung hindeuten?

In der folgenden Beobachtungs-Checkliste sind die typischen Verhaltensweisen, die auf eine Sprachverständnisstörung hindeuten können, prägnant zusammengefasst (vgl. für eine ausführlichere Erläuterung ➤ Kap. 1.4.2). Je mehr Fragen mit „Ja" beantwortet werden, desto wahrscheinlicher ist eine Sprachverständnisstörung.

MERKE

Beobachtungs-Checkliste Sprachverständnisstörung

- Zeigt das Kind wenig Reaktion auf Ansprache, wenig Blickkontakt oder wenig gemeinsame Aufmerksamkeit/joint attention?
- Zeigt das Kind wenig Symbolspiel/Als-Ob-Spiel?
- Gehört oder gehörte das Kind zu der Gruppe der Late Talker, d. h. zeigt oder zeigte es einen langsamen Wortschatzaufbau im Alter von zwei Jahren?
- Hat oder hatte das Kind/der Jugendliche eine (expressive) Sprachentwicklungsstörung?
- Verwendet oder verwendete das Kind die sogenannte Jargonsprache, d. h. eine längere Aneinanderreihung von sinnlosen Silben, die sich wie eine Fremdsprache anhören?
- Verwendet oder verwendete das Kind Echolalien, d. h. prosodisch, syntaktisch oder kommunikativ auffällige Imitationen?
- Verwendet das Kind/der Jugendliche häufig die „Ja-Sage-Strategie" (Ja-Sagen ohne ein Verstehen), ablenkende Strategien (z. B. Husten), Füllwörter (z. B. „das Dingsda") oder Floskeln (z. B. „Das ist doch babyleicht/easy."), um vom fehlenden Verstehen abzulenken?
- Versteht das Kind Aufforderungen ungenau oder falsch? Kommt es häufig zu Missverständnissen?
- Orientiert sich das Kind häufig an dem, was andere machen oder an Mimik und Gestik?
- Hat das Kind wenig oder kein Interesse an Bilderbüchern oder an vorgelesenen Geschichten?
- Hat das Kind/der Jugendliche Schwierigkeiten beim sinnentnehmenden Lesen?

1.4.4 Begleit- und Folgestörungen

Auditive Verarbeitungs- und Wahrnehmungsstörungen (AVWS)

Die Zusammenhänge zwischen spezifischen Sprachentwicklungsstörungen und auditiven Verarbeitungs- und Wahrnehmungsstörungen (AVWS) sind Gegenstand zahlreicher kontroverser Diskussionen. Die Untersuchungen von Tallal und Piercy (1973a; 1973b; 1974) und zahlreiche nachfolgende Untersuchungen bestätigen, dass umschrieben sprachentwicklungsgestörte Kinder bei der Diskrimination und zeitlichen Sequenzierung auditiver Stimuli Defizite zeigen, wenn diese mit kurzem Abstand oder mit kurzer Dauer angeboten werden. Es ist unklar, ob Kinder mit umschriebener Sprachentwicklungsstörung eine generell verlangsamte Informationsverarbeitung oder eine auf sprachliche Reize beschränkte Wahrnehmungs- und Verarbeitungsstörung aufweisen (Tallal und Piercy 1973b; Schöler und Spohn 1998). Ebenso wie neurobiologische und gedächtnispsychologische Hypothesen weisen auch Erklärungsansätze, welche die Ursache der umschriebenen Sprachentwicklungsstörung in einer AVWS sehen, das Problem auf, dass bei Untersuchungen an älteren Kindern keine kausalen Schlüsse gezogen werden können.

Nach dem Konsensus-Statement der Deutschen Gesellschaft für Phoniatrie und Pädaudiologie (Nickisch et al. 2006) wird eine AVWS wie folgt definiert:

DEFINITION

AVWS

„Eine AVWS liegt vor, wenn bei normalem Tonaudiogramm zentrale Prozesse des Hörens gestört sind. Zentrale Prozesse des Hörens ermöglichen u. a. die vorbewusste und bewusste Analyse, Differenzierung und Identifikation von Zeit-, Frequenz- und Intensitätsveränderungen akustischer oder auditivsprachlicher Signale sowie Prozesse der binauralen Interaktion (z. B. zur Geräuschlokalisation, Lateralisation, Störgeräuschbefreiung, Summation) und der dichotischen Verarbeitung" (Nickisch et al. 2006).

Die Schwierigkeiten von Kindern mit AVWS führen zu folgenden **Symptomen** (vgl. Eisenbraun und Hintermair 2011):

- erschwerte Erkennung, Differenzierung, Identifikation, Lokalisation und zeitliche Sequenzierung akustischer Signale
- geringere Merkspanne für auditive Informationen
- erschwerte Fokussierung auf relevante Informationen und fehlende Ausblendung von irrelevanten Informationen insbesondere bei Störschall
- verzögerte Reaktion auf Ansprache
- Geräuschempfindlichkeit

Als **Sekundärsymptome** können sich folgende Verhaltensweisen bei Kindern mit AVWS zeigen (vgl. Eisenbraun und Hintermair 2011):

- Konzentrationsschwierigkeiten
- Verhaltensauffälligkeiten
- Verringerung der schulischen Leistungen und des Bildungsniveaus

- rezeptiv-expressive und isoliert expressive Sprachentwicklungsstörungen
- Lese-Rechtschreib-Schwächen oder -Störungen
- Schwierigkeiten in der emotionalen und Persönlichkeitsentwicklung
- Schwierigkeiten in der sprachlich-kognitiven Entwicklung

Kinder mit Sprachverständnisstörungen müssen nicht zwangsläufig auch eine AVWS haben. Eine Sprachverständnisstörung kann also, muss aber nicht Folge einer AVWS sein und nicht alle Kinder mit AVWS haben eine rezeptiv-expressive Sprachentwicklungsstörung. Die Komorbidität und auch das unabhängige Auftreten von AVWS und rezeptiv-expressiven Sprachentwicklungsstörungen ist noch nicht gut erforscht. Eine Diagnostik der AVWS sollte immer auch eine Diagnostik des Sprachverstehens sowie der anderen potenziellen Sekundärsymptome beinhalten, um das Auftreten von Begleit- oder Folgestörungen früh zu erkennen.

Aufmerksamkeits-Defizit-Hyperaktivitäts-Störung (ADHS)

Eine primäre Aufmerksamkeitsstörung bzw. eine Aufmerksamkeits- und Hyperaktivitätsstörung (ADHS) führen nach Amorosa und Noterdaeme (2003) dann zu Sprachverständnisschwierigkeiten, wenn es dem Kind nicht gelingt, bei längeren sprachlichen Äußerungen die Aufmerksamkeit aufrechtzuerhalten.

DEFINITION

ADHS

Nach der ICD-10 (DIMDI 2011) können z. B. folgende typische Symptome einer ADHS zu Hause und im Kindergarten bzw. in der Schule auftreten:

- geringe Ausdauer beim Spiel, bei spontanen Aktivitäten oder der Bewältigung von Aufgaben
- hohe Ablenkbarkeit
- überhäufiger Wechsel zwischen Aktivitäten
- motorische Unruhe, Zappeligkeit

Manchmal wird unterschieden zwischen einer einfachen Aufmerksamkeits-Defizit-Störung (ADS) und einer kombinierten Aufmerksamkeits- und Hyperaktivitätsstörung (ADHS). Nach Jacobs und Petermann (2010) sind 6–13 % aller Kinder von einer ADHS oder ADS betroffen.

Amorosa und Noterdaeme (2003) betonen, dass sprachentwicklungsgestörte Kinder häufig Aufmerksamkeitsprobleme zeigen, die sie im Alltag stark belasten und die Gesamtentwicklung und die schulische Entwicklung beeinträchtigen. Ob die rasch nachlassende Aufmerksamkeit aufgrund einer Sprachverständnisstörung oder einer primären Aufmerksamkeitsstörung auftritt, könne nur nach einer gezielten Beobachtung und Diagnose ermittelt werden. Weit verbreitet ist die Child Behavior Checklist von Achenbach (1991). Für die Diagnose muss immer eine psychologische oder psychiatrische Diagnostik anhand von ausgewählten Testverfahren erfolgen.

Lese-Rechtschreib-Störung (LRS)

Sprachentwicklungsstörungen sind ein Risikofaktor für Lese-Rechtschreib-Störungen (LRS), insbesondere wenn sie bis ins Schulalter persistieren.

DEFINITION

LRS

Eine Lese-Rechtschreib-Störung liegt nach der ICD-10-Definition (DIMDI 2011) vor, wenn die andauernden Probleme im Schriftspracherwerb nicht auf Intelligenzminderung, unzureichende Lernbedingungen, soziale Defizite, unkorrigierte Seh- oder Hörstörungen oder ausgeprägte neurologische Störungen zurückzuführen sind. Außerdem müssen die Leistungen des Kindes im Schriftspracherwerb deutlich unter der Alters- bzw. Klassennorm und deutlich unter der Intelligenzleistung des Kindes liegen. Dieses doppelte Diskrepanzkriterium wird häufig kritisiert, da es bislang keine Hinweise dafür gibt, dass eine LRS mit und ohne Intelligenzminderung eine unterschiedliche Prognose hat oder prinzipiell anderer Fördermaßnahmen bedarf (Tröster 2009). Kinder, die dieses doppelte Diskrepanzkriterium nicht erfüllen, werden auch als lese-rechtschreib-schwach bezeichnet und zeigen die gleichen Symptome wie bei einer LRS. **Kennzeichen einer LRS** sind nach von Suchodoletz (2005):

- Probleme beim Erlernen der Phonem-Graphem-Korrespondenz
- Probleme bei der Analyse und Synthese eines Wortes, Buchstaben werden elidiert, substituiert oder vertauscht
- Das Lesen erfolgt stockend.
- Das Lesesinnverstehen ist beeinträchtigt.

Die genauen Beziehungen zwischen Sprachverständnisstörungen beziehungsweise rezeptiv-expressiven Sprachentwicklungsstörungen und LRS sind unklar. Allerdings ist unmittelbar einsichtig, dass ein eingeschränktes Wort-, Satz-, Text- oder Diskursverstehen auch die Sinnentnahme während des Leseprozesses beeinträchtigen kann.

Rechenschwächen

Nolte (2000) weist darauf hin, dass gerade auch im Mathematikunterricht das Wortverstehen von besonderer Bedeutung ist. Mathematik wird auch als erste Fremdsprache für Kinder bezeichnet, da diese im Mathematikunterricht in der Grundschule bis zu 500 neue Begriffe erwerben (Lorenz 2010). Diese Begriffe müssen auch noch mit den dahinterstehenden rechnerischen Operationen, also mit neu zu erwerbenden Konzepten (z. B. Addition, Subtraktion, Multiplikation, Division) verknüpft werden (Nolte 2000). Schwierigkeiten in der Unterscheidung von Wortformen erschweren das Erlernen von Konzepten.

BEISPIEL

Beispiele für die Verwechslungen von Wortformen im Mathematikunterricht

Was ist gemeint?
2 oder 3? 15 oder 50? 17 oder 70? 105 oder 115 oder 150?
Zwei oder drei? Fünfzehn oder fünfzig? Siebzehn oder siebzig? Hundertfünf, hundertfünfzehn oder hundertfünfzig? (aus Nolte 2000)

Nach Nolte (2000) sollte bei Schwierigkeiten im Rechnen immer auch das Sprachverstehen für mathematische Begriffe und Operationen mit berücksichtigt werden.

Lernstörungen und psychosoziale Folgestörungen

In ihrer Längsschnittstudie zu umschriebenen Sprachentwicklungsstörungen beobachten Schöler und Spohn (1998), dass der Intelligenzquotient bei den Betroffenen im Laufe der Zeit abnimmt. Dannenbauer (2001) erklärt dies damit, dass der Schulunterricht, aber auch außerschulische Lern- und Bildungsprozesse meist sprachlich vermittelt werden. Die Dekodierung und Enkodierung von Sprache ist unabdingbar für die kognitive Entwicklung, den Wissensaufbau, den schulischen Erfolg und einen adäquaten Bildungsabschluss. Nach der ICF (DIMDI 2005) besteht hier für Kinder mit Sprachverständnisstörungen eine erhebliche Einschränkung in den Bereichen Aktivitäten und Partizipation. Nur die Hälfte der umschrieben sprachentwicklungsgestörten Kinder erreicht einen regulären Schulabschluss (von Suchodoletz 2004). Insbesondere die Schwierigkeiten im Sprachverstehen können sich zu einer Lernbehinderung ausweiten (Hartmann 2004). Der Anteil von ursprünglich umschrieben sprachentwicklungsgestörten Kindern in den Anfangsklassen der Förderschulen mit dem Schwerpunkt Lernen wird auf 20–30 % geschätzt (Peterander 2004; von Suchodoletz 2004). Hier rücken also Folgeschwierigkeiten wie z. B. Lernschwierigkeiten in den Vordergrund, während die zugrunde liegende rezeptiv-expressive Sprachentwicklungsstörung gerade auch ab dem Schulalter oft nicht mehr beachtet wird oder unerkannt bleibt.

Auch im Erwachsenenalter sind Menschen mit Sprachverständnisstörung oft benachteiligt. Sie haben häufiger als sprachunauffällige Menschen Schwierigkeiten in der sozialen Entwicklung, z. B. leben viele auch im Erwachsenenalter noch bei ihren Eltern, haben wenig Freunde und sind von Arbeitslosigkeit betroffen (Howlin et al. 2000; Clegg et al. 2005).

Neben beeinträchtigten Möglichkeiten zur Partizipation an der heutigen Bildungs- und Wissensgesellschaft zeigen sich bei 30–50 % der Kinder mit umschriebener Sprachentwicklungsstörung ebenfalls vermehrt psychosoziale Probleme, die mehrheitlich als Folgeschwierigkeiten interpretiert werden, auch wenn nicht eindeutig geklärt ist, welche Anteile an Entwicklungs- und Verhaltensauffälligkeiten eventuell auch parallel, also im Sinne einer Komorbidität auftreten (Willinger et al. 2003; Hartmann 2004). Toppelberg und Shapiro (2001) ziehen aus ihrem Überblick zu den Zusammenhängen zwischen Sprachstörungen und psychiatrischen Störungen das Fazit, dass insbesondere Kinder mit Sprachverständnisstörungen häufiger von emotionalen

Problemen belastet sind als sprachunauffällige Kinder oder auch Kinder mit isoliert expressiven Sprachentwicklungsstörungen. Insbesondere bei persistierenden rezeptiv-expressiven Sprachentwicklungsstörungen zeigen Jugendliche soziale oder psychiatrische Auffälligkeiten (Snowling et al. 2006). Häufig genannt werden in diesem Zusammenhang Unaufmerksamkeit, Ablenkbarkeit, Aufmerksamkeitsstörungen, Hyperaktivität, Aggressivität und emotionale Störungen (vgl. Beitchman et al. 1986). Bei einigen Menschen mit rezeptiv-expressiven Sprachentwicklungsstörungen entwickelt sich im Erwachsenenalter eine Schizophrenie (Howlin et al. 2000; Clegg et al. 2005).

KAPITEL

2

Claudia Hachul

Diagnostik

2.1 Diagnostische Grundlagen

Eine Diagnostik des Sprachverstehens verläuft völlig anders als eine Diagnostik der Sprachproduktion, da das Verstehen nicht direkt beobachtbar ist. Dies hat zur Folge, dass sprachrezeptive Fähigkeiten auf keinen Fall in einer freien Spielsituation oder spontan beobachtet werden können. Dienen solche spontanen oder alltäglichen Situationen als Grundlage für diagnostische Aussagen in Bezug auf das kindliche Sprachverstehen, so sind diese oft verzerrt und von der Beobachtung des Situationsverstehens geprägt (➤ Kap. 1.1 zur Unterscheidung Sprachverstehen und Situationsverstehen). Häufig äußern z. B. Eltern den vielzitierten Satz: „Mein Kind versteht alles, nur sprechen kann er/sie noch nicht so gut." Hier beziehen sich Eltern auf ihre Alltagsbeobachtungen, die viel über das Situationsverstehen, nicht aber über die sprachlichen Verstehensfähigkeiten des Kindes aussagen.

MERKE

Diagnostik des Sprachverstehens

Eine Diagnostik des Sprachverstehens erfordert ein geplantes, hochstrukturiertes Vorgehen mit sorgfältiger Auswertung.

2.1.1 Differenzialdiagnostik und Förderdiagnostik

Der Begriff „Diagnose" stammt aus dem Griechischen mit der Bedeutung „Unterscheidung" oder „Erkenntnis". Grundsätzlich muss zwischen verschiedenen diagnostischen Vorgehensweisen und Zielen unterschieden werden.

Differenzialdiagnostik

Die Differenzialdiagnostik dient der möglichst eindeutigen Zuordnung von Symptomen zu bestimmten Syndromen oder Krankheitsbildern in Verbindung mit Aussagen zu Verursachungshypothesen, Prognose und Behandlungsindikationen. Es geht in der Differenzialdiagnostik also um die Kategorisierung und Einordnung von Krankheiten.

ICD-10 und ICF

Als Vorlage für die medizinisch orientierte Differenzialdiagnostik dienen in der deutschen Sprachtherapie der Heilmittelkatalog und die Internationale Klassifikation der Krankheiten (International Classification of Disorders – ICD-10), in der aktuellen 10. Überarbeitung abrufbar unter www.dimdi.de. Diese medizinisch orientierte und auf die Defizite eingeengte Sichtweise wurde in der Sprachheilpädagogik schon seit den 1970er Jahren kritisiert, sodass die Lebensbedeutsamkeit der Sprachstörung und die Erstellung von Förderdiagnosen in den Vordergrund rückte (Grohnfeldt 2009). Fächerübergreifend wird die ICD-10 nun seit einigen Jahren ergänzt durch die Internationale Klassifikation der Funktionsfähigkeit, Behinderung und Gesundheit (International Classification of Functioning, Disability and Health – ICF), ebenfalls abrufbar unter www.dimdi.de. Die ICF trägt dazu bei, nicht nur die Störung an sich, sondern auch die Auswirkungen der Störung auf die Lebensqualität des Betroffenen sowie die Möglichkeiten zur Teilhabe am gesellschaftlichen Leben zu thematisieren. Dabei berücksichtigt die ICF folgende Komponenten:

- **Funktionsfähigkeit und Behinderung**
  - Körper: Körperfunktionen und Körperstrukturen
  - Aktivitäten und Teilhabe (Partizipation): z. B. Lernen und Wissensanwendung, Kommunikation, Interaktion und Beziehungen
- **Kontextfaktoren**
  - Umweltfaktoren: z. B. Produkte und Technologien, Einstellungen, Unterstützung und Beziehungen
  - personenbezogene Faktoren: z. B. Alter, Erziehung, Bewältigungsstile, sozialer Hintergrund, Bildung

Für Kinder und Jugendliche mit Sprachverständnisschwierigkeiten ist die Teilhabe am gesellschaftlichen Leben in vielen Bereichen gefährdet: Bereits in der alltäglichen Kommunikation kann es zu Missverständnissen kommen. Ein ständiges Erleben von Missverständnissen kann zum Entstehen von sozialen Problemen und Auffälligkeiten führen. Wie bereits in ➤ Kap. 1.4.4 beschrieben, sind insbesondere Rückzugtendenzen bis hin zur sozialen Isolation, oder aber oppositionelles Verhalten bis hin zur Aggressivität bei Kindern und Jugendlichen mit Sprachverständnisstörungen vermehrt zu beobachten. Besonders schwerwiegend sind die Auswirkungen einer Sprachverständnisstörung auch im Bereich der schriftsprachlichen Kommunikation, des Lernens und der Wissensanwendung sowie der Teilhabe am Arbeitsleben (➤ Kap. 1.4.4).

Testdiagnostik

Häufig wird zur Beobachtung und Einordnung der sprachlichen Symptome die Testdiagnostik zur Hilfe genommen. In der Testdiagnostik kommen standardisierte und normierte Tests zum Einsatz.

Interpretation eines standardisierten und normierten Tests

Nach der klassischen Testtheorie wird ein standardisierter und normierter Test wie folgt entwickelt: Ein Set an Items, in vielen Fällen nochmals aufgeteilt in mehrere Untertests, wird anhand inhaltlicher Überlegungen entwickelt und anhand einer Normstichprobe, meistens bestehend aus mehreren hundert Personen, normiert. Mit den Personen der Normstichprobe wird der Test durchgeführt und es werden die richtig gelösten Aufgaben addiert. Anhand dieser addierten Summenscores wird die Verteilung der Testwerte errechnet. Erwartet wird, dass sich die Werte normalverteilt anordnen, d. h. mittlere Werte gibt es besonders häufig und besonders gute und besonders schlechte Werte treten eher seltener auf. Anhand dieser Verteilungen lassen sich dann die sogenannten Standardabweichungen errechnen. Eine Abweichung von plus/minus einer Standardabweichung vom Mittelwert gilt als normal, d. h. erzielte Testwerte liegen im Durchschnitt. Je nach Definitionskriterium beginnt eine Auffälligkeit oder Störung bei einem Wert, der mehr als eine, eineinhalb oder zwei Standardabweichungen vom Mittelwert abweicht. Die gebräuchlichsten Einteilungen sind Prozentränge und T-Werte (➤ Tab. 2.1).

BEISPIEL

Interpretation standardisierter und normierter Tests

Am anschaulichsten lässt sich die Interpretation eines standardisierten und normierten Tests anhand der Prozentwerte erkennen. Auf einer Skala von 1 bis 100 ist 50 das arithmetische Mittel. Prozentwerte von 15,8 % bis 84,2 % liegen im Durchschnitt, d. h. sie weichen nicht mehr als eine Standardabweichung vom arithmetischen Mittel ab. Übersetzt auf die Fähigkeiten, für die diese Prozentränge stehen, bedeutet ein Prozentrang von 15,8 %, dass 15,8 % der Testteilnehmer der Normierungsstichprobe (in der entsprechenden Altersgruppe) einen schlechteren Wert erzielt haben und 84,2 % einen besseren Wert. Bei einem Prozentrang von 2 % haben 2 % der Testteilnehmer der Normierungsstichprobe einen schlechteren Wert erzielt und 98 % einen besseren. Ein Prozentrang von 2 % ist also weit unterdurchschnittlich, er weicht um zwei Standardabweichungen ab.
Neben den Prozentwerten werden häufig auch die T-Werte angegeben. Der Prozentrang von 15,8 % entspricht einem T-Wert von 40. Ein Prozentrang von 84,2 % entspricht einem T-Wert von 60. T-Werte von 40 bis 60 stehen somit für ein Testergebnis im durchschnittlichen Bereich. Ein T-Wert von unter 40 steht für ein unterdurchschnittliches Ergebnis.

Gütekriterien

Voraussetzung für einen qualitativ hochwertigen Test ist die Erfüllung von Gütekriterien. Die wichtigsten Gütekriterien sind Objektivität, Reliabilität und Validität.

- **Objektivität:** Ein Test ist objektiv, wenn verschiedene Diagnostiker bei Einsatz des Tests zu den

Tab. 2.1 Interpretation standardisierter und normierter Testergebnisse

Prozentränge	T-Werte	Bewertung
0,1 %–2,1 %	20–29	weit unterdurchschnittlich
2,2 %–15,7 %	30–39	unterdurchschnittlich
15,8 %–84,2 %	40–60	durchschnittlich
84,3 %–97,7 %	61–70	überdurchschnittlich
97,8 %–99,9 %	71–80	weit überdurchschnittlich

2

gleichen Ergebnissen kommen. Die Durchführung, Auswertung und Interpretation des Tests muss also nach eindeutigen und gut verständlichen Regeln erfolgen. Diesem Anspruch kann man nur gerecht werden, wenn es für die Testverfahren klare Regeln hinsichtlich der Durchführung, Auswertung und Interpretation gibt. Deswegen unterscheidet man auch zwischen **Durchführungs-, Auswertungs- und Interpretationsobjektivität.** Aus diesem Grunde ist es wichtig, dass bei der Durchführung eines standardisierten und normierten Tests die Interaktion zwischen Diagnostiker und Kind oder Jugendlichem so weit wie möglich auf die vorgegebenen Instruktionen beschränkt wird. Alles andere führt zu Verfälschungen des Testergebnisses, die für das Kind oder den Jugendlichen nicht unbedingt günstig sein müssen (ein positiv verzerrtes Testergebnis könnte z. B. dazu führen, das notwendige Therapie- oder Fördermaßnahmen nicht durchgeführt werden). In manchen Fällen ist es sicherlich notwendig, die vorgegebenen Instruktionen zunächst nach Vorgabe zu geben, bei Nichtbeantwortung aber zu ergänzen, z. B. um Testabbrüche aufgrund von zunehmender Frustration zu vermeiden. Solche Items dürfen dann aber auf gar keinen Fall als gelöst oder richtig gewertet werden.

- **Reliabilität:** Die Reliabilität beschreibt die Genauigkeit, mit der ein Test etwas misst. Die Reliabilität wird in der Regel als Reliabilitätskoeffizient angegeben. Ein Reliabilitätskoeffizient von 0 bedeutet keine Reliabilität, eine Reliabilität von 1 bedeutet die höchstmögliche Genauigkeit. Ein guter Test sollte einen Reliabilitätskoeffizienten von mindestens 0,7 aufweisen (Moosbrugger und Kelava 2011). Die Genauigkeit oder Reliabilität wird in der klassischen Testtheorie anhand von **Retest-Reliabilität, Paralleltest-Reliabilität, Testhalbierungs-Reliabilität oder der Inneren Konsistenz** bestimmt (Moosbrugger und Kelava 2011):
  - **Retest-Reliabilität:** Zur Ermittlung der Retest-Reliabilität wird der Test nach einiger Zeit wiederholt. Die Korrelation zwischen den Testergebnissen ist dann der Reliabilitätskoeffizient. Kritisch zu betrachten sind bei der Retest-Reliabilität möglicherweise auftretende Wiederholungseffekte aufgrund von Übung oder Erinnerung oder auch – bei einem größeren zeitlichen Abstand zwischen den Tests – sich verändernde Leistungen der getesteten Personen.
  - **Paralleltest-Reliabilität:** Für die Paralleltest-Reliabilität werden zwei möglichst vergleichbare Testversionen erstellt. Auch hier dient die Korrelation der beiden Testergebnisse zur Ermittlung des Reliabilitätskoeffizienten.
  - **Testhalbierungs-Reliabilität:** Für die Errechnung der Testhalbierungs-Reliabilität, auch Split-Half-Reliabilität genannt, werden zwei möglichst gleiche Hälften des Tests erstellt und die Korrelation zwischen den beiden Hälften errechnet.
  - **Interne Konsistenz:** Für die Berechnung der internen Konsistenz wird jedes Item als eigenständig betrachtet. Je stärker die einzelnen Items miteinander korrelieren, desto höher ist die interne Konsistenz, die mit dem Cronbach-α-Koeffizient angegeben wird.
- **Validität:** Die Validität eines Tests ist dann besonders hoch, wenn er das misst, was er messen soll. Technisch ausgedrückt ist die Validität die Korrelation des Messergebnisses mit einem Außenkriterium. Wenn ein Test valide ist, so ist es zulässig, die Testergebnisse in Bezug auf andere, ähnliche Situationen zu übertragen, d. h. die Testergebnisse zu generalisieren. Unterschieden wird zwischen **Inhalts-, Augenschein-, Konstrukt- und Kriteriumsvalidität.**
  - **Inhaltsvalidität:** Zur Bewertung der Inhaltsvalidität wird ein Expertenurteil herangezogen. Das Expertenurteil soll Auskunft darüber geben, ob die ausgewählten Items eines Tests das zu messende Merkmal angemessen erfassen.
  - **Augenscheinvalidität:** Bei der Bewertung der Augenscheinvalidität wird das Urteil von Laien herangezogen werden. Es soll eine Aussage darüber getroffen werden, inwieweit die Testaufgaben die zu testende Fähigkeit widerspiegeln.
  - **Konstruktvalidität:** Zur Überprüfung der Konstruktvalidität kann der Test mit solchen Tests verglichen werden, die das Gleiche messen sollen (konvergente Validität) oder mit solchen Tests, die ein anderes Merkmal erfassen sollen (divergente oder diskriminante Validität). Es werden auch Faktorenanalysen und Hauptkomponentenanalysen durchgeführt,

um die Homogenität und Eindimensionalität der Skalen zu überprüfen.
- **Kriteriumsvalidität:** Bei der Bestimmung der Kriteriumsvalidität steht die praktische Relevanz des Tests im Vordergrund. Bei einer hohen Vorhersagevalidität, auch prognostische Validität genannt, korrelieren die Ergebnisse mit später messbaren Merkmalen, z. B. dem Sprachentwicklungsstand nach einigen Jahren. Ebenso kann die Übereinstimmungsvalidität, auch konkurrente Validität genannt, zum gleichen Zeitpunkt bestimmt werden.

Weitere Gütekriterien sind die Normierung und die Ökonomie eines Tests.

- Für die **Normierung** eines Tests ist die Größe und Repräsentativität der Normierungsstichprobe sowie die Aktualität ausschlaggebend. Nur eine ausreichend große Normierungsstichprobe, nach Möglichkeit von mehreren hundert Personen, sowie für das Anwendungsgebiet repräsentative Stichprobe, z. B. in Bezug auf Mehrsprachigkeit, erlaubt eine adäquate Einordung des Testergebnisses. Laut Moosbrugger und Kelava (2011) sollte eine Normierungsstichprobe nicht älter als acht Jahre sein.
- Die **Ökonomie** eines Tests bemisst sich an dem zeitlichen und finanziellen Aufwand, den ein Test verursacht. Der zeitliche Aufwand setzt sich z. B. aus der Zeit zur Einarbeitung, Durchführung und Auswertung des Tests zusammen.

Die Nachteile der normierten und standardisierten Tests, die nach der klassischen Testtheorie konzipiert wurden, liegen insbesondere in der defizitorientierten und nicht individuell anpassbaren Testdurchführung, der Abhängigkeit der Reliabilität von der Testlänge, der stichprobenabhängigen Interpretation der Ergebnisse sowie der meist geringen inhaltlichen Aussagekraft, z. B. in Bezug auf die konkrete Therapieplanung.

In der Bildungsforschung und der Psychologie werden zunehmend Tests, insbesondere Leistungstests, verwendet, die nicht der beschriebenen klassischen Testtheorie folgen, sondern nach der **Item-Response-Theorie** (vgl. Moosbruger und Kelava 2011) aufgebaut sind. Die Item-Response-Theorie bietet z. B. folgende Vorteile:

- Item- und Personenparameter werden auf einer gemeinsamen Skala abgebildet und sind stichprobenunabhängig.
- Die Reliabilität hängt nicht von der Testlänge ab.
- Verschiedene Skalen können metrisch verbunden werden durch sogenanntes „Linking“ bzw. „Anker-Items“.

Die Item-Response-Theorie liegt bis dato noch keinem Sprachentwicklungstest zugrunde.

Die standardisierte Testdiagnostik soll eine möglichst objektive Vergleichbarkeit der Ergebnisse verschiedener Untersuchungen gewährleisten. Die medizinisch orientierte Differenzialdiagnostik und die Testdiagnostik führen in Bezug auf Sprachentwicklungsstörungen jedoch zu der so häufig kritisierten defizitorientierten Sichtweise, da der Betrachtungsschwerpunkt auf den Defiziten und nicht auf den Fähigkeiten des Kindes liegt. Außerdem lassen, wie bereits erwähnt, viele standardisierte und normierte Tests keine Ableitung von Therapiezielen zu, da sie inhaltlich eher allgemein und nicht differenziert einzelne Entwicklungsbereiche überprüfen. Eine Ergänzung der Differenzialdiagnostik durch förderdiagnostische Verfahren und durch eine dynamische Diagnostik ist somit für die Durchführung von Sprachtherapie und Sprachförderung unabdingbar.

Förderdiagnostik

In der Sonder- und Heilpädagogik, Sprachtherapie, Logopädie, Patholinguistik und Bildungsforschung wird die Bedeutung von Förder- und Verlaufsdiagnosen hervorgehoben (Grohnfeldt 2009; Dörfler et al. 2010; Kauschke und Siegmüller 2010). Nach diesem Ansatz besteht die Möglichkeit, nicht nur Defizite, sondern auch Fähigkeiten und Entwicklungsmöglichkeiten der Patienten bzw. Testpersonen zu eruieren. In der Förderdiagnostik spielt der von Wygotski (z. B. 1987, 80ff.) geprägte Begriff der „Zone der nächsten Entwicklung“ eine entscheidende Rolle.

DEFINITION

Zone der nächsten Entwicklung

Das Gebiet der noch nicht ausgereiften, jedoch heranreifenden kindlichen Fähigkeiten ist die Zone der „nächsten Entwicklung" (Wygotski 1987). Ziel der Förderdiagnostik und der dynamischen Diagnostik ist, nicht nur die Zone der „aktuellen" Entwicklung, sondern auch die Zone der „nächsten Entwicklung" zu bestimmen.

Eine Förderdiagnostik ist also so konzipiert, dass anhand eines zugrunde liegenden Entwicklungsmodells die aktuellen Fähigkeiten und die als Nächstes zu erwartenden Lern- und Entwicklungsschritte bestimmt werden. Eine Förderdiagnostik ist nur mit genauen Kenntnissen differenzierter Entwicklungsbereiche und Entwicklungsmodelle durchführbar und immer abhängig von der zugrunde gelegten Theorie sowie dem therapeutisch-pädagogischen Wissen der Diagnostikerin. Anamnestisch und beobachtend ist als Ergebnis einer Förderdiagnostik auch wichtig, welche Vorlieben und Interessen das Kind oder der Jugendliche hat. Eine Förderdiagnostik kann und muss also immer sehr individualisiert durchgeführt werden und sollte, insbesondere im pädagogischen Kontext, zusätzlich zu sprachspezifischen Aussagen auch auf die Lebensbedeutsamkeit ausgerichtet sein. Braun (2009) beschreibt die Förderdiagnostik als subjekt-, dialog- und handlungsorientiert und mit der Zielsetzung, notwendige Schritte zur Förderung der Kommunikation im Alltag, der sozialen Integration und der Persönlichkeitsentwicklung zu bestimmen.

Lernschrittdiagnostik

Kauschke und Siegmüller (2010) beschreiben eine Lernschrittdiagnostik, die als sprachentwicklungsspezifische Ausdifferenzierung eines förderdiagnostischen Vorgehens angesehen werden kann. Nach dem Lernschrittmodell können für jedes sprachliche Erwerbsziel (z. B. Verbzweitstellung) bestimmte Erwerbssequenzen ermittelt werden, die relativ unabhängig von anderen Erwerbssequenzen in Bezug auf andere sprachliche Erwerbsziele ablaufen. Das Ziel der Lernschrittdiagnostik besteht darin, ein umfassendes Profil der sprachlichen Leistungen zu erstellen, indem auf einzelnen sprachlichen Ebenen die sprachlichen Fähigkeiten des Kindes und mögliche Stagnationspunkte ermittelt werden. In der Lernschrittdiagnostik geht es also nicht um den Vergleich zur Altersgruppe, sondern um die Frage, ob bestimmte entwicklungsrelevante Kriterien erreicht worden sind. Die diagnostizierten Stagnationspunkte sollen dann – unabhängig vom Alter – als Grundlage der Therapie dienen.

Dynamische Diagnostik

Der Begriff der „dynamischen Diagnostik" (engl.: dynamic assessment) ist relativ neu (z. B. Dörfler et al. 2010). Gemeint ist die Bestimmung von Hilfen und Feedback, die ein Kind oder einen Jugendlichen befähigen, die Zone der nächsten Entwicklung oder allgemein Leistungsverbesserungen zu erreichen. Während es in der Förderdiagnostik allgemein immer um das „Was?", also das Ziel geht, spezifiziert die dynamische Diagnostik das „Wie?", also die Materialien und Methoden, die das Kind zur Erreichung des Ziels befähigen. Diese Methoden sind dann auch die vorzugsweise zu nutzenden Therapiemethoden. In der dynamischen Diagnostik steht also die Interaktion zwischen Diagnostikerin/Therapeutin im Vordergrund und die Lernstratetgien und -potenziale des Kindes werden deutlich.

Hasson und Joffe (2007) beschreiben in Anlehnung an Campione (1989) drei Dimensionen der dynamischen Diagnostik:

- **Fokus:** Die Methode, mit denen das Entwicklungspotenzial erfasst werden kann. Hier werden nach Hasson und Joffe (2007) und in Anlehnung an Sternberg und Grigorenko (2001) zwei Formate unterschieden: Das „Sandwich-Format" und das „Kuchen-Format". Im **Sandwich-Format** wird zunächst ein Pre-Test durchgeführt, dann erfolgt die Lernphase und anschließend ein Post-Test zur Kontrolle des Lernziels. Die Tests können hier auch standardisiert sein, falls sie das Therapieziel differenziert genug abbilden. Im **Kuchen-Format** werden schon während der ersten Diagnostik Hilfestellungen angeboten.
- **Interaktion:** Die Ausgestaltung der Interaktion zwischen Kind/Jugendlichem und Diagnostikerin. Bei der Interaktion in der dynamischen Diagnostik ist die Hierarchisierung der Hilfestellungen von großer Wichtigkeit. Idealtypisch wird das Item bzw. die Aufgabe zunächst ohne Hilfestellung angeboten. Kann das Kind/der Jugendliche die Antwort nicht selbstständig nennen, so wird eine erste Hilfestellung gegeben, die die Anforderungen etwas abmildert. Bei Nichtbewältigung der Aufgabe werden weitere Hilfestellungen angeboten. Die Anzahl der angebotenen Hilfestellungen bis zur Bewältigung der Aufgaben kann als Maß für das Entwicklungspotenzial ge-

sehen werden. Ein Beispiel für eine solche dynamische Diagnostik ist der Untertest WWTexpressiv-Abrufhilfen aus dem Wortschatz- und Wortfindungstest für 6- bis 10-Jährige von Glück (2011). Hier werden dem Kind bei einem expressiven Wortschatztest, bei dem es Bilder benennen soll, zunächst keine Abrufhilfen, dann eine allgemeine Abrufhilfe („Das kennst du bestimmt!"), anschließend eine semantische Abrufhilfe (z. B. mit der Beschreibung von Form und Funktion) und zuletzt eine phonologische Abrufhilfe (mit der Vorgabe des Anfangslautes des Zielwortes) vorgegeben. Weitere Beispiele für Möglichkeiten der dynamischen Diagnostik in Bezug auf das Sprachverstehen werden in ➤ Kap. 2.3 gegeben.
- **Ziel:** Die Aufgabe bzw. das Entwicklungsziel, das in der Diagnostik erfasst werden soll. Hier können sowohl sprachspezifische Ziele im Vordergrund stehen (z. B. ein bestimmtes Wortfeld, Wortlernstrategien oder bestimmte grammatische Strukturen) oder auch übergreifende Ziele anvisiert werden (z. B. die Optimierung von Zuhörverhalten).

Zusammenfassend können sowohl die Lernschrittdiagnostik als auch die dynamische Diagnostik als eine Ausspezifizierung der sprachtherapeutischen Förderdiagnostik angesehen werden. Es sollen nicht nur die abgeschlossenen Entwicklungsprozesse und vorhandenen Fähigkeiten erfasst werden, sondern auch Hinweise auf die Prozesse ermittelt werden, die sich zum Zeitpunkt der Diagnosestellung bereits in Entwicklung befinden bzw. stagnierende Prozesse identifiziert werden. Diese Prozesse und diese sich anbahnenden Fähigkeiten sind prädestiniert dafür, als Nahziel in Therapie und Förderung erreichbar bzw. realisierbar zu sein. In der dynamischen Diagnostik werden Materialien und Methoden, die für das jeweilige Kind oder den jeweiligen Jugendlichen hilfreich und förderlich sind, identifiziert. Förderdiagnostik, Lernschrittdiagnostik und dynamische Diagnostik sind somit die Grundlage jeder individualisierten Therapie und Förderung.

2.1.2 Methodisches Vorgehen in der Diagnostik des Sprachverstehens

Die Prüfmodi in der rezeptiven Diagnostik unterscheiden sich von den diagnostischen Methoden der sprachproduktiven Diagnostik.

MERKE

Wichtigstes Kriterium für die Diagnostik des Sprachverstehens ist, dass sprachproduktive Fähigkeiten so wenig wie möglich mit sprachrezeptiven Fähigkeiten vermischt werden sollten, um ein möglichst klares Bild der Sprachverständnisfähigkeiten zu erhalten. Die Items der Sprachverständnisdiagnostik müssen so gestaltet sein, dass die Antwort auch nonverbal oder mit einfachen sprachlichen Mitteln gegeben werden kann. Verlangt die Antwort ein für das Kind zu hohes sprachproduktives Niveau, so ist bei fehlender oder falscher Antwort nicht klar, ob dies an den fehlenden rezeptiven und/oder den fehlenden sprachproduktiven Fähigkeiten liegt.

Der Versuch, Sprachverstehen gezielt zu überprüfen, erfordert wichtige methodische Überlegungen. Eine einfache Beobachtung der Spontansprache und des spontanen Verhaltens sagt viel über das Situationsverstehen, aber wenig über das Sprachverstehen aus. Eine Fokussierung auf Sprachverstehen ist in den meisten gängigen Überprüfungsmethoden nicht gewährleistet. Dannenbauer (1992, 4) spricht in diesem Zusammenhang von Performanzmodalitäten, die er als „aufgabenspezifische Konstellation von linguistischen, kognitiven, intentionalen und sozialen Komponenten" definiert:
- **Rekonstruieren/elizitiertes Imitieren:** Das Kind kann beim Nachsprechen einer gehörten Äußerung, die sein auditives Kurzzeitgedächtnis überschreitet und somit rekonstruiert werden muss, eine bestimmte sprachliche Struktur korrekt verwenden.
- **Kodieren:** Das Kind kann beim Ausdruck seiner Intention eine Struktur angemessen und regelhaft produzieren und sie auch auf neues Sprachmaterial ausdehnen.
- **Dekodieren:** Das Kind kann von den Informationen der strukturellen und inhaltlichen Merkmale einer Form im Verstehensprozess differenzierenden Gebrauch machen.
- **Reflektieren/Korrigieren:** Das Kind kann anhand des normativen Charakters einer sprachlichen Regelung die Korrektheit einer Form beurteilen, Verstöße, Abweichungen und Auslassungen (bei sich und anderen) erkennen und möglichst berichtigen.

Inhaltliches Verstehen ist nicht durch Nachsprechaufgaben oder solchen Aufgaben, welche die metalinguistischen Fähigkeiten des Reflektierens,

Fehlererkennens oder Korrigierens verlangen, überprüfbar. Ein solches Vorgehen wurde häufiger in älteren diagnostischen Verfahren angewandt, z. B. im Untertest „Wortverständnis" aus dem Psycholinguistischen Entwicklungstest von Angermaier (1977). Die Titulierung eines Tests oder Untertests sollte also immer kritisch betrachtet werden.

Kodier-, Nachsprech- und Reflexionsaufgaben sind wichtig, um sich im Zusammenhang mit rezeptiven Leistungen ein Gesamturteil über die sprachlichen Fähigkeiten des jeweiligen Kindes zu bilden. In diesen Performanzmodalitäten überschneiden sich aber produktive, mnestische und metalinguistische Anteile mit rezeptiven Prozessen, sodass die Fähigkeit zum Verstehen nicht isoliert betrachtet werden kann. Die isolierte Betrachtung des Wort-, Satz- oder Textverstehens ist jedoch unabdingbar, um eine diagnostische Aussage über die rezeptiven Fähigkeiten des Kindes treffen zu können. Nach der isolierten Überprüfung des Sprachverstehens muss die Diagnose der rezeptiven Leistungen selbstverständlich wieder im Zusammenhang mit den Leistungen in anderen Performanzmodalitäten gesehen werden, da nur die Zusammenschau dieser Ergebnisse ein Urteil über die sprachlichen Fähigkeiten des Kindes zulässt.

Folgende methodische Vorgehensweisen, also Prüfmodi, sind für eine Diagnostik des Sprachverstehens bei Kindern geeignet:

- **Objektauswahlverfahren** (ab 1 Jahr): Aus mehreren Gegenständen soll der zuvor genannte Gegenstand ausgewählt werden.
- **Bildauswahlverfahren** (ab 2 Jahren): Aus mehreren Bildern soll das zuvor benannte Bild ausgewählt werden.
- **Objektmanipulationsverfahren** (ab 3 Jahren): Ein Satz, evtl. auch mehrere Sätze oder eine kurze Geschichte, soll mithilfe von Spielgegenständen (z. B. einer Puppe, Puppengeschirr und -besteck, Spielzeuglebensmittel etc.) ausagiert werden.
- **Malen zu Sätzen oder Geschichten** (ab 4 Jahren): Zu kurzen Sätzen oder kleinen Geschichten werden bestimmte Szenen frei gemalt oder auch vorgefertigte Zeichnungen oder Bilder ergänzt.
- **kurze Antworten** auf Fragen zu Geschichten (ab 3–4 Jahren): Zu einer Geschichte werden geschlossene W-Fragen oder Ja-/Nein-Fragen gestellt.

Die genannten Prüfmodi haben unterschiedliche Vor- und Nachteile. Das **Objektauswahlverfahren** ist sehr alltagsnah und konkret, und kann deshalb bereits bei Kindern mit einem Entwicklungsalter von einem Jahr eingesetzt werden. Nachteil ist, dass mit diesem Prüfmodus lediglich eine Überprüfung des Situationsverstehens oder Wortverstehens (➤ Kap. 2.3.2) möglich ist. Das **Bildauswahlverfahren** wird meist in standardisierten Tests genutzt und dient – je nach Bildgestaltung – der Überprüfung des Wortverstehens oder der Überprüfung des Satzverstehens. Das Bildauswahlverfahren bietet eine große Bandbreite an Schwierigkeitsstufen vom einfachen Wortverstehen bis hin zum Verstehen komplexer grammatischer Strukturen (vgl. z. B. den TROG von Fox [2006], ➤ Kap. 2.2.1). Im Bildauswahlverfahren muss das Kind eine innere Vorstellung des Gehörten aufbauen, die nicht passenden Bilder durch permanentes inneres Abgleichen mit dem Gehörten ausschließen und das Gehörte mit dem korrekten äußeren Bild in Beziehung setzen.

Objektmanipulationsaufgaben sind häufig schwieriger zu bewerten. Eine ausbleibende Reaktion kann nicht zwangsläufig als ein Nichtverstehen gewertet werden und viele Kinder lassen beim Nachspielen Teile weg, die ihnen logisch erscheinen (Mathieu 1998). Das Objektmanipulationsverfahren wird aufgrund der manchmal schwierigen Interpretation in standardisierten Tests nur selten verwendet (s. aber z. B. den SETK 3–5 von Grimm 2010), ist aber eine gute Option zur informellen und individuellen Überprüfung des Satzverstehens. Wichtig ist bei allen Objektmanipulationsaufgaben, dass die Materialien dem Kind vertraut sind und es die Bezeichnungen für die einzelnen Spielfiguren und -gegenstände versteht. Grundsätzlich sollte vor einer Überprüfung des Satzverstehens immer der verwendete Wortschatz gesichert werden. Dies gilt sowohl für das Bildauswahl- als auch für das Objektmanipulationsverfahren. Das Bildauswahlverfahren verlangt im Vergleich zur Objektmanipulationsaufgabe ein viel größeres Maß an Abstraktionsvermögen. Es ist deshalb oft zu beobachten, dass ein Kind die Aufgabe „Leg den Hund unter den Stuhl." korrekt ausführen kann, aber nicht fähig ist, das passende Bild zum Satz „Der Hund ist unter dem Stuhl." auszuwählen (Mathieu 1998).

Das **Malen zu Sätzen oder Geschichten** ist eine noch wenig erprobte Methode. Da sie eine rein nonverbale Antwortmöglichkeit darstellt, eignet sie sich gut zur Überprüfung des Sprachverstehens. Verzerrungen könnten allerdings entstehen bei Kindern mit verzögerten grafischen oder visuellen Fähigkeiten oder bei Kindern, die nicht gut malen können. Die Interpretation ist hier sicherlich wesentlich fehleranfälliger als bei den Auswahlverfahren.

Kurze Antworten auf Fragen zu Geschichten stellt – neben dem Malen – bis dato die einzig bekannte Methode zur Diagnostik des Text- und Diskursverstehens dar. Wichtig ist, dass möglichst geschlossene W-Fragen gestellt werden und verschiedene Antwortmöglichkeiten zur Auswahl vorgegeben werden. Nur so lassen sich die Anforderungen an die Sprachproduktion möglichst gering halten. Eine weitere Reduzierung der sprachproduktiven Anforderungen kann durch die bildliche Darstellung der Antwortmöglichkeiten erreicht werden. Ja-/Nein-Fragen stellen das einfachste Antwortformat dar, tragen aber das Risiko einer hohen Ratewahrscheinlichkeit in sich: Selbst wenn die Antwort nur geraten wird, besteht bei lediglich zwei Auswahlmöglichkeiten, nämlich ja und nein, eine 50-prozentige Ratewahrscheinlichkeit.

Ablenker/Distraktoren

Bei den Auswahlverfahren bestimmt die Anzahl und Beschaffenheit der Ablenker, auch Distraktoren genannt, den Schwierigkeitsgrad der notwendigen Verstehensleistung. Wenn nur ein Ablenker neben dem Zielitem präsentiert wird (z. B. beim Objektauswahlverfahren das Zielitem „Puppe" und als Ablenker „Teddy"), so ist die Ratewahrscheinlichkeit mit 50 % sehr hoch. In den meisten Tests werden insgesamt vier Lösungsmöglichkeiten präsentiert (also das Zielitem und drei Ablenker), in manchen Fällen auch nur drei (also das Zielitem und zwei Ablenker). Ist die Menge an Ablenkern größer, so erschwert dies die Suche nach dem Zielitem. Wird die Lösung trotzdem gefunden, so deutet dies auf ein gesichertes Sprachverstehen in diesem Bereich hin. Die Variation der Ablenkermenge kann somit als Methode in der Förderdiagnostik, insbesondere bei der dynamischen Diagnostik (➤ Kap. 2.1.1), eingesetzt werden.

Auch die Beschaffenheit der Ablenker kann zur Variation des Schwierigkeitsgrades herangezogen werden. Bei Ablenkern, die einen hohen inhaltlichen Ähnlichkeitsgrad zum Zielitem aufweisen, also **semantisch nahe Ablenker** (z. B. Puppe vs. Teddy), ist das Auffinden des Zielitems schwieriger als bei Ablenkern, die semantisch weniger eng verwandt sind, hier spricht man von semantisch weiten Ablenkern (z. B. Puppe vs. Feuerwehrauto). Über die semantische Ähnlichkeit hinaus kann bei **phonologischen Ablenkern** auch die phonologische Ähnlichkeit das Verstehen erschweren, und zwar dann, wenn sich Zielitem und Ablenker phonologisch ähneln (z. B. Hund vs. Huhn). In Bezug auf das Satzverstehen gilt dies analog für grammatische Ablenker. **Grammatische Ablenker** (wie z. B. Aktiv vs. Passiv, Gegenwart vs. Vergangenheit, Nominativ vs. Akkusativ, Nominativ vs. Dativ, Akkusativ vs. Nominativ) erschweren das Verstehen der erfragten grammatischen Struktur und gewährleisten eine möglichst sichere Interpretation in Bezug auf das Verstehen oder Nichtverstehen.

Fehlerquellen

Eine erwartungsgemäße Reaktion des Kindes darf nicht sofort als vorhandenes Sprachverstehen gewertet werden. Nur eine mehrfache Wiederholung der jeweiligen Struktur und eine sehr kontrollierte Testsituation erlauben diese Interpretation. Paul (1995) erachtet drei von vier möglichen korrekten Antworten auf eine linguistische Struktur als ausreichend, um ein Zufallsergebnis auszuschließen und von einem Verstehen der linguistischen Struktur auszugehen. Die Testsituation sollte so beschaffen sein, dass bei der Überprüfung des Wort-, Satz-, Text- und Diskursverstehens alle nonverbalen Hinweise (Mimik, Gestik, Körperhaltung, Anordnung der Items etc.) ausgeschlossen sind. Kinder reagieren sehr sensibel auch auf die unbewusste Blickrichtung der Untersucherin und die Anordnung oder Beschaffenheit von Testobjekten (Bridges 1985). Eine wirklich sorgfältige Untersuchung des Sprachverstehens sollte nach Möglichkeit verschiedene Outputreaktionen verlangen, um den Einfluss des jeweiligen Prüfmodus und der jeweiligen Situation auf die Interpretation der Verstehensleistung so gering wie möglich zu halten.

Bei einer falschen oder fehlenden Reaktion in der Diagnostiksituation kann nicht immer zwangsläufig auf ein nicht-vorhandenes Sprachverstehen geschlossen werden. Folgende Aspekte sind in diesen Fällen weitere Möglichkeiten, die zu einer fehlenden oder falschen Reaktion geführt haben könnten und sind bei der Interpretation immer mitzubedenken:

- Unaufmerksamkeit
- Motivationsmangel
- Schüchternheit, Angst vor einer „falschen" Entscheidung
- Nichtverstehen der Aufgabenstellung (wobei dies bei einer adäquaten Erklärung der Aufgabe schon auf ein eingeschränktes Sprachverstehen hindeutet)
- Materialpräferenzen (z. B. bunte vs. einfarbige Bilder oder kuschelige Tiere vs. langweilige Holztiere etc.)

Materialpräferenzen können durch eine sorgfältige Vorbereitung und Durchführung minimiert werden. Bei standardisierten und normierten Tests mit vorgegebenen und dem Test beigelegten Materialien sind in der Regel keine Materialpräferenzen zu erwarten. Bei selbst erstellten informellen und individuellen Überprüfungen des Sprachverstehens sollten Materialunterschiede vermieden werden. Auch ein mögliches Nicht-Verstehen aufgrund von Unaufmerksamkeit während der Testsituation kann verringert werden, indem vor jeder neuen Aufgabe die **Aufmerksamkeit des Kindes auf die Testsituation** gelenkt wird. Dies kann z. B. geschehen durch:

- Aufnehmen von Blickkontakt
- Anstupsen am Ärmel
- Nennung des Namens
- direkte Aufforderung, wie z. B. „Nun hör nochmal genau zu!"
- Abwarten, bis Störung aufhört oder ausgeschaltet werden kann

Schüchternheit und **Motivationsmangel** sind nur durch eine genaue Beobachtung aufzudecken, idealerweise auch durch eine Videoaufnahme, die bei Bedarf nachträglich angeschaut werden kann. Generell bietet sich gerade bei schüchternen und zurückhaltenden Kindern an, zunächst ein Test zum Sprachverstehen durchzuführen, bevor ein Test zur Sprachproduktion angeboten wird. Da in der Diagnostik des Sprachverstehens meist nur nonverbale Antworten gefordert werden, fällt diese Art der Durchführung schüchternen Kindern leichter. In den meisten Fällen kann die Schüchternheit durch Aufbau und Festigung der therapeutischen Beziehung vor der Durchführung des Sprachverständnistests verringert werden.

Motivationsmangel kann nicht nur die Durchführung an sich als schwierig gestalten, sondern auch zu verzerrten Ergebnissen führen, wie folgendes Fallbeispiel verdeutlicht:

FALLBEISPIEL

Motivationsmangel bei der Durchführung eines Satzverständnistests

Die Therapeutin führt mit der fünfjährigen Kira einen Satzverständnistest im Bildauswahlverfahren durch. Kira wirkt an diesem Tag etwas müde, macht bei dem Test aber bereitwillig und brav mit und die Durchführung verläuft einfach und zügig. Das Ergebnis fällt unterdurchschnittlich aus, sodass die Therapeutin zunächst eine Satzverständnisstörung vermutet. Eine genauere Durchsicht der Ergebnisse macht die Therapeutin jedoch stutzig. Kira hat bei den eher leichten Sätzen genauso viele Fehler gemacht wie bei den eher schwierigen Sätzen. Die Therapeutin hat sich nicht notiert, auf welche Bilder Kira gezeigt hat, sondern hat immer nur ein „richtig" oder „falsch" vermerkt. Aus diesem Grund schaut sich die Therapeutin die Videoaufnahme an, die sie sicherheitshalber angefertigt hat. Schnell bemerkt sie, dass Kira fast während des gesamten Tests immer nur auf die untere rechte Ecke, also auf das untere rechte Bild gezeigt hat. Wahrscheinlich war das für sie am angenehmsten, weil sie dann den Arm am wenigsten heben musste. Zwei Wochen später wiederholt die Therapeutin den Test. Kira ist an diesem Tag gut gelaunt und aufmerksam. Die Durchführung dauert diesmal wesentlich länger, weil Kira bei jedem Item genau zu überlegen scheint, wo das richtige Bild ist. Bei diesem Testdurchlauf erzielt Kira ein deutlich überdurchschnittliches Ergebnis.

2.2 Tests zur Überprüfung des Wort-, Satz- und Textverstehens

In den letzten 10 bis 15 Jahren sind viele sehr gute standardisierte und normierte Tests für die Diagnostik des Wort- und Satzverstehens veröffentlicht worden. Für das Textverstehen, also das Verstehen von vorgelesenen kurzen Geschichten, existieren zurzeit nur standardisierte Untertests aus dem SET 5–10 (Petermann et al. 2010) sowie dem ADST (Steinert 2011), die in ➤ Kap. 2.2.2 beschrieben sind. Das Diskursverstehen, also das Verstehen von Gesprächen und Diskussionen, wird zurzeit weder in der standardisierten Testdiagnostik berücksichtigt noch existieren Vorschläge zu informellen Verfahren (➤ Kap. 2.3). Reine standardisierte Sprachverständnistests werden in ➤ Kap. 2.2.1 beschrieben und bewertet. Rezeptive Untertests aus solchen standardisierten Verfahren, die neben dem Sprachverstehen auch die Sprachproduktion erfassen, werden in ➤ Kap. 2.2.2 beschrieben und bewertet. Wichtig ist hier, dass sich die Beschreibung und dementsprechend auch die Bewertung *ausschließlich* auf die rezeptiven Untertests bezieht und *keinesfalls* auf die produktiven Untertests übertragbar ist. Das angewandte Bewertungsschema kann gleichzeitig als Vorlage dafür dienen, zukünftige Tests, die zum jetzigen Zeitpunkt noch nicht erschienen sind, anhand der vorgeschlagenen Kriterien ebenfalls kritisch einzuordnen. Für die Therapieplanung ist die Erweiterung der standardisierten und normierten Testdiagnostik unabdingbar und wird deshalb in ➤ Kap. 2.3 thematisiert.

2.2.1 Standardisierte und normierte Sprachverständnistests

Folgende standardisierte und normierte Sprachverständnistests werden ausführlich diskutiert:
- Marburger Sprachverständnistest für Kinder – MSVK (Elben und Lohaus 2000)
- Peabody Picture Vocabulary Test – PPVT (Bulheller und Häcker 2003)
- Test zur Überprüfung des Grammatikverständnisses – TROG-D (Fox 2006)
- Test zum Satzverstehen von Kindern – TSVK (Siegmüller et al. 2010)

Nicht mit aufgenommen wurde der Anweisungs- und Sprachverständnistest (AVST) von Kleber (1994), der ähnlich wie der Marburger Sprachverständnistest für Kinder (MSVK) von Elben und Lohaus (2000) aufgebaut und auch empfehlenswert ist, aber über eine veraltete Normierung verfügt.

Marburger Sprachverständnistest für Kinder – MSVK

Autoren Elben und Lohaus (2000)

Altersbereich 5 bis 7 Jahre (Kindergartenkinder und Erstklässler)

Aufbau
- Semantik: Passiver Wortschatz und Wortbedeutung
- Syntax: Satzverständnis und Instruktionsverständnis
- Pragmatik: Personenbezogene Sprachzuordnung und Situationsbezogene Sprachzuordnung

Material Das Manual ist gut gegliedert und informativ. Das Testmaterial besteht aus einem 31-seitigen Testheft mit zahlreichen schwarz-weißen Abbildungen, das als Kopiervorlage dient.

Durchführung Der MSVK kann sowohl als Einzel- als auch als Gruppentest durchgeführt werden. Die Durchführungszeit wird mit 30 bis 45 Minuten angegeben. Alle sechs Untertests verwenden das Bildauswahlverfahren.

Im Untertest *Passiver Wortschatz* werden dem Kind 16 Substantive, sechs Verben und zwei Adjektive genannt. Es muss aus vier Bildern das passende auswählen, wobei es bei den Substantiven einen semantischen, einen phonologischen und einen echten Distraktor gibt.

Beispiele		
Zielitem:	Geige	Ablenker: Cello, Geier, Kuh
Zielitem:	brüten	Ablenker: abfahren, schwimmen, braten
Zielitem:	seitlich	Ablenker: von hinten, kopfüber, von vorne

Der Untertest *Wortbedeutung* überprüft die Fähigkeit zur Begriffsklassifikation. Es werden zehn Ober- bzw. Unterbegriffe abgefragt.

Beispiele		
Zielitem:	Gebäude	Auswahl: Badewanne, Schloss, Haus, Kirche, Fußballtor

Zielitem:	Brillen	Auswahl: Taucher-, Sonnen-, Lesebrille, Fernglas, Fernsehgerät

Der Untertest *Satzverständnis* überprüft zwölfmal Singular- und Pluralverständnis, zweimal Präsens- und Perfektverständnis sowie viermal Aktiv- und Passivverständnis mit je einem reversiblen Aktiv- und Passivsatz sowie zwei unwahrscheinlichen Passivsätzen. Die Ablenker sind so konstruiert, dass jeweils einer die alternative syntaktische Form darstellt, der andere einen abweichenden Satzinhalt.

Beispiele	
Zielitem:	Der Polizist schläft in der Sonne.
Ablenker:	Die Polizisten stehen/gehen in der Sonne. Die Polizisten schlafen in der Sonne.
Zielitem:	Der Opa fällt den Baum.
Ablenker:	Der Opa bewässert den Baum. Der Opa hat den Baum gefällt.
Zielitem:	Die Mutter wird von dem Mädchen gefüttert.
Ablenker:	Die Mutter und das Mädchen essen. Das Mädchen wird von der Mutter gefüttert.

Der Untertest *Instruktionsverständnis* erfordert das Ausführen von acht Handlungen, die sprachlich mittels Präpositionen, Konjunktionen und Komparationsformen (Superlative) vorgegeben sind. Die Instruktionen unterscheiden sich in Satzlänge und syntaktischer Struktur, die Handlungen sind leicht auszuführen und erfordern geringe kognitive bzw. motorische Leistungen. Die enthaltenen Substantive und Verben sind möglichst einfach gehalten, um Wortverständnisprobleme gering zu halten.

Beispiele	
Zielitem:	Macht einen Strich durch die Mutter und einen Kreuz unter den Hund.
Zielitem:	Macht ein Kreuz durch den größten Hund und einen Kreis um die kleinste Katze.
Zielitem:	Macht weder einen Strich durch das Mädchen noch einen Kreis um den Jungen, sondern ein Kreuz unter das Baby.

Im Untertest *Personenbezogene Sprachzuordnung* sollen die Kinder bei zwölf Bildern erkennen, wer in einem kommunikativen Kontext eine vorgegebene Aussage macht. Neben Aussagesätzen sind auch Fragen und Aufforderungen enthalten.

Beispiele	
Zielitem:	Immer muss ich das Geschirr spülen.
Bild:	Ein Junge trocknet ab, ein Mädchen spült, die Mutter räumt den Tisch ab.
Zielitem:	Ach, ist der süß.
Bild:	Eine Verkäuferin tätschelt einem Mädchen den Kopf, ein Junge streichelt einen Hund, eine Frau probiert eine Hose an.

Der Untertest *Situationsbezogene Sprachzuordnung* erhebt den Anspruch, die pragmatische Kompetenz unter Berücksichtigung des situativen Sprachgebrauchs zu prüfen. Die Kinder sollen aus drei Bildern das Bild auswählen, welches die Situation zeigt, in der die vorgegebene Aussage angemessen ist. Auch hier sind Aussagen, Fragen und Aufforderungen enthalten.

Beispiele	
Zielitem:	Der Junge sagt: „Der sieht aber gefährlich aus."
Bilder:	Ein Löwe hinter Gittern, ein Wärter fegt den Käfig, ein Hase im Gehege.
Zielitem:	Der Vater sagt: „Hilf mir doch mal!"
Bilder:	Vater und Sohn tragen jeweils einen Karton; der Vater hängt Wäsche auf, während der Sohn zuschaut; der Sohn schiebt das Auto, in dem der Vater sitzt.

Gütekriterien Die Normierung erfolgte anhand einer Stichprobe von 211 Kindern (110 Kindergartenkinder und 101 Erstklässler). Die Durchführungsobjektivität ist aufgrund der klaren Instruktionen gegeben. Die Auswertung und quantitative Interpretation (in Bezug zur Altersgruppe) erfolgen aufgrund von eindeutigen Vorgaben. Die bei manchen Untertests mögliche qualitative Interpretation (z. B. bei den Untertests Passiver Wortschatz, Wortbedeutung, Satzverstehen) bietet weitere, klare und angemessene Interpretationsmöglichkeiten. Die Berechnung der Retest-Reliabilität (nach zwei Wochen) beträgt r = 0,81 (Pearson) im Gesamttest (0,82 Passiver Wortschatz, 0,51 Wortbedeutung, 0,76 Satzverständnis, 0,71 Instruktionsverständnis, 0,65 Personenbezogene Sprachzuordnung, 0,51 Situationsbezogene

Sprachzuordnung). Die interne Konsistenz beträgt α = 0,89 (Cronbachs Alpha) im Gesamttest (0,82 Passiver Wortschatz, 0,51 Wortbedeutung, 0,76 Satzverständnis, 0,71 Instruktionsverständnis, 0,65 Personenbezogene Sprachzuordnung, 0,51 Situationsbezogene Sprachzuordnung). Die Reliabilität des Gesamttests und der Untertests Passiver Wortschatz, Satzverständnis und Instruktionsverständnis ist als gut zu bezeichnen. Den anderen Untertests sprechen die Autoren in der Individualdiagnostik eher Screening-Charakter zu. Für die Berechnung der Konstruktvalidität wurden Hauptkomponentenanalysen durchgeführt, welche die Eindimensionalität der jeweiligen Unterskalen im Wesentlichen bestätigen. Die Interkorrelation der Skalen beträgt zwischen r = 0,35 und r = 0,53 (Pearson), was darauf hindeutet, dass die einzelnen Skalen unterschiedliche Bereiche des Sprachverstehens erfassen. Korrelationen des MSVK mit anderen Sprachentwicklungstests liegen im mittleren bis hohen Bereich, was die konvergente Validität bestätigt. Die Korrelationen des MSVK mit Intelligenztests liegen im niedrigen bis mittleren Bereich, wodurch die divergente Validität bestätigt wird. Die Testeinarbeitung gelingt mit einem mittleren Zeitaufwand. Die Durchführung dauert mit 45 Minuten relativ lange. Die Auswertung ist anhand der vorgefertigten Schablonen schnell zu erledigen.

Bewertung Der MSVK ist der einzige standardisierte und normierte Sprachverständnistest im deutschsprachigen Raum für eine differenzialdiagnostische Einschätzung des Wort-, Satz- und Situationsverstehens bei Fünf- bis Siebenjährigen. Eine qualitative Auswertung ist aufgrund der sorgfältig ausgewählten Distraktoren an einigen Stellen bedingt möglich (z. B. semantische vs. phonologische Ablenker im Untertest Passiver Wortschatz). Allerdings ist nicht verständlich, warum im Untertest zur Wortbedeutung nicht nur Oberbegriffe (z. B. Haus – Gebäude), sondern auch Komposita (z. B. Brille – Taucherbrille) überprüft werden. Ebenso unverständlich ist, warum im Untertest zum Satzverstehen zwölfmal Singular bzw. Plural überprüft wird. Der pragmatische Teil bietet einen neuen und sehr interessanten Ansatz in der Sprachverständnisdiagnostik, wobei sich allerdings die Frage stellt, ob situatives Sprachverstehen nicht besser in tatsächlichen Kommunikationssituationen überprüft werden kann. Es sind keine Abbruchkriterien vorgegeben und die Testitems sind vom entwicklungslogischen Schwierigkeitsgrad her vermischt, sodass ein Abbruch auch nicht zulässig wäre. Verbesserungsfähig ist die optische Gestaltung des Testheftes. Zum Teil sind bis zu 30 kleine Einzelzeichnungen auf einer Seite abgebildet, was eine sehr hohe Anforderung an die visuelle Differenzierung der Kinder stellt. Für die Diagnostikerin gestalten sich Durchführung und Auswertung überschaubar und zeitökonomisch. Insgesamt ist der MSVK für eine erste orientierende Überprüfung des Wort-, Satz- und Situationsverstehens insbesondere für Gruppen (Schulklassen) zu empfehlen.

Peabody Picture Vocabulary Test (PPVT)

Autoren Bulheller und Häcker (2003)

Altersbereich ab 14 Jahre

Aufbau Wortverstehenstest (in zwei Versionen, Version A und Version B) mit jeweils 89 Items

Material Für jede Version ist ein Bildkartenset vorgesehen, mit vier schwarz-weißen Bildern pro Seite, also ein Zielitem und vier Distraktoren.

Durchführung Die Durchführung erfolgt anhand des Bildauswahlverfahrens und dauert ca. 20 Minuten.

Beispiele

- Zielitem 1: Kelle
- Zielitem 34: kooperieren
- Zielitem 64: Emission
- Zielitem 89: urbar

Gütekriterien Die Normierung erfolgte anhand einer Stichprobe mit über 1.000 Teilnehmern. Die Durchführungs-, Auswertungs- und Interpretationsobjektivität ist aufgrund der sehr einfachen Durchführung und Auswertung gegeben. Die Reliabilität liegt für beide Versionen bei α = 0,93 (Cronbachs Alpha). Die konkurrente Validität zeigt sich daran, dass die Testergebnisse mit dem Bildungsstand korrelieren. Einarbeitung, Durchführung und Auswertung sind problemlos und schnell möglich.

Bewertung Der PPVT wurde von Bulheller und Häcker (2003) für das Deutsche adaptiert und standardisiert. Der PPVT ist ein Klassiker unter den Testverfahren, die erste Auflage im Englischen erschien 1959. Der PPVT ist zurzeit das einzige Verfahren im Deutschen für das Wortverstehen für Jugendliche und somit alternativlos und empfehlenswert. Es sei noch darauf hingewiesen, dass die Testbatterie für geistig behinderte Kinder von Bondy et al. (1975) ebenfalls eine deutsche, allerdings sehr veraltete Version des PPVT für den Altersbereich von sieben bis zwölf Jahre enthält (vgl. Schlesiger 2001).

Test zur Überprüfung des Grammatikverständnisses – TROG-D

Autoren Fox (2006)

Altersbereich 3;0 bis 10;11 Jahre

Aufbau Der TROG-D ist ein Satzverstehenstest. Anhand von jeweils vier Items wird jede einzelne grammatische Struktur in sogenannten Blöcken überprüft:

- Zweiwortsätze
- Dreiwortsätze
- Negation
- Präpositionen „in" und „auf"
- Perfekt
- Plural
- Präpositionen „in" und „unter"
- Passiv
- Personalpronomen Nominativ
- Relativsatz
- Personalpronomen Akkusativ/Dativ
- Doppelobjektkonstruktionen (Verben mit drei Argumenten)
- Subordinationen mit „während" und „nachdem"
- Topikalisierung
- disjunktive Konjunktion „weder – noch"
- Relativsatz (Pronomen im Akkusativ/Dativ)
- Koordination mit „und"
- Subordination mit „dass"

Die Distraktoren wurden nach einem bestimmten Prinzip ausgewählt. Zu jedem Item gibt es mindestens einen grammatischen Ablenker und meist auch einen lexikalischen Ablenker.

Material Das Manual ist sehr gut verständlich und übersichtlich mit hilfreichen Tipps zur Durchführung. Das jeweilige Zielitem mit den zugehörigen drei Distraktoren wird anhand von bunten Bildkarten in einem Ordner dargestellt. Der Protokollbogen ist sehr übersichtlich.

Durchführung Der TROG-D verwendet das Bildauswahlverfahren. Die Durchführung dauert ca. 20 Minuten. Zunächst besteht die Möglichkeit, den in den Prüfsätzen verwendeten Wortschatz zu überprüfen bzw. zu sichern. Es wurde darauf geachtet, lediglich einfaches Basisvokabular zu verwenden. Einstiegs- und Abbruchkriterien sind vorgegeben. Das Zielitem darf auf Nachfrage des Kindes wiederholt werden. Die Diagnostikerin vermerkt auf dem Protokollbogen, welches Bild das Kind gezeigt hat.

Beispiele

Zielitem (für den Block: Doppelobjektkonstruktionen)
- Die Frau malt dem Jungen das Mädchen.

Ablenker:
- Die Frau malt dem Jungen den Vogel.
- Die Frau malt dem Mädchen den Jungen.
- Die Frau malt dem Mädchen den Vogel.

Zielitem (für den Block: Topikalisierung)
- Den braunen Hund jagt das Pferd.

Ablenker:
- Der braune Hund jagt das Pferd.
- Den weißen Hund jagt das Pferd.
- Der weiße Hund jagt das Pferd.

Gütekriterien Die Normierung wurde anhand von Daten von 870 Kindern vorgenommen. Durchführungs-, Auswertungs- und Interpretationsobjektivität sind aufgrund der eindeutigen Instruktionen und Auswertungsrichtlinien gegeben. Die Testhalbierungsreliabilität beträgt r = 0,91. Die interne Konsistenz beträgt α = 0,90 (Cronbachs Alpha). Somit ist die Reliabilität des TROG-D als sehr gut einzuschätzen. Die Hauptkomponentenanalyse bestätigt die Eindimensionalität des TROG-D mit einer Korrelation der Skalenrohwerte von r = 0,99 mit dem Faktorwert. Die Korrelation des Skalenwertes mit dem Alter der Kinder ist mit r = 0,82 hoch. Die konvergente Validität bestätigt sich mit einer Korrelation von r = 0,72 zum Untertest Satzverstehen aus dem SETK 3–5 (Grimm 2010).

Bewertung Einarbeitung, Durchführung und Auswertung sind problemlos und schnell möglich. Der TROG-D wurde aus dem Englischen übersetzt und für das Deutsche adaptiert. Das Original, der Test for Reception of Grammar von Bishop (1989) ist eine sehr gut strukturierte Vorlage. Auch der TROG-D überzeugt durch die gute Standardisierung und Normierung sowie die parallele Möglichkeit zur qualitativen Auswertung. Aufgrund der einzelnen Blöcke, in denen die jeweilige grammatische Struktur viermal überprüft wird, ist genau bestimmbar, welche Bereiche des Satzverstehens das Kind beherrscht und wo Lücken bestehen. Durch die Analyse der Ablenker (lexikalisch oder grammatisch) liegen zusätzliche Informationen vor. Der TROG-D ist somit für die Differenzialdiagnostik im Bereich Satzverstehen als auch für die Förderdiagnostik und genaue Therapieplanung gut einsetzbar und sehr zu empfehlen.

Test zum Satzverstehen von Kindern – TSVK

Autoren Siegmüller et al. (2011)

Altersbereich 2–8 Jahre (Langversion) bzw. 3–8 Jahre (Screening-Kurzversion)

Aufbau Der TSVK ist ein Satzverstehenstest. Es werden folgende Bereiche in einzelnen Untertests überprüft:

- Verbargumentstrukturen (2–5 Jahre)
- Perfektbildung (3–7 Jahre)
- Wortstellungsvariation im Aktivsatz (3–7 Jahre)
- Passisvsätze (3–8 Jahre)
- Bindungsregeln/Verstehen von Reflexivpronomen (4–8 Jahre)
- Objektrelativsätze an verschiedenen Positionen im Satz (4–8 Jahre)

Die Distraktoren sind systematisch nach folgendem Prinzip erstellt: Ein Ablenker stellt die typische Verarbeitungsform von Kindern dar, welche die Zielstruktur noch nicht beherrschen. Der andere Ablenker stellt auch dann eine Schwierigkeit dar, wenn die Zielstruktur zwar bereits verstanden wird, das Verstehen aber noch unsicher ist.

Die Kurzversion des TSVK enthält 36 Items aus der Langversion, gleichmäßig verteilt über alle Untertests.

Material Das Manual und die Protokollbögen sind sehr übersichtlich. Die Bildvorlagen sind ansprechend und liebevoll gestaltet.

Durchführung Anhand des Bildauswahlverfahrens mit jeweils zwei Distraktoren wird das Verstehen in den unterschiedlichen grammatischen Bereichen überprüft. Einstiegs- und Abbruchkriterien sind vorgegeben. Die Durchführung dauert in der Langversion ca. 60 Minuten und in der Kurzversion ca. 20 Minuten.

Beispiele	
Zielitem (Verbargumentstrukturen):	Der Junge isst die Möhre.
Ablenker:	Das Pferd ist die Möhre. Der Junge schält die Möhre.
Zielitem (Perfektbildung):	Der Junge hat eine Brücke gebaut.
Ablenker:	Der Junge baut eine Brücke. Die Jungen haben eine Brücke gebaut.
Zielitem (Wortstellung):	Dem Kind winkt der Mann.
Ablenker:	Dem Mann winkt das Kind. Dem Kind winken die Männer.
Zielitem (Passiv):	Tim wird geküsst.
Ablenker:	Tim ist geküsst. Tim küsst Maria.
Zielitem (Bindung/Reflexivpronomen):	Jede Tänzerin dreht ihn.
Ablenker:	Jede Tänzerin dreht sich. Er hat sich gedreht.
Zielitem (Objektrelativsätze):	Den Opa grüßt der Mann, der gähnt.
Ablenker:	Der Opa grüßt den Mann und gähnt. Der Opa grüßt den Mann, der gähnt.

2

Gütekriterien
Die Normierung erfolgte einzeln für jeden Untertest. Pro Altersgruppe und Untertest setzt sich die Stichprobe für die Langversion aus 20 bis 155 Kindern zusammen, für die Kurzversion aus jeweils 20 Kindern. Durchführungs-, Auswertungs- und Interpretationsobjektivität sind gegeben. Der Vergleich von zwei Auswertungen, die von unabhängigen Diagnostikerinnen per Video vorgenommen wurde, ergeben für die Langversion eine Übereinstimmung von mehr als 95 %. Für die qualitative Fehleranlyse liegen im Manual detaillierte Beschreibungen vor. Bei der Kurzversion wird keine qualitative Fehleranalyse vorgenommen. Die interne Konsistenz ist mit Werten zwischen $\alpha = 0{,}63$ und $\alpha = 0{,}89$ (Cronbachs Alpha) für die Langversion als gut zu bezeichnen und für die Kurzversion zwischen $\alpha = 0{,}89$ und $\alpha = 0{,}94$ (Cronbachs Alpha) als sehr gut. Eine Scheffé-Prozedur pro Untertest und Altersgruppe ergibt für die Lang- und die Kurzversion, dass sich die jeweils älteren Kinder von den jeweils jüngeren Kindern in ihren Ergebnissen signifikant unterscheiden. Die Korrelationen mit dem TROG-D (Fox 2006) bzw. für die Langversion auch mit der PDSS (Kauschke und Siegmüller 2010) belegen die konvergente Validität. Die Testdurchführung der Langversion nimmt mit 60 Minuten sehr viel Zeit in Anspruch. Einarbeitung und Auswertung sind weniger zeitintensiv.

Bewertung Der TSVK erhebt spezifische morpho-syntaktische Fähigkeiten bei Kindern im Alter von 2–8 Jahren und ermöglicht eine genaue Therapiezielbestimmung im Bereich rezeptive Grammatik für die überprüften Bereiche. Die Konzeption der Ablenker erlaubt eine systematische qualitative Fehleranalyse. Die qualitative Fehleranalyse wird im Manual anschaulich erklärt. Der TSVK kann gut als Erweiterung des TROG-D (Fox 2006) oder der PDSS (Kauschke und Siegmüller 2010) eingesetzt werden.

2.2.2 Rezeptive Untertests aus standardisierten und normierten Verfahren

Die im Folgenden aufgelisteten standardisierten und normierten Testverfahren enthalten auch rezeptive Untertests. Es sei nochmals betont, dass sich die nachfolgende Beschreibung und dementsprechend auch die Bewertung *ausschließlich* auf die rezeptiven Untertests bezieht und *keinesfalls* auf die produktiven Untertests bzw. den Gesamttest übertragbar ist. Folgende standardisierte und normierte Tests enthalten Untertests zum Sprachverstehen:
- Entwicklungstest Sprache – ETS 4–8 (Angermaier 2007)
- Leipziger Testbatterie zur Messung des formalsprachlichen Entwicklungsstandes bei Jugendlichen – LTB-J (Barwitzki et al. 2008)
- Linguistische Sprachstandserhebung – Deutsch als Zweitsprache (LiSe-DaZ) (Schulz und Tracy 2011)
- LOGwords (Günthert und Brunner 2010)
- Sprachentwicklungstest für zweijährige Kinder – SETK-2 (Grimm 2000)
- Sprachentwicklungstest für drei- bis fünfjährige Kinder – SETK 3–5 (Grimm 2010)
- Patholinguistische Diagnostik bei Sprachentwicklungsstörungen – PDSS (Kauschke und Siegmüller 2010)
- Sprachstandserhebungstest für Kinder im Alter zwischen 5 und 10 Jahren – SET 5–10 (Petermann et al. 2010)
- Wortschatz und Wortfindungstest für 6- bis 10-Jährige – WWT 6–10 (Glück 2011)

Der Vollständigkeit halber sind im Folgenden die standardisierten Tests genannt, die auch Untertests zum Sprachverstehen enthalten, aufgrund der breiteren Ausrichtung auch auf andere Entwicklungsbereiche (z. B. Kognition und Motorik), aber nicht so sehr für die Sprachtherapie, sondern eher für den Einsatz in der Psychologie, Pädiatrie oder Elementarpädagogik geeignet sind. Daher werden diese Tests hier genannt, aber nicht beschrieben:

- Bayley Scales of Infant and Toddler Development, Third Edition – Bayley III (Bayley 2006)
- Erweiterte Vorsorgeuntersuchung – EVU (Melchers et al. 2003)
- Entwicklungstest ET 6–6 (Petermann et al. 2008)
- Griffiths-Entwicklungsskalen – GES (Brandt und Sticker 2001)
- Münchener Funktionelle Entwicklungsdiagnostik, erstes Lebensjahr – MFED-1 (Hellbrügge et al. 2001)
- Münchener Entwicklungsdiagnostik, zweites und drittes Lebensjahr – MFED 2–3 (Hellbrügge 1994)
- Neuropsychologisches Entwicklungsscreening – NES (Petermann und Renziehausen 2005)
- Wiener Entwicklungstest – WET (Kastner-Koller und Deimann 2002)

Die New Reynell Developmental Language Scales IV – NRDLS IV (Edwards et al. 2011) – liegen nicht auf Deutsch vor und werden deshalb ebenfalls nicht berücksichtigt.

Diverse Sprachstandsfeststellungen, wie z. B. der in Bremen eingesetzt Cito, der in Nordrhein-Westfalen und Sachsen-Anhalt verbreitete DELFIN-4 oder das KISS aus Hessen sowie das Screeningverfahren zur Erfassung von Sprachentwicklungsverzögerungen (Heinemann und Höpfner 1993) enthalten ebenfalls rezeptive Untertests, sind von ihrer Ausrichtung her aber eher für die Elementarpädagogik oder Pädiatrie geeignet und werden aus diesem Grunde auch nicht näher beschrieben.

Ebenso werden veraltete Untertests, wie z. B. der Untertest zum Satzverstehen aus dem Heidelberger Sprachentwicklungstest – HSET (Grimm und Schöler 1991) oder solche Tests, die trotz einer solchen Zielsetzung eine Diagnostik des Sprachverstehens nicht ermöglichen, wie z. B. das Dysgrammatiker Prüfmaterial (Frank und Grziwotz 1978) nicht berücksichtigt. Bei Interesse lassen sich relevante Informationen zu diesen Tests in Schlesiger (2001) nachlesen. Der Allgemeine Deutsche Sprachtest – ADST von Steinert (2011) – liegt zwar in einer zweiten, aktualisierten und verbesserten Auflage vor. Die Normierungsstichprobe stammt jedoch nach wie vor aus den 1970er Jahren, weshalb der ADST hier ebenfalls nicht ausführlich besprochen wird. Trotzdem bietet der ADST anhand von drei kurzen Geschichten eine interessante Möglichkeit zur individuellen und informellen Überprüfung des Textverstehens bei Kindern und Jugendlichen im Alter zwischen 8 und 17 Jahren bzw. in den Klassenstufen drei bis zehn. Ebenso enthält der ADST für diese Altersgruppe eine Überprüfung des Satzverstehens, bei der Temporalsätze im Hinblick auf ihre zeitliche Abfolge (d. h. passierte etwas vorher, nachher oder zur gleichen Zeit) verstanden werden müssen.

Entwicklungstest Sprache – ETS 4–8

Autor Angermaier (2007)

Altersbereich 4;0–8;11 Jahre

Aufbau
Rezeptiver Untertest:
- Satzverstehen

Diesem Untertest zum Satzverstehen wird eher ein Screening-Charakter zugesprochen.
Weitere Untertests:
- Grammatikentwicklung (z. B. Plural und Komparativ)
- Gedächtnis von Wortfolgen (Farbnamen)
- Erkennen von Wörtern und Lauten anhand von Bild- und Schriftvorlagen

Material Das Manual und die Protokollbögen sind übersichtlich. Die Bildvorlagen sind ansprechend gestaltet.

Durchführung Bildauswahlverfahren. Die Durchführungsdauer für den Untertest zum Satzverstehen dauert maximal 10 Minuten.

Beispiel Zeig mir wo dem Jungen ein Hund folgt.

Gütekriterien Die Normierung erfolgte anhand einer Stichprobe von 1.267 Kindern. Die Durchführungsobjektivität ist aufgrund der klaren Anweisungen gegeben, bei der Auswertungs- und Interpretationsreliabilität sind die üblichen Einschränkungen bei Objektmanipulationsverfahren zu erwarten (➤ Kap. 2.1.2). Reliabilität und Validität sind gut. Der Test differenziert gut nach Alter, wobei Deckeneffekte im oberen Leistungsbereich zunehmen. Die Einarbeitung, Durchführung und Auswertung ist sehr zeitökonomisch.

Bewertung Die Distraktoren sind nicht sprachsystematisch aufgebaut und es werden nur wenige grammatische Strukturen überprüft. Eine qualitative Analyse ist somit nicht möglich. In Bezug auf das Satzverstehen liefert der Test weniger umfassende Aussagen als der TROG-D (Fox 2006) oder der TSVK (Siegmüller und Kauschke 2010). Insgesamt ist der ETS 4–8 eher als Screening im Bereich Sprachverstehen aufzufassen und liefert genauere Aussagen in Bezug auf andere Vorausläuferfähigkeiten zum Schriftspracherwerb.

Leipziger Testbatterie zur Messung des formal-sprachlichen Entwicklungsstandes bei Jugendlichen – LTB-J

Autoren Barwitzki et al. (2008)

Altersbereich 15 bis 17 Jahre

Aufbau
Rezeptiver Untertest:
- Satzverstehen

Im Satzverstehen werden eingebettete Relativsätze überprüft, zum Teil werden auch Passivsätze mit einbezogen.
Weitere Untertests:
- Automatisiertes Schnellbenennen
- Nachsprechen von Wörtern, Kunstwortsätzen und Sätzen
- Erkennen und Korrigieren falscher Flexionen

Material Das Manual ist gut lesbar. Die Bilder des Untertests zum Satzverstehen sind gut gelungene Schwarz-weiß-Zeichnungen.

Durchführung Bildauswahlverfahren

Beispiele	
Zielitem:	Der Gärtner, der dem Koch zusieht, hat eine Schürze.
Ablenker:	Der Gärtner sieht dem Koch zu, der eine Schürze hat. Der Koch, der dem Gärtner zusieht, hat eine Schürze. Der Koch sieht dem Gärtner zu, der eine Schürze hat.

Gütekriterien Die Normierung erfolgte anhand von 620 Schülern. Einarbeitung, Durchführung und Auswertung sind vom zeitlichen Rahmen her angemessen. Der LTB-J ist eine praktische Auswertungsschablone für die qualitative Auswertung beigefügt. Es liegen Standardwerte für Schüler der 9. und 10. Klasse differenziert nach Schulformen (Förderschule, Hauptschule, Realschule und Gymnasium) vor. Die Reliabilitätskoeffizienten für den Untertest zum Satzverstehen liegen zwischen $\alpha = 0{,}8$ und $\alpha = 0{,}9$ (Cronbachs Alpha). Im Satzverstehen wurden signifikante Unterschiede in den Leistungen sprachauffälliger und sprachunauffälliger Schüler nachgewiesen.

Bewertung Die LTB-J schließe eine diagnostische Lücke, da sie neben dem ADST (Steinert 2011) das einzige Verfahren zum Satzverstehen bei Jugendlichen ist. Aufgrund der systematischen Distraktoren kann unterschieden werden, ob die Subjektzuordnung zum Hauptsatz (unterschieden nach Akkusativ und Dativ) oder die Relativsatzzuordnung beim Passivsatz gelingt. Die Differenzierung der Standardwerte nach Schulformen ist sehr nützlich.

Linguistische Sprachstandserhebung – Deutsch als Zweitsprache – LiSe-DaZ

Autoren Schulz und Tracy (2011)

Altersbereich Kinder mit Deutsch als Zweitsprache (DaZ) von 3;0 bis 7;11 Jahre und bis zu 71 Kontaktmonate mit der deutschen Sprache sowie Kinder mit Deutsch als Muttersprache (DaM) von 3;0 bis 6;11 Jahre

Aufbau
Rezeptive Untertests:
- Verstehen der Verbbedeutung (prozessorientierte vs. endzustandsorientierte Verben)
- Verstehen von W-Fragen
- Verstehen von Negationen

Weitere Untertests:
- Satzklammer
- Subjekt-Verb-Kongruenz
- Wortklassen
- Kasus

Material Das Handbuch ist sehr informativ und enthält auch Tipps zur Förderung von Kindern mit DaZ. Die ausgewählten Untertests und Items werden theoretisch genau begründet und in Bezug gesetzt zu Forschungsergebnissen aus den Bereichen Mehrsprachigkeit und (spezifische) Sprachentwicklungsstörungen. Ein sprachwissenschaftliches Grundlagenwissen ist für die Lektüre des Handbuchs und die Anwendung des Tests notwendig. Das Bildmaterial ist ansprechend. Die Handpuppe, die für die Durchführung einiger Untertests vorgesehen ist, wird mitgeliefert.

Durchführung Die Durchführung der rezeptiven Untertests dauert ca. 15 Minuten. Bei einigen Untertests kommt eine Handpuppe, die Schnecke „Fini", zum Einsatz. Genutzt werden Bildbeschreibungen und -betrachtungen mit anschließenden Ja-/Nein-Fragen (sogenannte Wahrheitswertaufgaben) zur Überprüfung des Verbverstehens und des Verstehens von Negationen bzw. mit anschließenden W-Fragen zur Überprüfung des Verstehens von Fragepronomen. In der Auswertung wird beim Verstehen von W-Fragen, genau wie in der PDSS (Kauschke und Siegmüller 2010) danach unterschieden, ob das Kind mit dem richtigen Satzteil antwortet (also das Fragepronomen versteht), mit einem anderen Satzteil antwortet, mit „Ja" oder „Nein" antwortet oder eine andere Antwort gibt. Überprüft werden die Pronomen „wer", „wann", „womit", „wen" und „wem".

Beispiele

Untertest Verstehen der Verbbedeutung
- Testleiter: Diese Frau hatte eine Dose. Guck, da ist ihre Hand, und hier ist die Dose. Und dann …
- Handpuppe: Hast sie sie aufgemacht?
- Testleiter: Diese Frau hatte ein Blatt Papier. Guck, das ist ihre Hand, und hier ist das Blatt Papier. Und dann …
- Handpuppe: Hat sie gemalt?

Untertest Verstehen von Negationen
- Testleiter: Guck mal, hier sind ein Junge, eine Wiese und ein Baum.
- Handpuppe: Der Junge liegt auf der Wiese.
- Testleiter: Stimmt das?

Untertest Verstehen von W-Fragen
- Die Kinder halten Luftballons in der Hand. Sie wollen jetzt nach Hause gehen. Was halten die Kinder in der Hand?
- Der Hund will dem Jungen den Ballon wegnehmen. Er schleicht sich von hinten heran und schnappt gleich nach der Schnur. Wem will der Hund den Ballon wegnehmen?

Gütekriterien Die Normierung erfolgte anhand einer Stichprobe von 912 Kindern (609 mit DaZ und 303 mit DaM).

Die Durchführungs-, Auswertungs- und Interpretationsobjektivität sind bei ausreichender Einarbeitung (Verständnis des sprachwissenschaftlichen Hintergrundes, Umgang mit der Handpuppe) gegeben. Die interne Konsistenz (Cronbachs Alpha) beträgt für die Drei- bis Sechsjährigen in der DaZ-Gruppe zwischen $\alpha = 0{,}47$ bis $\alpha = 0{,}73$ bzw. für die DaM-Gruppe $\alpha = 0{,}45$ bis $\alpha = 0{,}74$. Die nicht immer zufriedenstellende Reliabilität wird mit der Bandbreite an sprachlichen Items (z. B. verschiedene Fragepronomen, die auch ein unterschiedliches Erwerbsalter haben) bzw. Deckeneffekten bei den DaM-Kindern (LiSe-DaZ hat die DaZ-Gruppe im Fokus) schlüssig begründet. Sowohl in der DaZ- als auch in der DaM-Gruppe zeigen sich deutliche Korrelationen zwischen den Testergebnissen und dem Alter bzw. der Deutschkontaktdauer der Kinder. Somit erweist sich LiSe-DaZ als alters- und entwicklungssensitiv. Die divergente Validität konnte anhand eines Vergleichs der Ergebnisse von sprachunauffälligen und spezifisch sprachentwicklungsgestörten DaM-Kindern belegt werden: Die sprachentwicklungsgestörten Kinder erreichten in allen drei rezeptiven Untertests deutlich niedrigere Werte. Eine Extremgruppenvalidierung mit DaZ-Kindern steht noch aus. Die Einarbeitung in LiSe-DaZ ist aufwändig, die Durchführung zeitlich angemessen, die Auswertung erfordert wiederum einen gewissen Aufwand bzw. eine gute Kenntnis des Verfahrens.

Bewertung Das Besondere an LiSE-DaZ ist, dass sie sowohl für deutschsprachige Kinder im Alter von

3;0 bis 6;11 als auch für Kinder mit Deutsch als Zweitsprache im Alter von 3;0 bis 7;11 Jahren – zusätzlich differenziert nach Deutschkontaktdauer – einsetzbar ist. Empfohlen wird, LiSE-DaZ ab dem siebten Kontaktmonat mit dem Deutschen durchzuführen. Die Durchführung erfordert linguistisches Grundlagenwissen bei der Einarbeitung und Anwendung sowie pädagogisches Geschick bei der Durchführung, wenn die Handpuppe zum Einsatz kommt. Sehr positiv hervorzuheben sind die sprachwissenschaftliche Fundierung, die psychometrische Absicherung (die in einigen Aspekten, z. B. Retest-Reliabilität oder Extremgruppenvalidierung bei DaZ-Kindern, noch ausbaufähig ist) sowie die Möglichkeit, Förderziele – auch im Bereich Sprachverstehen – insbesondere für Kinder mit DaZ abzuleiten. Ebenso wird klar darauf verwiesen, dass bei Kindern mit DaM, die in LiSe-DaZ ein unterdurchschnittliches Ergebnis erreichen, eine sprachtherapeutische Abklärung notwendig ist. Insgesamt ist LiSe-DaZ ein sehr empfehlenswertes Verfahren und im deutschsprachigen Raum zurzeit auch das einzige Verfahren, für das Normwerte für bilinguale Kinder vorliegen.

LOGwords

Autoren Günthert und Brunner (2010)
Neben der für Sprachtherapeuten konzipierten Vollversion LOGwords PRO PLUS werden auch folgende verkürzte Versionen angeboten: LOGword PRO (für Heilpädagogen, Psychologen, Pädiater und Linguisten), LOGwords ELEMENTS (für Lehrkräfte ab Grundschule) und PiccoLOG (für Erzieher).

Altersbereich 5 bis 18 Jahre

Aufbau
Rezeptive Untertests:

- Wortschatz passiv
- Sprachverständnis 1 (Satzverstehen)
- Sprachverständnis 2 (Satzverstehen)

Diese rezeptiven Untertests sind aufgrund der computerunterstützten Durchführung in 16 verschiedenen Sprachen durchführbar, und zwar neben Deutsch auch in: Französisch, Italienisch, Englisch, Spanisch, Portugiesisch, Brasilianisch, Serbisch, Bosnisch, Albanisch, Kurdisch, Türkisch, Russisch, Polnisch, Griechisch und Tamilisch. Die Instruktionen wurden in der jeweiligen Sprache von Muttersprachlern aufgezeichnet und sind in der Software hinterlegt.

Weitere Untertests: Phonetik, phonologische Prozesse, Wortfindung, aktiver Wortschatz, semantische und morphologische Auffälligkeiten, Sinnverständnis und narrative Kompetenz (Bildergeschichten legen und erzählen), Nachsprechen von Sätzen, selektive Aufmerksamkeit, auditive Differenzierung, Speicherung, Sequenzierung, phonologische Bewusstheit, Figur-Grund-Hören, visuelle Differenzierung, Speicherung und Visumotorik, Figur-Grund-Sehen, Raumlage, Formkonstanz, Raumplanung und Visumotorik, Motorik und Mundmotorik.

Material Das Verfahren wird komplett computergestützt durchgeführt. Die grafischen Darstellungen sind sehr ansprechend und zum Teil animiert, was die Motivation zur Durchführung erhöhen kann.

Durchführung
Untertest Wortschatz passiv
Für das Bildauswahlverfahren werden 30 Nomen und 8 Verben mit jeweils zwei Ablenkern angeboten.

Beispiele	
Untertest Wortschatz passiv	
Zielitem:	Blatt
Ablenker:	Baum, Brett
Untertest Sprachverstehen 1	
Auf einem Wimmelbild soll zu einem vorgesprochenen Satz das entsprechende Detail gefunden werden.	
Zielsatz:	Das Segelboot ist weiß.
Ablenker:	Das gesamte Wimmelbild, u. a. mit einem anderen Boot und einem Schild mit einem weißen Segelboot.
Untertest Sprachverstehen 2	
Aus vier vorgegebenen Sätzen soll die Äußerung herausgesucht werden, die am besten zu einem vorgegebenen animierten Bild passt. Es handelt sich also nicht wie sonst üblich um ein Bildauswahlverfahren, sondern um ein Satzauswahlverfahren.	
Zielitem:	Das Pferd wird vom Reiter gestreichelt.

Ablenker:	Der Reiter wird vom Pferd gefüttert. Die Pferde werden von den Reitern gefüttert. Das Pferd wird vom Reiter gefüttert.

Gütekriterien Das Verfahren wurde anhand einer Stichprobe von 1.000 Kindern normiert. Die Fremdsprachigkeit der Kinder wird nicht näher differenziert nach Kontaktmonaten im Deutschen, sukzessiver oder simultaner Erwerb. Die Objektivität bei den rezeptiven Untertests kann aufgrund der Durchführung am Computer angenommen werden. Es treten, insbesondere bei den deutschsprachigen Kindern, erhebliche Deckeneffekte auf. Zu weiteren Testgütekriterien werden keine Aussagen geliefert.

Bewertung Aufgrund der nicht erfüllten Testgütekriterien sollte der „Sprachstandserhebungstest" keinesfalls als differenzialdiagnostisches Verfahren eingesetzt werden. Auch die sprachliche Konzeption, z. B. die Auswahl der Ablenker bei den rezeptiven Untertests, ist nicht immer nachvollziehbar. Sehr positiv hervorzuheben ist hingegen der Versuch, ein Diagnostikverfahren zu entwickeln, das die Möglichkeiten der Informations- und Kommunikationstechnologie professionell nutzt.

Sprachentwicklungstest für zweijährige Kinder – SETK-2

Autorin Grimm (2000)

Altersbereich 2;0–2;11 Jahre

Aufbau
Rezeptive Untertests:
- Wortverstehen
- Satzverstehen

Im Untertest zum Wortverstehen werden neun Substantive angeboten mit jeweils drei Ablenkern, die in semantischer Relation zum Zielitem stehen. Der Untertest zum Satzverstehen überprüft acht Sätze mit jeweils drei Distraktoren. Die Testaufgaben verlangen jedoch weniger syntaktisches Dekodieren, sondern eher das Verstehen von Subjekt- und Verbbedeutung im Satz. Bis auf die Sätze 2, 6, 7 und 8, in denen drei Präpositionen bzw. eine Negation abgefragt werden, handelt es sich also eher um lexikalisches Dekodieren.
Weitere Untertests:
- Wortproduktion
- Satzproduktion

Material Das Manual ist informativ und gut lesbar. Die Bildkarten sind sehr ansprechend und robust.

Durchführung Beide rezeptiven Untertests werden im Bildauswahlverfahren durchgeführt und dauern in der Durchführung wenige Minuten.

Beispiele	
Untertest Wortverstehen	
Zielitem: Messer	Ablenker: Schere, Löffel, Gabel
Untertest Satzverstehen	
Zielitem:	Die Kinder sitzen unter dem Tisch.
Ablenker:	Die Kinder sitzen auf, neben oder an dem Tisch.
Zielitem:	Das Mädchen schreibt.
Ablenker:	Das Mädchen liest, sitzt, geht.

Gütekriterien Die Normierungsstichprobe des SETK-2 setzt sich aus 283 Kindern zusammen. Durchführungs-, Auswertungs- und Interpretationsobjektivität sind aufgrund der klaren Instruktionen bei den rezeptiven Untertests gegeben. Die Reliabilität (nach Cronbachs Alpha) wird mit $\alpha = 0{,}70$ für den Untertest Wortverstehen und $\alpha = 0{,}56$ für den Untertest Satzverstehen angegeben, wobei hier für die jüngere Altersgruppe lediglich ein Wert von $\alpha = 0{,}28$ erreicht wird. Die Testergebnisse korrelieren hochsignifikant mit dem Alter der Kinder. Die rezeptiven Untertests des SETK-2 sind also entwicklungssensitiv und verfügen über eine gute Konstruktvalidität. Die Kriteriumsvalidität der rezeptiven Untertests zeigt sich in den Korrelationen der Ergebnisse mit der Stellung in der Geschwisterreihe. Erwartungsgemäß erreichen Erstgeborene höhere Werte als später geborene Kinder. Interessant sind auch die deutlichen Unterschiede in den Testergebnissen von Frühgeborenen im Vergleich zu Termingeborenen, welche die Signifikanzgrenze jedoch knapp verfehlen. Die rezeptiven Untertests des SETK-2 erfordern für Einarbeitung, Durchführung und Auswertung einen angenehm geringen Zeitaufwand.

Bewertung Der SETK-2 ermöglicht eine auch für Zweijährige kindgerechte und zuverlässige Differenzialdiagnose, ob das Wortverstehen im Vergleich zu anderen Zweijährigen altersgemäß entwickelt ist. Als einziger standardisierter Test für Zweijährige ist er somit sehr zu empfehlen. Late Talker, die im Untertest zum Wortverstehen ein unterdurchschnittliches Ergebnis erzielen, haben ein wesentlich größeres Risiko für eine Sprachentwicklungsstörung als Late Talker mit isoliert expressiven Wortschatzdefiziten (Schlesiger 2009). Eine Ableitung von konkreten Therapiezielen ist jedoch nicht möglich. Der Untertest zum Satzverstehen ist in der Altersgruppe der 2;0- bis 2;5-Jährigen nicht reliabel und somit erst ab einem Entwicklungsalter von 2;6 Jahren zu empfehlen.

Sprachentwicklungstest für drei- bis fünfjährige Kinder – SETK 3–5

Autor Grimm (2. Auflage 2010)

Altersbereich 3;0 bis 5;11 Jahre

Aufbau
Rezeptive Untertests:
- Satzverstehen

Weitere Untertests:
- Enkodieren semantischer Relationen
- Morphologische Regelbildung (Pluralbildung)
- Phonologisches Arbeitsgedächtnis für Nichtwörter
- Gedächtnisspanne für Wortfolgen
- Satzgedächtnis (Nachsprechen von Sätzen)

Material Das Manual ist gut lesbar. Alle Materialien, auch für das Objektmanipulationsverfahren, sind im Testkoffer enthalten.

Durchführung Bei Dreijährigen kommen neun Bildkarten (die z. T. auch schon im SETK-2 Verwendung finden) und zehn Manipulationsaufgaben zum Einsatz, bei den Vier- bis Fünfjährigen werden ausschließlich Manipulationsaufgaben durchgeführt. Das Bildauswahlverfahren bietet pro Zielitem jeweils drei Ablenker. Die Testsätze enthalten die Präpositionen „unter“, „in“, „im“ und „auf“ sowie zwei Negationen. Die Testsätze 1, 4 und 9 verlangen, genau wie einige Sätze aus dem SETK-2, nicht syntaktisches, sondern lexikalisches Dekodieren.

Beispiele	
Zielitem:	Der Mann schiebt das Pferd.
Ablenker:	Der Mann lehnt sich an das Pferd, der Mann reitet oder steht vor dem Pferd.
Zielitem:	Der Löffel ist auf der Kiste.
Ablenker:	Der Löffel ist neben, hinter oder unter der Kiste.

Die Manipulationsaufgabe für Dreijährige beinhaltet das Verstehen von Komparativ und Farben, Relativsätzen, Präpositionen, Temporal- und Kausalsätzen sowie einer Aufforderung. Der Temporal- und der Kausalsatz können nur durch syntaktisches Dekodieren und nicht anhand von Verständnisstrategien entschlüsselt werden.

Beispiele	
Zielitem:	Gib mir die Kiste, nachdem du einen Knopf reingelegt hast.
Zielitem:	Zeig mir: Der Sack fällt runter, weil du ihn mit einem Stift angestoßen hast.

Die Manipulationsaufgaben für Vier- bis Fünfjährige beinhalten zusätzlich noch Negationen sowie Relativsätze, bei denen allein der Artikel Agens und Patiens der Handlung anzeigt.

Beispiele	
Zielitem:	Gib mir einen Knopf, der nicht auf der Kiste liegt.
Zielitem:	Zeig mir: Den Stift, der kürzer ist, stößt der lange Stift.

Gütekriterien Die Normierungsstichprobe des SETK 3–5 setzt sich aus 495 Kindern zusammen. Die Durchführungsobjektivität ist gegeben, hier helfen insbesondere auch die Zeichnungen im Protokollbogen zur Anordnung der Gegenstände beim Objektmanipulationsverfahren. Auswertungs- und Interpretationsobjektivität unterliegen den üblichen Problemen beim Objektmanipulationsverfahren (➤ Kap. 2.1.2). Die Reliabilität (nach Cronbachs Alpha) hat im Untertest zum Satzverstehen zwischen den einzelnen Altersgruppen Werte von $\alpha = 0{,}71$ bis $\alpha = 0{,}82$. Die Drei- bis Fünfjährigen zeigen bei den insgesamt acht gemeinsamen Items des Untertests zum Satzverstehen signifikant unterschiedliche Leistungen, was als Beleg für die Konstruktvalidität gewertet werden kann. In der Gruppe der Fünfjährigen zeigt sich jedoch nur noch eine geringe Alterssensitivität. Die Kriteriumsvalidität des Untertests zum Satzverstehen zeigt sich in der Korrelation der Ergebnisse mit dem Bildungsstand der Mütter.

Bewertung Der SETK 3–5 ermöglicht eine zuverlässige Differenzialdiagnose bezüglich des syntaktischen Dekodierens. Positiv hervorzuheben sind die an die unterschiedlichen Altersstufen angepassten Aufgabenstellungen, die einfachen und doch sehr genauen Durchführungsanweisungen (hier insbesondere die Anordnung des Materials in der Manipulationsaufgabe), das anschauliche und praxistaugliche Material (große bunte Bilder auf wasserabweisendem Karton), die benutzerfreundliche Auswertung sowie die zeitökonomische Durchführung. Interessant ist zudem die Möglichkeit, das Satzverständnis mit auditiven Gedächtnisleistungen zu vergleichen.

Patholinguistische Diagnostik bei Sprachentwicklungsstörungen – PDSS

Autoren Kauschke und Siegmüller (2010), 2. standardisierte Auflage

Altersbereich 2;0 bis 6;11 Jahre

Aufbau Die PDSS enthält 23 Untertests, davon acht Untertests zum Wort- bzw. Satzverstehen bzw. mit rezeptiven Anteilen:

- Phonologie: Lautbefund, Phonemdifferenzierung, Wortbetonung und -strukturen, Mundmotorik
- Semantik/Lexikon: Wortproduktion Nomen, Wortproduktion Verben, Wortproduktion Adjektive/Farben, Wortproduktion Präpositionen, Begriffsklassifikation, Wortverständnis Nomen, Wortverständnis Verben, Wortverständnis Adjektive, Wortverständnis Farbadjektive, Wortverständnis Präpositionen
- Grammatik: Verständnis syntaktischer Strukturen, Verständnis von W-Fragen, Satzproduktion zu Situationsbildern, Bildgeschichte, Produktion des obligatorischen Artikels vor Unika, Produktion von Kasusmarkierungen im Akkusativ, Produktion von Kasusmarkierungen im Dativ, Produktion von Pluralmarkierungen

Material Das Manual bietet sehr viele Hinweise für die qualitative Auswertung. Die Bildkarten sind anschaulich und liebevoll gestaltet.

Durchführung Das Bildmaterial von der ersten Auflage hat sich in der zweiten Auflage nicht geändert, sodass die Normwerte auch für die erste Auflage gelten.

Die Untertests zum Wortverstehen werden anhand des Bildauswahlverfahrens durchgeführt. Zu den jeweils 20 Zielitems in den Untertests *Wortverständnis Nomen* und *Wortverständnis Verben* wird pro Item ein semantisch enger und ein semantisch weiter Ablenker angeboten.

Beispiele	
Zielitem: Fisch	Ablenker: Frosch, Krokodil
Zielitem: Pfau	Ablenker: Strauß, Krähe
Zielitem: sitzen	Ablenker: liegen, hängen
Zielitem: tauchen	Ablenker: surfen, Schlittschuh fahren

In dem Untertest *Wortverständnis Adjektive* sieht das Kind acht Personen bzw. sechs Objekte mit bestimmten Merkmalen. Die Distraktoren sind also weniger streng kontrolliert. Das Gleiche gilt für das Verständnis von Farbadjektiven.

Beispiele	
Zielitem:	Wo ist jemand dick?
Zielitem:	Wo ist etwas spitz?

Der Untertest *Wortverständnis Präpositionen* überprüft sieben Präpositionen mit jeweils zwei anderen Präpositionen als Ablenker.

Beispiele	
Zielitem: auf	Ablenker: unter, neben
Zielitem: zwischen	Ablenker: vor, hinter

Der Untertest *Begriffsklassifikation* enthält auch Aufgaben zum Verstehen von Oberbegriffen sowie zum Klassifizieren von Hyponymen des jeweiligen Oberbegriffs. Im ersten Schritt wird dem Kind eine Abbildung mit einer Sammlung von Oberbegriffen vorgelegt.

Beispiel	
Zielitem:	Zeig mir das Spielzeug? Wo ist das Spielzeug?

Versteht das Kind die Oberbegriffe, werden ihm Fotos mit Hyponymen des Oberbegriffs sowie Ablenker aus nahestehenden semantischen Feldern bzw. mit thematisch verwandten Begriffen vorgelegt.

Beispiel	
Zielitem:	Gib mir alle Kleidungsstücke.
hochfrequente Zielitems:	Hose, Pullover
niedrigfrequente Prüfwörter:	Hemd, Weste, Handschuh, Socken
Ablenker aus nahestehendem semantischem Feld:	Handtuch, Regenschirm
thematisch verwandte Ablenker:	Kleiderbügel, Bügeleisen, Fuß

Die qualitative Auswertung erfolgt nach den Fragestellungen: Versteht das Kind die Oberbegriffe? Welche Art von Ablenkern wählt das Kind, d. h. liegt die Schwierigkeit darin, Kategorien zu bilden und thematisch assoziierte Begriffe abzugrenzen (Störung im Aufbau semantischer Felder) oder kommt es vermehrt zu Unter- oder Übergeneralisierungen (Störung in der Abgrenzung semantischer Felder)?

Der Untertest *Verständnis von syntaktischen Strukturen* überprüft anhand des Objektmanipulationsverfahrens fünf Aussagesätze unterschiedlicher Komplexität, einen Relativsatz, einen Passivsatz und zwei vorzeitige Temporalsätze. Untersucht wird, ob die richtigen Figuren ausgewählt wurden (Aktantenrealisierung), die korrekten Handlungen dargestellt werden (Handlungsrealisierung) und ob die Figuren die vorgegebene Rolle einnehmen (Vergabe der thematischen Rollen) sowie das Verständnis von Vorzeitigkeit. Die Auswertung erfolgt entsprechend qualitativ.

Beispiele	
Zielitem:	Den Jungen kitzelt die Frau.
Zielitem:	Die Frau streichelt dem Vogel den Kopf.
Zielitem:	Bevor der Hund frisst, legt sich die Frau hin.

Der Untertest *Verständnis von W-Fragen* überprüft das Verstehen des Satzvorfeldes (das Fragepronomen steht immer an erster Position) sowie das Verstehen von Fragepronomen. Zu 16 Bildern wird dem Kind eine kurze Geschichte (zwei bis drei Sätze) vorgegeben und anschließend eine Frage gestellt.

Beispiel
Jan und Peter spielen im Garten Fußball. Jan hat schon zwei Tore geschossen. Er freut sich. Frage: Wo spielen Jan und Peter Fußball?

Die qualitative Auswertung erfolgt nach folgenden Fragestellungen: Welche Fragepronomen wurden verstanden? Welche Falschantworten wurden gegeben? Gehäufte Ja-/Nein-Antworten deuten auf einen syntaktischen Störungsschwerpunkt hin, d. h. das syntaktische Entwicklungsalter von 2;6 Jahren wurde noch nicht erreicht. Antworten mit falschen Konstituenten deuten auf ein fehlendes Verstehen von Fragepronomen hin. Passt die Antwort zwar zum Fragepronomen, stellt aber keinen inhaltlichen Bezug zur Frage dar, können sich hier Einschränkungen im Textverstehen oder in der Merkfähigkeit zeigen, da das Kind keinen Bezug auf die gegebenen sprachlichen Informationen nimmt.

Gütekriterien Die Normierung erfolgte anhand einer Stichprobe von 450 sprachunauffälligen und 150 sprachauffälligen Kindern. Die Durchführungs-, Auswertungs- und Interpretationsobjektivität ist für die quantitativen Testteile gegeben. Auch in Bezug auf die qualitativen Testteile sind Durchführungs-, Auswertungs- und Interpretationskriterien detailliert beschrieben. Die Reliabilität (Cronbachs Alpha) beträgt bei den rezeptiven Untertests zwischen $\alpha = 0{,}59$ und $\alpha = 0{,}9$. Die Validität wurde anhand verschiedener Prozeduren berechnet. Die mäßigen bis hohen Korrelationen der einzelnen Untertests untereinander sowie der Untertests zum Wortverständnis Nomen und Verben und des Untertests zum Verständnis von W-Fragen mit dem SETK-2 (Grimm 2000) und TROG-D (Fox 2006) sind ein Zeichen für die Konstruktvalidität. Ebenso zeigen sich Alterseffekte in den Subtests sowie signifikante Unterschiede zwischen den Gruppen der sprachauffälligen und sprachunauffälligen Kinder. Die Einarbeitung in die Durchführung und insbesondere der qualitativen Auswertung setzt seitens der Diagnostikerin ein hohes Engagement voraus. Die Durchführung lässt sich, da Untertests auch einzeln angeboten werden können, individuell an die Ressourcen des Kindes anpassen.

Bewertung Mit der PDSS liegt ein linguistisch sehr fundiertes Testverfahren vor, das sich insbesondere durch die qualitativ sehr genauen Diagnosemöglichkeiten im Wortverstehen für Substantive, Verben, Adjektive, Präpositionen und Fragepronomen auszeichnet. Hier lassen sich sofort exakte Therapieziele ableiten. Auch die Möglichkeit, das Verstehen von Oberbegriffen und die semantische Begriffsklassifikation zu diagnostizieren, erweist sich für die therapeutische Intervention als sehr hilfreich. Die Ebene des Sazverstehens lässt sich dagegen nur sehr oberflächlich bearbeiten. Die Standardisierung im Rahmen der 2. Auflage erhöht die Qualität und Wichtigkeit der PDSS in der Diagnostik des Sprachverstehens, insbesondere im Bereich Wortverstehen, noch weiter.

Sprachstandserhebungstest für Kinder im Alter zwischen 5 und 10 Jahren – SET 5–10

Autoren Petermann et al. (2010)

Altersbereich 5;0–10;11 Jahre

Aufbau

Rezeptive Untertests:

- „Handlungssequenzen" zum Satzverstehen
- Textverstehen

Im Untertest zum Satzverstehen werden hauptsächlich verschiedene Präpositionen und Nebensätze überprüft. Der Untertest zum Textverstehen überprüft eher faktisches Informationswissen als Inferenzziehung.

Weitere Untertests:

expressiver Wortschatz, Benennung semantischer Relationen, visuelle Verarbeitungsgeschwindigkeit, Bildergeschichte, Satzbildung, Singular-Plural-Bildung, Korrektur von inkorrekten Sätzen sowie Arbeitsgedächtnis

Material Das Handbuch ist sehr übersichtlich gestaltet. Für den Untertest zum Satzverstehen werden weitere Spielfiguren benötigt.

Durchführung Der Untertest zum Satzverstehen wird mittels des Objektmanipulationsverfahrens durchgeführt. Der Untertest zum Textverstehen nutzt Multiple-Choice-Fragen als Format.

Beispiele	
Untertest Handlungssequenzen	
Zielitem:	Die Kuh und die Ente verstecken sich hinter dem Baum.
Zielitem:	Der Junge zeigt auf das Schaf, das den Hund umschubst.
Untertest Textverstehen	
Simon ist krank. Er hat Fieber und muss immer wieder husten. Mama sagt, dass Simon heute im Bett bleiben muss. Darüber ärgert sich Simon. Er möchte zu seinen Freunden nach draußen und im Sandkasten Burgen bauen oder mit den anderen Kindern Verstecken spielen. Stattdessen bringt seine Mama ihm heißen Tee ans Bett und liest ihm Geschichten vor. So kann Simon sich ausruhen und schnell wieder gesund werden.	
Frage:	Simons Mutter pflegt ihn, a. damit er sich schnell von seiner Krankheit erholt. b. damit er bald wieder Fußball spielen kann. c. weil sie gerne Geschichten vorliest.

Gütekriterien Die Normierung wurde an einer Stichprobe von 1.052 Kindern vorgenommen. 17 % dieser Kinder wachsen nach Angaben der Eltern mehrsprachig auf. Die Durchführungs-, Auswertungs- und Interpretationsobjektivität ist für den Untertest zum Textverstehen gegeben. Beim Untertest zum Satzverstehen sind die beim Objektmanipulationsverfahren beschriebenen Fehlerquellen (➤ Kap. 2.1.2) zu erwarten. Die interne Konsistenz des Untertests zum Satzverstehen hat einen Wert von $\alpha = 0{,}71$, der Untertest zum Textverstehen bei den Fünf- bis Sechsjährigen von $\alpha = 0{,}62$ bzw. bei den Sieben- bis Zehnjährigen von $\alpha = 0{,}61$ (jeweils Cronbachs Alpha). Einarbeitung, Durchführung und Auswertung sind mit wenig Aufwand durchführbar.

Bewertung Der SET 5–10 ist der einzige standardisierte und normierte Test, mit dem eine Abklärung des Textverstehens möglich ist, allerdings ohne dass die Fähigkeit zur Inferenzziehung wirklich berücksichtigt wird. Der Fokus liegt hier eher auf der Merkfähigkeit in Bezug auf Faktenwissen. Der Untertest zum Satzverstehen liefert passend zur Zielsetzung eines Sprachstandserhebungstests eine erste differenzialdiagnostische Aussage, bietet jedoch keine Möglichkeit, Förderziele abzuleiten.

Wortschatz und Wortfindungstest für 6- bis 10-Jährige – WWT 6–10

Autor Glück (2. Auflage, 2011)

Altersbereich 5;6–10;11 Jahre

Aufbau Der WWT 6–10 enthält einen expressiven Wortschatztest, die Möglichkeit, diesen zu wiederholen, den gleichen expressiven Wortschatztest mit Abrufhilfen sowie einen Untertest zum rezeptiven Wortschatz. Die Langversion enthält 96 Items, die Kurzversion 40 Items. Die computerisierte Durchführung ermöglicht seit der 2. Auflage des WWT 6–10 eine Überprüfung des rezeptiven Wortschatzes auf Türkisch. Die Instruktionen werden vom Computer auf Türkisch gegeben und die Zielitems und Ablenker sind für das Türkische angepasst worden. Eine weitere Besonderheit der computergestützten Testung besteht darin, dass die Items, die das Kind expressiv korrekt benannt hat, rezeptiv nicht mehr erfragt werden. Diese adaptive Testung erspart Zeit bei gleichem Kenntnisgewinn. Unabhängig davon kann der rezeptive Untertest auch komplett – entweder in der Papierversion oder am Computer – durchgeführt werden.

Die Zielitems sind systematisch nach den Kriterien Häufigkeit, Erwerbsalter, Wortlänge (gemessen in Silbenanzahl), Wortart und semantischer Bereich ausgewählt. Die Ablenker im rezeptiven Untertest bestehen aus jeweils einem phonologischen, einem semantischen und einem nicht-relationierten Ablenker pro Item.

Material Das Handbuch ist sehr informativ. Das Bildmaterial besteht zum Großteil aus Fotografien und ist daher sehr ansprechend.

Durchführung Die Durchführung erfolgt im Bildauswahlverfahren. Die Langform des rezeptiven Untertests dauert ca. 15 Minuten, die Kurzform ca. 8 Minuten. Die Dauer der adaptiven Testung variiert in Abhängigkeit von den Ergebnissen des expressiven Wortschatztests.

Beispiel	
Zielitem:	Zeige auf Ellenbogen.
Ablenker:	Fuß, Regenbogen, Musikinstrumente

Gütekriterien Die Normierung erfolgte anhand einer Stichprobe von 973 Kindern. Da der rezeptive Wortschatztest des WWT 6–10 als Ergänzung zum expressiven Wortschatztest konstruiert wurde, ist das Schwierigkeitsniveau zu gering. Die Rohwerte des rezeptiven Untertests sind nicht normalverteilt und weisen Deckeneffekte auf, weshalb lediglich Prozentränge angegeben werden. Im Manual wird darauf hingewiesen, dass bei wortschatzschwachen Kindern oder bei Kindern mit Deutsch als Zweitsprache dennoch eine gute Einschätzung des rezeptiven Wortschatzes vorgenommen werden kann. Die Durchführungs-, Auswertungs- und Interpretationsobjektivität ist in der deutschen Version aufgrund der klaren Instruktionen und ausführlichen Erläuterungen im Manual gegeben. In der türkischen Version des rezeptiven Untertests ist die Objektivität eingeschränkt, wenn der Test von einem Nicht-Muttersprachler durchgeführt wird. Dies wird aber zugunsten der Möglichkeit, überhaupt eine Einschätzung des Wortschatzes im Türkischen vornehmen zu können, in Kauf genommen. Die Reliabilität des rezeptiven Wortschatztests variiert je nach Altersgruppe zwischen $\alpha = 0{,}77$ und $\alpha = 0{,}92$ in der Langform sowie $\alpha = 0{,}45$ und $\alpha = 0{,}82$ in der Kurzform (jeweils Cronbachs Alpha) und ist somit als mittel bis gut zu bezeichnen. Die Konstruktvalidität wird durch die altersabhängigen Unterschiede in den Ergebnissen (des WWTexpressiv mit adaptiver Durchführung des WWTrezeptiv) belegt. Als Anzeichen für die Kriteriumsvalidität konnte ein Zusammenhang zwischen den Ergebnissen (im WWTexpressiv mit adaptiver Durchführung des WWTrezeptiv) und dem Eltern- bzw. Lehrerurteil bzgl. einer früheren oder aktuellen Therapiebedürftigkeit bei Sprachentwicklungsstörung ermittelt werden. Für die türkischsprachige Durchführung des WWTrezeptiv liegen keine eigenständigen Normen vor. Die Ergebnisse können aber sowohl zum chronologischen Alter als auch zum Erwerbsalter des Deutschen in Verbindung gesetzt werden, sofern das Kind seit mindestens 5;6 Jahren Kontakt zur deutschen Sprache hat. Die Einarbeitung in die Durchführung setzt seitens der Diagnostikerin einiges an Zeit und Engagement voraus. Die Durchführung der Langversion ist für die jüngeren Kinder zum Teil eine Überforderung, kann aber durch den Einsatz der Kurzversion gut aufgefangen werden.

Bewertung Der WWT 6–10 bietet trotz der Einschränkungen in den Gütekriterien, auf die im Manual klar hingewiesen wird, als einziger Test im deutschsprachigen Raum die Möglichkeit, den rezeptiven Wortschatz für 5;6- bis 10-jährige Kinder auf Deutsch oder Türkisch zu erfassen und mit Normwerten zu vergleichen bzw. qualitative diagnostische Aussagen abzuleiten. Somit ist der WWTrezeptiv empfehlenswert und zurzeit alternativlos. Eine Erweiterung des WWTrezeptiv auf einen vollständigen eigenständigen Test mit höherem Schwierigkeitsniveau und separaten Normdaten für mehrsprachige Kinder wäre sehr wünschenswert.

2.2.3 Leitfaden: Standardisierte Tests und Untertests zur Diagnostik des Sprachverstehens

Der in ➤ Tab. 2.2 dargestellte Leitfaden ist so aufgebaut, dass jeder Test mit Altersbereich und Zielsetzung (nur Differenzialdiagnostik oder auch zusätzlich Förderdiagnostik) sowie linguistischer Ebene dargestellt ist. Angaben in Klammern bedeuten, dass dieser Bereich nur mit Einschränkungen durchführbar bzw. auswertbar ist. Die genaue inhaltliche Beschreibung der Tests findet sich in ➤ Kap. 2.2.1 und ➤ Kap. 2.2.2. Die genauen Bezugsquellen finden sich unter den Autorennamen im Literaturverzeichnis. Der Preis des jeweiligen Verfahrens lässt sich über die Homepage der Verlage einsehen.

Tab. 2.2 Leitfaden: Standardisierte Tests und Untertests zur Diagnostik des Sprachverstehens

Test	Autoren	Alter	Differenzialdiagnose	Förderdiagnose	Wortverstehen	Satzverstehen	Textverstehen
ETS 4–8	Angermaier 2008	4;0–8;11	x			x	
LiSe-DaZ	Schulz und Tracy 2011	3;0–7;11	x – auch bei Mehrsprachigkeit	x – auch bei Mehrsprachigkeit	x	x	
LTB-J	Barwitzki et al. 2008	15;0–17;11	x	x		x	
MSVK	Elben und Lohaus	5;0–6;11	x	(x)	x	x	
PDSS	Kauschke und Siegmüller 2010	2;0–7;11	x	x	x	(x)	
PPVT	Bulheller und Häcker 2003	ab 14;0	x		x		
SET 5–10	Petermann, et al. 2010	5;0–10;11	x			x	x
SETK-2	Grimm 2000	2;0–2;11	x		x	(x)	
SETK 3–5	Grimm 2010	3;0–5;11	x			x	
TROG	Fox 2006	3;0–10;11	x	x		x	
TSVK	Siegmüller et al. 2011	2;0–8;0	x	x		x	
WWT 6–10	Glück 2011	5;6–10;11	x	x – (auch auf Türkisch)	x		

Die genauen Strukturen, die in der Förderdiagnostik berücksichtigt werden können (z. B. Wortarten oder bestimmte grammatische Strukturen), werden im Leitfaden zur qualitativen Überprüfung (➤ Kap. 2.3.7) aufgelistet.

2.3 Qualitative Überprüfung rezeptiver Fähigkeiten

Der Einsatz standardisierter und normierter Tests reicht oft nicht aus, um im Einzelfall zu entscheiden, welche linguistischen Strukturen ein Kind rezeptiv beherrscht. Dieses diagnostische Wissen ist aber – wie in ➤ Kap. 2.1.1 bereits erklärt – von ausschlaggebender Bedeutung – nicht nur für die Therapie im Bereich des Sprachverstehens, sondern für den gesamten Therapieverlauf auch in der Modalität der Sprachproduktion.

MERKE

Zeichnen sich im Sprachprofil eines Kindes Wörter oder Sätze ab, über die es zwar rezeptive, aber noch keine produktive Kontrolle gewonnen hat, so lassen sich damit bestimmte Therapieziele begründen. Das Verstehen deutet an, dass sich diese Strukturen in „der Zone der nächsten Entwicklung" (➤ Kap. 2.1.1) befinden (Miller und Paul 1995; Olswang und Bain 1996). Hier können dann Therapiemethoden zum Einsatz kommen, welche die Sprachproduktion des Kindes verlangen, also z. B. das Evozieren/Elizitieren von bestimmten Wörtern, Satzteilen oder Sätzen durch zwingende Kontexte (z. B. in der Kontextoptimierung nach Motsch 2010) oder durch Antworten auf gezielte Fragen (z. B. im Late-Talker-Therapie-Konzept nach Schlesiger 2009). Wird eine bestimmte sprachliche Struktur jedoch weder produziert noch verstanden, so sind zunächst Methoden anzuwenden, mit deren Hilfe das Kind die jeweilige Bedeutung in vorstrukturierten Spielkontexten zunächst erfahren und dann verstehen kann (Miller und Paul 1995).

Das methodische Vorgehen in der Sprachverständnistherapie wird in ➤ Kap. 3 anhand von zahlreichen Beispielen und Materialvorschlägen detailliert veranschaulicht.

Folgende qualitative Diagnostikverfahren berücksichtigen auch das kindliche Sprachverstehen, werden aber nicht näher beschrieben, da sie sich nicht so sehr für den Einsatz in der sprachtherapeutischen Praxis eignen. Sie erfassen neben der Sprache auch andere Entwicklungsbereiche und eignen sich somit eher für die übergreifende Diagnostik in der Psychologie, Pädiatrie oder Kindertagesbetreuung:

- Entwicklungsbeobachtung und -dokumentation – EBD 3–48 (Petermann et al. 2008)
- Vademecum – Begleite mich (Schlienger 1988)

2.3.1 Methodisches Vorgehen in der qualitativen Diagnostik des Sprachverstehens

Der Vorteil informeller Diagnostiksituationen liegt in ihrer Flexibilität und Variabilität. Die informelle Überprüfung des Sprachverstehens lässt sich individuell auf die kindlichen bzw. jugendlichen Fähigkeiten und Interessen abstimmen. Selbstverständlich müssen aber auch informelle Prüfsituationen einer gewissen Kontrolle unterliegen, um nicht zu verfälschten Ergebnissen zu führen.

Im Vorfeld einer informellen Untersuchung des Sprachverstehens muss zunächst ein **Entwicklungsbereich** (z. B. Situationsverstehen oder Inferenzziehung beim Textverstehen) oder eine **linguistische Struktur** (z. B. bestimmte Wortarten oder Satzarten) festgelegt werden.

Die verwendeten **Zielitems** sind sorgfältig auszuwählen und zu kontrollieren, genauso wie die **Ablenker/Distraktoren.** Bei Bild- und Objektauswahlverfahren ist auf eine ausreichend große Auswahlmöglichkeit zu achten, wobei drei bis vier verschiedene Möglichkeiten, also das Zielitem plus zwei bis drei Ablenker, die Untergrenze darstellen, um die Ratewahrscheinlichkeit zu verringern. Je größer die Anzahl der Ablenker, desto höher ist die Verstehensleistung bei korrekter Ausführung der Aufgabe. Ebenso beeinflusst die Art der Ablenker den Schwierigkeitsgrad der Verstehensaufgabe. Je ähnlicher die Ablenker dem Zielitem sind, desto schwieriger ist die Differenzierung. Dies gilt für das Wortverstehen auf semantisch-lexikalischer und auch auf der phonologischen Ebene. Die engen Kontraste „Biene" vs. „Fliege" (semantischer enger Ablenker) bzw. vs. „Birne" (phonologischer Ablenker) sind wesentlich schwerer zu differenzieren und setzen ein besser gesichertes Wortverstehen voraus als die Kontraste

„Biene“ vs. „Elefant“ (semantisch weiter Ablenker) bzw. vs. „Fahrrad“ (nicht relationierter Ablenker). Für das Satzverstehen gilt ebenso, dass Sätze mit kontrastierenden Strukturen ein gesichertes Verstehen voraussetzen, wie z. B. Aktiv- vs. Passivsätze.

Der **Prüfmodus** richtet sich nach dem Alter des Kindes und nach praktischen Gegebenheiten. In Bezug auf das Wortverstehen ist es angebracht, mit dem Objekt- oder Bildauswahlverfahren (z. B. auch mit Fotos) zu arbeiten. Für das Satzverstehen ist der Prüfmodus des Objektmanipulationsverfahrens am pragmatischsten, weil es nicht einfach ist, Bilder zu konzipieren, die Sätze darstellen.

Aufgrund der fehlenden Vorgaben führt die **Auswertung** individuell erstellter Diagnostiksituationen leicht zu Fehlinterpretationen. Paul (1995) erachtet eine dreimalige korrekte Interpretation einer sprachlichen Struktur, die insgesamt viermal – in verschiedenen Kontexten – wiederholt wurde, als ausreichend, um ein Zufallsergebnis auszuschließen. So sollte z. B. die Präposition „neben“ in vier verschiedenen Objektmanipulationsaufgaben mindestens dreimal korrekt ausgeführt sein, damit von einem Verstehen der Präposition ausgegangen werden kann. Auf jeden Fall sollte vor der Prüfsituation ein Auswertungsblatt erstellt werden, in dem die Reaktionen des Kindes dokumentiert werden. Die Beobachtung während der Prüfsituation stellt ein wichtiges Hilfsmittel für eine angemessene Auswertung der Sprachverständnisleistung dar. Hier bieten sich Videoaufnahmen zur nachträglichen Auswertung an, da ggf. Verhaltensweisen festgehalten werden können, die das Ergebnis beeinflusst haben könnten.

Die **Interpretation** der informellen Prüfsituation stellt eine sehr schwierige Aufgabe dar. In der deutschsprachigen Literatur existieren nur vereinzelt Hinweise darauf, was ein Kind in welcher Entwicklungsstufe versteht (➤ Kap. 1.3). Aus diesem Grund sind informelle Verfahren auch nicht als Ersatz, sondern als notwendige Ergänzung zu standardisierten Tests zu verwenden. Gibt ein standardisierter Test Hinweise auf ein gestörtes Sprachverstehen in einem bestimmten Bereich, so können die Defizite und Ressourcen in diesem Bereich mithilfe von individuellen und informellen Prüfsituationen näher beschrieben werden.

Die Sichtweise des Sprachverstehens als multidimensionalen Prozess stellt einen hohen Anspruch an die Diagnostik. Neben der Fähigkeit des Dekodierens auf unterschiedlichen linguistischen Ebenen müssen auch Verständnisstrategien, also die Nutzung von kontextuellen und kommunikativen Hinweisen oder Weltwissen für die Interpretation einer Äußerung, mit erfasst werden. Die Kenntnis der Verständnisstrategien, die ein Kind nutzt, lässt häufig die Schlussfolgerung zu, *wie* ein Kind versteht, also welche innere Repräsentation es aufbaut, wenn es etwas nicht bzw. falsch versteht. Außerdem werden Text- und Diskursverstehen, also auch die Fähigkeit zur Inferenzbildung, untersucht. Für ältere Kinder bietet es sich zudem an, die metalinguistische Fähigkeit des Monitoring zu überprüfen.

2.3.2 Wortebene

Die individuelle und informelle Diagnostik ist insbesondere auf Wortebene absolut notwendig als Ergänzung zur standardisierten Testdiagnostik. Vorgegebene Tests können immer nur einen kleinen Ausschnitt aus dem individuellen Wortschatz eines Menschen abbilden, da der Wortschatz stark von persönlichen Erfahrungen abhängig ist und sich – im Unterschied zum phonologischen und grammatischen Regelwissen – kontinuierlich verändert (➤ Kap. 1.2). Für die Therapiezielfindung ist es unabdingbar, bestimmte Bereiche des Wortschatzes zu fokussieren und hier eine gezielte Überprüfung des Wortschatzes vorzunehmen. Im Folgenden werden Methoden und Verfahren zur Überprüfung des rezeptiven Wortschatzes erläutert.

Methoden

Im ersten Schritt der individuellen Diagnostik des rezeptiven Wortschatzes muss der zu überprüfende Bereich ausgewählt werden. Es muss die Entscheidung getroffen werden, ob **Inhaltswörter** oder **Funktionswörter** überprüft werden.

Verstehen von Inhaltswörtern

Für Kinder in der Ein- bis Dreiwortphase ist ein ausreichend großer Basiswortschatz, die sogenannte kritische lexikalische Masse, Voraussetzung für weitere sprachliche Entwicklungsschritte (Schlesiger 2009). Die Kenntnis von Substantiven, Verben und Adjektiven, die ein Kind entweder noch gar nicht versteht *oder* zwar versteht, aber noch nicht spricht, ermöglicht den Einsatz passgenauer Therapiemethoden. Bei Inhaltswörtern, die noch gar nicht verstanden werden, muss zunächst ein handlungsorientierter, spielerischer und mit hochfrequentem Sprachinput begleiteter Begriffsaufbau stattfinden (➤ Kap. 3.3.1). Bei Inhaltswörtern, die ein Kind zwar versteht, aber noch nicht spricht, kommen evozierende, sprachproduktionsorientierte Methoden zum Einsatz. Wichtig ist in diesem frühen Stadium des Wortschatzerwerbs, dass in der Ein- bis Zweiwortphase eher Substantive im Vordergrund stehen. Ab der späten Zweiwortphase sollte das Kind dann auch vermehrt Verben verstehen und nutzen, um wichtige grammatikalische Fortschritte (z. B. Subjekt-Verb-Kongruenz, Verbzweitstellung) zu ermöglichen.

Verstehen von Substantiven in der Einwortphase: „Gebe-Spiel"

Vorüberlegungen In der Einwortphase ist es wichtig, den Kindern Basisbegriffe und möglichst große Kontraste, also semantisch weite Ablenker, anzubieten. In diesem Alter sind Über- und Untergeneralisierungen im Wortschatz normal und es wäre (außer vielleicht in einer Hundezüchterfamilie) z. B. zu viel verlangt, den Pudel von einem Dackel zu differenzieren. In der Einwortphase sollte – sowohl in der Diagnostik als auch in der Therapie – also nie in einem semantischen Feld, sondern immer wortfeldübergreifend gearbeitet werden.

Zielitems z. B. Puppe/Auto/Banane/Hund/oder Ähnliches

Material Alltagsgegenstände und Spielzeug

Prüfmodus Objektauswahlverfahren

Durchführung Die Gegenstände werden dem Kind gegeben, sodass es zunächst die Möglichkeit hat, sich mit den Gegenständen zu beschäftigen. Bei der Erfragung der einzelnen Gegenstände ist dann Folgendes zu beachten, damit auch wirklich Wortverstehen, und nicht Situationsverstehen, überprüft wird:

- Nicht nach einem Gegenstand fragen, den das Kind gerade in der Hand hält.
- Nicht auf den Gegenstand schauen oder zeigen, der erfragt wird.
- Nicht immer den Gegenstand erfragen, der gerade in Reichweite des Kindes liegt.

Das Zielitem wird von der Diagnostikerin benannt, z. B. wie folgt: „XY (Name des Kindes), gib mir bitte ..." (die Puppe, das Auto, die Banane, den Hund oder Ähnliches). Die Aufforderung „Gib mir ...!" darf bei ganz jungen Kindern oder bei Kindern mit kognitiven Beeinträchtigungen durch eine Geste verdeutlicht werden, da es ja hier um die Überprüfung der Substantive geht.

Auswertung Jeder Gegenstand, der auf die Aufforderung hin gegeben oder zumindest vom Kind angeschaut wurde (nicht immer sind die Kinder bereit, „ihre" Spielsachen abzugeben), wird als richtig bewertet.

Interpretation Ein gesichertes Verstehen des Wortes kann vorausgesetzt werden, wenn der Gegenstand dreimal in unterschiedlichen Kontexten (z. B. in einer neuen Situation einige Minuten später mit anderen Repräsentanten des Zielitems und anderen Ablenkern) vom Kind gefunden wurde.

Anmerkungen Auch wenn ein Kind in der Einwortphase selbstverständlich „Wauwau" statt „Hund" sagen darf, nutzt der Diagnostiker und der Therapeut diese lautmalerischen Kindersprachbegriffe nicht, sondern redet von „Hund" und „Katze" etc. Bereits in diesem Alter sind Kinder gut in der Lage, „Hund" zu verstehen, obwohl sie selbst nur „Wauwau" sagen. Außerdem können auch phonologisch nahe Ablenker in diesem Alter bereits Probleme bereiten. So kann der Kontrast „Hut" und „Hund" schnell zur Verwechslung führen.

Verstehen von Verben in der Zwei- bis Dreiwortphase: „Bewegungs-Spiel"

Vorüberlegungen Bewegungsverben spielen im frühen Wortschatzerwerb eine wichtige Rolle und sind gut in die Diagnostik und Therapie zu integrieren. Für den frühen Aufbau des Verblexikons eignen sich insbesondere intransitive Verben.

Zielitems Der/die/das XY (Bezeichnung des Aktanten) schwimmt/fliegt/taucht/trinkt/isst/hüpft/sitzt/liegt/schläft/oder Ähnliches.

Material verschiedene dem Kind bekannte Aktanten, z. B. die Puppe, der (Teddy-)Bär, die Ente oder andere Tiere (z. B. Tierfiguren von Schleich), je nach Zielitem eine Schüssel mit Wasser, ein (Spielzeug-) Lebensmittel, ein Puppenmöbel-Stuhl, ein Puppenmöbel-Bett

Prüfmodus Objektmanipulationsverfahren

Durchführung Der Aktant oder die Aktanten sowie die möglicherweise benötigten Gegenstände werden dem Kind vorgestellt und es hat die Möglichkeit, sich mit diesen zu beschäftigen.

Das Zielitem wird von der Diagnostikerin benannt, z. B. wie folgt: „Die Ente schwimmt/fliegt/taucht/trinkt/isst/hüpft/sitzt/liegt/schläft/oder Ähnliches." Das gleiche Vorgehen kann mit der Puppe und dem Teddy wiederholt werden.

Auswertung Jede Handlung, die das Kind korrekt andeutet, wird als richtig bewertet.

Interpretation Ein gesichertes Verstehen des Wortes kann vorausgesetzt werden, wenn die Handlung dreimal in unterschiedlichen Kontexten (z. B. in einer neuen Situation einige Minuten später mit anderen Aktanten) vom Kind ausgeführt wurde.

Bemerkungen Da das Verb „fliegen" eine ungewöhnliche Handlung für die Puppe und den Teddybär ist, weigern sich manche Kinder, dies auszuführen. Dies kann als erstes Monitoring des Sprachverstehens gedeutet werden. Alternativ können auch andere Tierfiguren eingesetzt werden, z. B. ein Schwan, eine Gans oder Ähnliches. Wichtig ist, dass das Kind lediglich die Verben verstehen soll und die Aktanten in der jeweiligen Prüfsituation konstant gehalten werden.

Verstehen von Substantiven, Verben und Adjektiven im späteren Wortschatzerwerb: „Zeige-Spiel"

Vorüberlegungen Sobald das Kind Sätze mit einer Äußerungslänge von mindestens vier bis fünf Wörtern nutzt, kann der Wortschatzaufbau in enger abgegrenzten semantischen Feldern erfolgen. Es sollten nach Möglichkeit sowohl Substantive als auch Verben und Adjektive überprüft werden. Falls sich ein Defizit in einer bestimmten Wortart, z. B. im Verbwortschatz herausgestellt hat, kann hier auch der Schwerpunkt gelegt werden. In der individuellen Diagnostik des Wortverstehens sollten insbesondere therapierelevante Wörter bzw. Wortfelder berücksichtigt werden, also z. B. Wörter, die für den weiteren Therapieverlauf wichtig sind oder aber für das Kind eine lebenspraktische Bedeutsamkeit haben. In der Therapie oder Förderung von Menschen mit geistiger Behinderung kann es z. B. sinnvoll sein, verschiedene Haushalts- und Elektrogeräte, Werkzeuge oder Arbeitsvorgänge im Verstehen zu sichern, damit in der Werkstatt oder der Wohngemeinschaft das Zusammenarbeiten und Zusammenleben besser funktioniert. Für Vorschulkinder kann z. B. das Wortfeld „Schule" eine große Bedeutung haben. Für Schulkinder ist das Verstehen von solchen Wörtern wichtig, die im Unterricht erarbeitet und gebraucht werden. Hierzu gehören Begriffe aus Texten, aus dem Sachunterricht sowie mathematische Fachbegriffe.

Zielitems individuell auszuwählen (s. o.)

Material Gegenstände, Handlungen/Ereignisse/Vorgänge oder Zustände, die auf Foto- oder Bildkarten abgedruckt sind (➤ Kap. 3 oder z. B. Material aus dem Schubi- oder Prolog-Verlag).

Prüfmodus Bildauswahlverfahren

Durchführung Vor dem Kind oder Jugendlichen werden das Zielitem sowie mindestens drei Ablenker ausgelegt. Die Aufforderung lautet: „Zeig mir ...!"/oder „Wo ist ...?"

Auswertung Jedes Bild, das korrekt gezeigt wird, wird als richtig bewertet.

Interpretation Ein gesichertes Verstehen des Wortes kann vorausgesetzt werden, wenn das Wort auf vier unterschiedlichen Bildkarten mindestens dreimal richtig gezeigt wurde.

2

Verstehen von Funktionswörtern

Viele Funktionswörter werden auch in Zusammenhang mit qualitativen Verfahren auf Satzebene überprüft, z. B. in IVÜS von Endres und Baur (2000) (➤ Kap. 2.3.3). Im Folgenden soll ein qualitatives Verfahren zur Überprüfung des Verstehens von Präpositionen und von Pronomen vorgestellt werden.

Verstehen von Präpositionen: „Versteck-Spiel"

Vorüberlegungen Über die Entwicklung des Verstehens von Präpositionen im Deutschen ist wenig bekannt. Aus den Normwerten des TROG-D (Fox 2006) lässt sich grob ableiten, dass das Verstehen von leichten Präpositionen wie „in, auf" mit 4–5 Jahren und das Verstehen von schwierigeren Präpositionen wie „über, unter" mit 5–6 Jahren auch in der *bildlichen Darstellung* keine Probleme mehr bereiten sollte. Wahrscheinlich ist das Verstehen von Präpositionen beim Handeln mit konkreten Gegenständen, oder wenn es sich um die eigene Position des Kindes in Bezug auf Gegenstände handelt, z. B. beim Versteckspiel, einfacher.

Zielitems auf, in, hinter, neben, unter, vor

Material Elefant, Katze, Haus mit Eingangstür, um „vorne" und „hinten" deutlich zu unterscheiden

Prüfmodus Objektmanipulationsverfahren

Durchführung Vor dem Kind oder Jugendlichen wird das Material aufgebaut und benannt, um den verwendeten Wortschatz zu sichern. Die Präpositionen werden selbstverständlich nicht genannt. Die Zielsätze sind in ➤ Tab. 2.3 aufgeführt.

Auswertung ➤ Tab. 2.3 kann zur Auswertung genutzt werden.

Interpretation Ein gesichertes Verstehen der Präpositionen kann vorausgesetzt werden, wenn mindestens zwei fehlerfreie Wiederholungen des Objektmanipulationsverfahrens zum Verstehen von Präpositionen korrekt durchlaufen wurden.

Verstehen von Personalpronomen: „Lauf-Spiel"

Vorüberlegungen Die Entwicklung des Verstehens von Personalpronomen im Deutschen wird in ➤ Kap. 1.3.4 skizziert. Das Verstehen von Pronomen kann bis in die ersten Schuljahre hinein Probleme bereiten. Ab einem Alter von vier Jahren kann das Verstehen von Pronomen, die sich auf Menschen beziehen, vorausgesetzt werden, sofern die Pronomen sich auf Aktanten in Subjektstellung beziehen. Auch für Kinder mit Deutsch als Zweitsprache ist das Pronomenverstehen eine besondere Herausforderung.

Zielitems Personalpronomen im Nominativ, die sich auf Menschen bzw. Lebewesen beziehen, z. B. „er" (der Mann), „sie" (die Frau), „es" (das Pferd).

Tab. 2.3 Objektmanipulationsverfahren zum Verstehen von Präpositionen

Testitem	Auswertung		Bemerkungen
1. Versteck den Elefanten auf dem Haus.	r	f	
2. Versteck den Elefanten in dem Haus.	r	f	
3. Versteck den Elefanten hinter dem Haus.	r	f	
4. Versteck die Maus neben dem Haus.	r	f	
5. Versteck die Maus unter dem Elefanten.	r	f	
6. Versteck den Elefanten vor dem Haus.	r	f	
7. Versteck die Maus auf dem Haus.	r	f	
8. Versteck die Maus in dem Haus.	r	f	
9. Versteck die Maus hinter dem Haus.	r	f	
10. Versteck den Elefanten neben dem Haus.	r	f	
11. Versteck den Elefanten unter der Maus.	r	f	
12. Versteck die Maus vor dem Haus.	r	f	

Material Mann, Frau, Pferd, Turm, Stall, Weide, Haus

Prüfmodus Objektmanipulationsverfahren

Durchführung Vor dem Kind oder Jugendlichen wird das Material aufgebaut und benannt, um den verwendeten Wortschatz zu sichern. Die Pronomen werden selbstverständlich nicht genannt. Die Zielsätze sind in ➤ Tab. 2.4, ➤ Tab. 2.5 und ➤ Tab. 2.6 aufgeführt.

Auswertung ➤ Tab. 2.4, ➤ Tab. 2.5 und ➤ Tab. 2.6 können zur Auswertung genutzt werden.

Interpretation Ein gesichertes Verstehen der Personalpronomen im Nominativ für Lebewesen kann vorausgesetzt werden, wenn mindestens zwei fehlerfreie Wiederholungen des Objektmanipulationsverfahrens zum Präpositionenverstehen an verschiedenen Tagen mit verschiedenen Aktanten (z. B. er – der Junge, sie – die Katze, es – das Mädchen etc.) korrekt durchlaufen wurde.

Bemerkungen Bei mehrsprachigen Kindern bereitet zusätzlich zum Pronomenverstehen die fehlende Kenntnis des Genus ein Problem. Hier müssen die Artikel der jeweiligen Substantive zunächst gesichert werden.

Tab. 2.4 Objektmanipulationsverfahren zum Verstehen von Personalpronomen

Item	Auswertung		Bemerkungen
Sie geht auf die Weide.	f	r	
Es geht in das Haus.	f	r	
Es geht auf den Turm.	f	r	
Er geht in den Stall.	f	r	
Sie geht auf den Turm.	f	r	
Er geht in das Haus.	f	r	
Sie geht in den Stall.	f	r	
Sie geht in das Haus.	f	r	
Er geht auf den Turm.	f	r	
Es geht auf die Weide.	f	r	
Er geht auf die Weide.	f	r	
Es geht in den Stall.	f	r	

Tab. 2.5 Objektauswahlverfahren zum Verstehen von Personalpronomen

Item	Auswertung		Bemerkungen
Wo ist es?	r	f	
Wo ist er?	r	f	
Wo ist sie?	r	f	

Auswahl an vorhandenen Verfahren im deutschsprachigen Raum

Einige Zielitems zur Überprüfung des Verstehens von Pronomen finden sich auch im Informellen Verfahren zur Überprüfung von Sprachverständnisleistungen – IVÜS – von Endres und Baur (2006). Da der Schwerpunkt von IVÜS im Satzverstehen liegt, wird dieses informelle Verfahren in ➤ Kap. 2.3.3 beschrieben.

Elternfragebogen für die Früherkennung von Risikokindern – ELFRA-1

Der Elternfragebogen für Einjährige aus den Elternfragebögen für die Früherkennung von Risikokindern (ELFRA-1) (Grimm und Doil 2006) fragt anhand einer Wortliste, ob das Kind das jeweilige Wort

Tab. 2.6 Ja-/Nein-Fragen zum Verstehen von Pronomen
Die Ausgangslage gestaltet sich wie folgt: Der Mann liegt im Stall, die Frau sitzt auf dem Turm und das Pferd steht auf der Weide.

Item	Auswertung		Bemerkungen
Ist es auf der Weide?	r	f	
Ist er auf der Weide?	r	f	
Ist sie auf dem Turm?	r	f	
Ist es auf dem Turm?	r	f	
Ist sie im Stall?	r	f	
Ist er im Stall?	r	f	
Sitzt sie?	r	f	
Liegt es?	r	f	
Steht er?	r	f	
Liegt sie?	r	f	
Steht es?	r	f	
Sitzt er?	r	f	

bereits versteht. Die prognostische Validität des ELFRA-1 ist (im Gegensatz zum ELRA-2, der allerdings nur die Wortproduktion überprüft) nicht gut. Der ELFRA-1 ist hilfreich, um einen Überblick über den frühen rezeptiven Wortschatz zu erhalten. Aufgrund der nicht ausreichenden prognostischen Validität sollte der ELFRA-1 aber nicht als Grundlage für eine Prognose dienen.

2.3.3 Satzebene

Die Überprüfung des Satzverstehens kann gut als Ergänzung zu standardisierten Satzverständnistests eingesetzt werden, um z. B. den Therapieverlauf zu überprüfen.

Methoden

Vor der Überprüfung des Satzverstehens sollte immer das Verstehen der verwendeten Wörter gesichert werden, um eine Vermischung von Wort- und Satzverstehen zu vermeiden. Bei Funktionswörtern lassen sich Wort- und Satzverstehen nicht voneinander trennen. Präpositionen, Pronomen und Konjunktionen ergeben nur in einem Satzgefüge Sinn. Die Untersuchung flektierter Verbformen muss ebenfalls in ein Satzgefüge eingebettet sein, z. B. bei Tempusmarkierungen.

Miller und Paul (1995) schlagen in Bezug auf die informelle Diagnostik des Satzverstehens eine Orientierung an der Spontansprache des Kindes vor. Die Zielsätze sollten die Äußerungslänge, die das Kind in der Spontansprache nutzt, nicht überschreiten. Sind die Testsätze zu lang, so lässt sich bei einem Nichtverstehen nur schwer differenzieren, ob dies an der Überforderung des Kurzzeitgedächtnisses oder dem Nichtverstehen der grammatischen Struktur liegt.

Die Anzahl der Wörter im Satz ist jedoch nicht immer gleichzusetzen mit der Anzahl an Informationen im Satz (Endres und Baur 1999). So können wir den Satz „Gib mir den dicken Mann und den braunen Hund." aufgrund von Bündelungsstrategien und der Fähigkeit, Assoziationen zu bilden, leichter erfassen als den Satz „Gib mir den Hund, die Kuh, den Baum und das Auto.", obwohl jeder Satz jeweils vier Informationen enthält.

Allgemein gesagt, sollten Sätze zur Überprüfung des Satzverstehens also so einfach wie möglich sein, um ein Nichtverstehen auf eine fehlende rezeptive Kontrolle der jeweiligen Struktur und nicht auf das überforderte Kurzzeitgedächtnis zurückführen zu dürfen. Ebenfalls sind die Items so zu wählen, dass sie nicht mithilfe von Verständnisstrategien interpretierbar sind.

Verstehen von Zwei- bis Dreiwortsätzen

Höhle (2008) legt eine qualitative Diagnostik des Verstehens von Zwei- bis Dreiwortsätzen anhand des Bildauswahlverfahrens vor. Nach der Sicherung des verwendeten Wortschatzes werden dem Kind zunächst sechs Aufzählungen aus zwei Items genannt, um das Verstehen von zwei Elementen zu überprüfen: „Zeig mir das Bild: Flasche und Stift!"

Im Anschluss wird das Verstehen von einfachen Zwei- bis Dreiwortsätzen überprüft: „Zeig mir das Bild: Der Mann telefoniert!"

Die Ablenker sind so gewählt, dass bei beiden Untertests bestimmt werden kann, ob sich das Kind bei Nichtverstehen eher an den zuerst oder an den zuletzt genannten Wörtern orientiert. Diese qualitative Analyse erlaubt eine genaue Bestimmung der eventuell verwendeten Schlüsselwort-Strategie und gibt somit Hinweise auf die Therapieplanung.

Verstehen von Doppelobjektkonstruktionen: „Quatsch-Geschenke"

Vorüberlegungen In einem Spiel mit dem Thema „Quatschgeschenke" lässt sich das differenzierende Verstehen von Akkusativ- vs. Dativobjekten, nach Genus getrennt, untersuchen. Diese individuelle Überprüfung des Kasusverstehens eignet sich als Ergänzung zum TROG-D (Fox 2006), in dem auch Doppelobjektkonstruktionen enthalten sind bzw. auch als Ergänzung zu IDIS (Schöler 1999), das als informelles Verfahren ebenfalls beschrieben wird.

Zielitems Zielitems sind Akkusativ- und Dativobjekte mit direktem Artikel in allen drei Genera, als Erweiterung können auch Doppelobjektkonstruktionen mit indirektem Artikel verwendet werden. Die Zielitems sind so organisiert, dass sich wahrscheinliche (W), neutrale (N) und unwahrscheinliche (U)

Sätze sowie Sätze mit der Wortordnung Akkusativ-Dativ (A-D) bzw. Dativ-Akkusativ (D-A) abwechseln (➤ Tab. 2.7). Nur so lässt sich ein vermeintliches Verstehen von der Nutzung von Wortreihenfolgen- bzw. Mögliche-Ereignis-Strategien trennen.

Material

- Maskulinum: der Vater, der Junge, der Hund, der Hase, der Ball
- Femininum: die Mutter, die Oma, die Katze, die Giraffe, die Blume
- Neutrum: das Mädchen, das Baby, das Pferd, das Huhn, das Bilderbuch

Für die Erweiterung der individuellen Überprüfung des Verstehens von Doppelobjektkonstruktionen mit indirektem Artikel müssen jeweils mindestens zwei Spielfiguren bzw. Spielgegenstände von jedem Item vorhanden sein.

Prüfmodus Objektmanipulationsverfahren

Durchführung Vor dem Kind oder Jugendlichen wird das Material aufgebaut und benannt, um den verwendeten Wortschatz der Materialien zu sichern. Die Zielsätze sind in ➤ Tab. 2.7 aufgeführt.

Tab. 2.7 Verstehen von Doppelobjektkonstruktionen

Maskulinum				
Satztyp	Zielitem	Lösung (Geschenk, Beschenkter)	Handlung des Kindes (Geschenk, Beschenkter)	Auswertung (richtig/falsch)
WA-D	Schenk den Ball dem Vater.	Ball, Vater	(z. B. Ball, Vater)	[r]
WD-A	Schenk dem Jungen den Ball.	Ball, Junge	(z. B. Junge, Ball)	[f]
ND-A	Schenk dem Hund den Hasen.	Hase, Hund		
UD-A	Schenk dem Ball den Vater.	Vater, Ball		
NA-D	Schenk den Hasen dem Hund.	Hase, Hund		
UA-D	Schenk den Jungen dem Ball.	Junge, Ball		
Femininum				
Satztyp	Zielitem	Lösung (Geschenk, Beschenkter)	Handlung des Kindes (Geschenk, Beschenkter)	Auswertung (richtig/falsch)
WA-D	Schenk die Blume der Mutter.	Blume, Mutter		
WD-A	Schenk der Oma die Blume.	Blume, Oma		
ND-A	Schenk der Giraffe die Katze.	Katze, Giraffe		
UD-A	Schenk der Blume die Mutter.	Mutter, Blume		
NA-D	Schenk die Giraffe der Katze.	Giraffe, Katze		
UA-D	Schenk die Oma der Blume.	Oma, Blume		
Neutrum				
Satztyp	Zielitem	Lösung (Geschenk, Beschenkter)	Handlung des Kindes (Geschenk, Beschenkter)	Auswertung (richtig/falsch)
WA-D	Schenk das Buch dem Mädchen.	Buch, Mädchen		
WD-A	Schenk dem Baby das Buch.	Buch, Baby		
ND-A	Schenk dem Pferd das Huhn.	Huhn, Pferd		
UD-A	Schenk dem Buch das Mädchen.	Mädchen, Buch		
NA-D	Schenk das Pferd dem Huhn.	Pferd, Huhn		
UA-D	Schenk das Baby dem Buch.	Baby, Buch		

Legende: W = wahrscheinlich, N = neutral, U = unwahrscheinlich, A–D = Reihenfolge der Objekte im Satz: Akkusativ – Dativ, D–A = Reihenfolge der Objekte im Satz: Dativ – Akkusativ

2

Auswertung ➤ Tab. 2.7 kann zur Auswertung genutzt werden:

Interpretation Die unwahrscheinlichen Sätze bieten bei den ersten Durchläufen Anlass für Diskussion, da sie sehr schwer zu verstehen sind bzw. das syntaktische Verstehen hier dem Weltwissen widerspricht. Dies sollte Anlass geben zur metalinguistischen Reflexion über die Artikel in den verschiedenen Kasus. Sind alle wahrscheinlichen und neutralen Sätze dreimal richtig durchlaufen worden, so kann man von einem Verstehen der Doppelobjektkonstruktionen ausgehen. Nach dem TROG-D (Fox 2006) verstehen ca. 50 % der Siebenjährigen und 84 % der Zehnjährigen die Doppelobjektkonstruktionen bei neutralen Sätzen im Bildauswahlverfahren korrekt.

Bemerkungen Für die Überprüfung des Verstehens von Doppelobjektkonstruktionen mit indirekten Artikeln sollten immer zwei Vertreter der jeweiligen Items vorhanden sein, sodass sich das Kind oder der Jugendliche *einen* Gegenstand bzw. *eine* Figur aussuchen kann, z. B. „Schenk eine Blume einer Mutter."

Auswahl an vorhandenen Verfahren im deutschsprachigen Raum

Informelles Verfahren zur Überprüfung von Sprachverständnisleistungen – IVÜS

Endres und Baur (2000) haben ein Informelles Verfahren zur Überprüfung von Sprachverständnisleistungen – IVÜS – bei Vier- bis Achtjährigen vorgelegt. IVÜS bietet die Möglichkeit, gezielt einzelne sprachliche Strukturen wie Negation, Pronomen, Kausal-, Temporal- und Konditionalsätze anhand des Objektmanipulationsverfahrens zu überprüfen.

Beispiele	
Zielitem Negation:	Alle Menschen, außer der Mutter, klettern auf den Turm.
Zielitem Passiv:	Der Hund wird vom Vogel gebissen.
Zielitem Pronomen:	Das Mädchen und der Junge spielen auf dem Turm. Er fällt runter.
Zielitem Kausalsatz:	Der Vogel fliegt weg, weil das Mädchen auf den Turm steigt.
Zielitem Temporalsatz:	Während das Mädchen auf den Turm klettert, kommt der Vater.
Zielitem Konditionalsatz:	Du gibst mir bitte das Auto, wenn du mir den Baum gegeben hast.

Im letzten Block von IVÜS können komplexere Satzstrukturen, z. B. eingebettete Relativ- oder Kausalsätze in die individuelle Diagnostik mit einbezogen werden.

Beispiel	
Zielitem komplexere Satzstrukturen:	Der Junge, der vom Turm gefallen ist, wird vom Mädchen ins Haus getragen.

Für jede Struktur werden mindestens vier Testsätze vorgegeben. Zusätzlich besteht die Möglichkeit, die Informationsmenge, die ein Kind verarbeiten kann, anhand von Sätzen unterschiedlicher Länge zu bestimmen. Diese Sätze lassen sich alle mithilfe der Schlüsselwort-Strategie korrekt interpretieren, unterscheiden sich aber durch die Angabe von zwei, drei oder vier relevanten Informationen. Die Aufgaben sind nach Schwierigkeit und Entwicklungsstufen angelegt, sodass sich Testanfang und -ende nach den Fähigkeiten des Kindes richten. Mit sieben bis acht Jahren sollte der Test keine Schwierigkeiten mehr bereiten (Endres und Baur 2000). Andere Altersrichtlinien bzw. Auswertungskriterien wurden nicht veröffentlicht. Nach R. Endres (persönliche Mitteilung, 16.6.2000) gilt für Vierjährige die minimale Anforderung, Sätze mit vier relevanten Informationen korrekt zu interpretieren, Fünfjährige sollten Passiv-, Konditional- und Kausalsätze verstehen, während Temporalsätze erst ab dem ersten Schuljahr erwartet werden.

Das Material und die flexible Durchführung von IVÜS erlauben eine kindgerechte Überprüfung des syntaktischen Dekodierens. Der übersichtliche und systematische Aufbau erleichtern eine gezielte Förder- und Verlaufsdiagnose. Somit ist IVÜS für eine informelle Überprüfung sehr zu empfehlen, insbesondere auch, weil Gedächtnisleistungen mit berücksichtigt werden. Allerdings reichen die vorgegebenen Testsätze im Einzelfall nicht immer aus, um ein detailliertes Profil der Verstehensleistungen zu erstellen. IVÜS kann auch sehr gut als Vorlage dienen um, falls erforderlich, weitere individuelle Diagnostiksituationen im Bereich Satzverstehen zu erstellen.

Inventar diagnostischer Informationen bei Sprachentwicklungsauffälligkeiten – IDIS

Das Ziel von IDIS, dem Inventar diagnostischer Informationen bei Sprachentwicklungsauffälligkeiten (Schöler 1999), ist die Zusammenstellung von Informationen, die aus verschiedenen Quellen im anamnestischen und diagnostischen Prozess gewonnen werden. IDIS ist also kein Sprachentwicklungstest im eigentlichen Sinne, sondern die Zusammenstellung verschiedener Daten und Testergebnisse. Satzverstehen wird im Untertest „Mach-Mit" anhand des Bildauswahlverfahrens untersucht. Der Untertest überprüft vier syntaktische Strukturformen, und zwar Passiv, Perfekt, Kasus (Dativ, Akkusativ) und Personalpronomen. Der Untertest umfasst acht Sätze, sodass jede Struktur zweimal geprüft wird. Die Ablenker sind nach syntaktischen und semantischen Kriterien systematisiert.

Beispiel	
Zielitem:	Den Mann holt die Frau mit dem Auto ab.
Ablenker	Der Mann holt die Frau mit dem Auto ab. Die Frau holt den Jungen mit dem Auto ab. Der Mann holt die Kinder mit dem Auto ab.

Als Anhaltspunkt zur Auswertung wird ein Risikowert angegeben, der die Grenze des unteren Durchschnittsbereichs definiert.

IDIS bietet eine gute Ergänzung zum TROG-D (Fox 2006) und zu IVÜS (Endres und Baur 2000), insbesondere im Bereich Verstehen von Akkusativ- und Dativobjekten, da dieses bei IVÜS (Endres und Baur 2000) nicht erhoben wird. Die Anzahl der vorgesehenen Items ist für eine informelle Überprüfung allerdings eher gering. Ergänzend kann der Vorschlag zur individuellen Überprüfung des Kasusverstehens mit dem Titel „Quatsch-Geschenke" (➤ Tab. 2.7) verwendet werden.

2.3.4 Interpretation von Verständnisstrategien und Missverständnissen

Verständnisstrategien, die das Kind nutzt, können aus jeder Untersuchung des Wort-, Satz- und Textverstehens abgeleitet werden. Die Wörter, Sätze und Texte, die nicht verstanden werden, müssen einer qualitativen Analyse unterzogen werden mit dem Ziel, herauszufinden, was das Kind oder der Jugendliche versteht. Hierbei geht es also sowohl um die Verständnisstrategien, die bis zu einem gewissen Alter auch im ungestörten Spracherwerb auftreten, wie z. B. die Schlüsselwort-Strategie oder die Äußerungsreihenfolge-Strategie (➤ Tab. 1.2), als auch um das „Ergebnis des Fehlverstehens". Das „Ergebnis des Fehlverstehens" ist die innere Repräsentation, die sich das Kind aufbaut nach den Inhalten, die es für sich verstanden hat. Das können teilweise richtige, aber auch völlig andere oder auch gegenteilige Bilder von dem sein, was der Sprecher eigentlich intendiert hat. Wenn sich z. B. herausstellt, dass das Kind die Wörter „einkaufen" und „verkaufen" beide als „kaufen" interpretiert oder – bei Schulkindern – die Wörter „fünfzehn" und „fünfzig" verwechselt werden, so lassen sich in der Therapie (➤ Kap. 3) kontrastierende Übungen einbauen, die genau den Unterschied zwischen den Wörtern, also die Ursache des Missverstehens, verdeutlichen. Gleiches gilt für grammatische Verständnisstrategien und Missverständnisse. Stellt sich z. B. heraus, dass der Jugendliche auch bei allen Temporalsätzen die Äußerungsreihenfolge beibehält, so können solche Sätze, bei denen die Äußerungsreihenfolge-Strategie zu einer richtigen Lösung führt, mit solchen Sätzen, bei denen diese Strategie zu einem Missverständnis führt, kontrastiert werden.

Fallbeispiel: Der Entenbraten

Dieses Fallbeispiel wurde von einer Lehrerin für Kinder mit dem Förderschwerpunkt Sprache und Kommunikation nach einer wahren Begebenheit berichtet. Die Kinder hatten die Aufgabe, eine Geschichte zu malen. Ein siebenjähriges Mädchen malte zu der vorgelesenen Geschichte folgende Bilder (➤ Abb. 2.1, ➤ Abb. 2.2 und ➤ Abb. 2.3).

Die Lehrerin fragt nach: „Passt das, was du gemalt hast, zur Geschichte?"

Das Mädchen antwortet: „Na klar, man braucht doch den Ofen, um die Ente zu braten!"

Aus diesem Fallbeispiel geht hervor, dass die Missverständnisse an bestimmten Stellen lokalisiert werden können und sich daraus direkte Förder- und Therapieziele ableiten lassen.

- Beim ersten Bild ist nicht eindeutig erkennbar, ob der Fluss wirklich *durch* den Wald fließt. Dies kann ein Verständnisproblem sein oder aber ein Problem der gestalterischen Darstellung. Zur Sicherheit ist eine tiefergehende Überprüfung von Präpositionen, insbesondere der Präpositionen „durch" und „vor" sinnvoll.
- Beim zweiten Bild malt das Mädchen eine Ente und Kinder. Das Wörtchen „ihr" bei „mit ihren Kindern" wird vernachlässigt. Eine Überprüfung der possessiven Determinativa in den verschiedenen Personen und Fällen (z. B. mein, meine, meinem, meinen, dein, deine, deinem, deinen, sein, seine, seinem, seinen, unsere, unserem, unseren, eure, eurem, euren, ihre, ihrem, ihren) ist hier angebracht.
- Beim dritten Bild verwechselt das Mädchen das Wort „Ufer" mit „Ofen". Dies deutet auf eine phonologische Differenzierungsschwäche oder aber auch auf eine lexikalische Lücke hin. Die Differenzierung zwischen /o/ und /u/ sollte überprüft werden sowie der rezeptive Wortschatz im Wortfeld „Gewässer" (z. B. Ufer, Fluss, Strand, Meer, Insel etc.) gesichert werden.
- Warum das Mädchen den Wolf nicht mehr malt oder erwähnt, bleibt unklar. Hier könnte eine weitere Nachfrage klären, was aus Sicht des Mädchens mit dem Wolf geschehen ist bzw. ob das Wortfeld „wilde Tiere" erweitert werden muss.

Außerdem macht das Fallbeispiel „Der Entenbraten" deutlich, dass Nachfragen sehr sinnvoll sind, um Missverständnisse aufzudecken. Nur so lässt sich nachvollziehen, auf welcher Verständnisebene sich das Kind oder der Jugendliche bewegt.

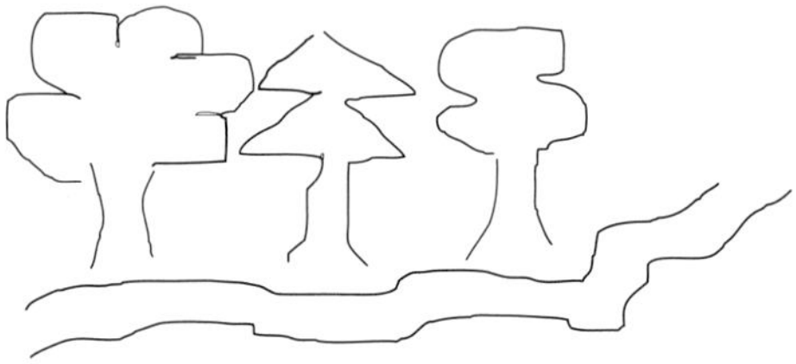

Abb. 2.1 „Durch den Wald fließt ein Fluss." [M980]

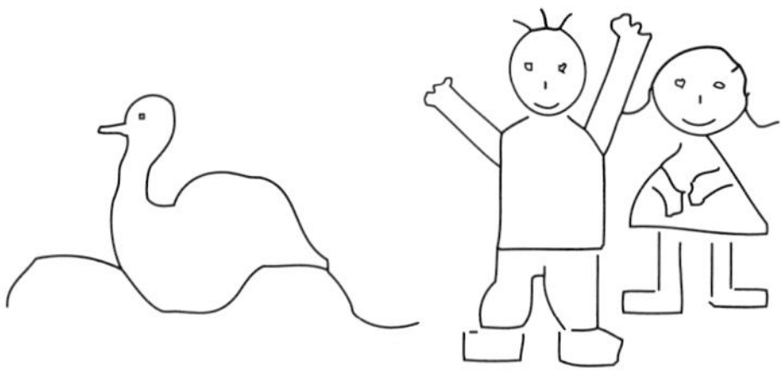

Abb. 2.2 „Auf dem Fluss schwimmt eine Ente mit ihren Kindern." [M980]

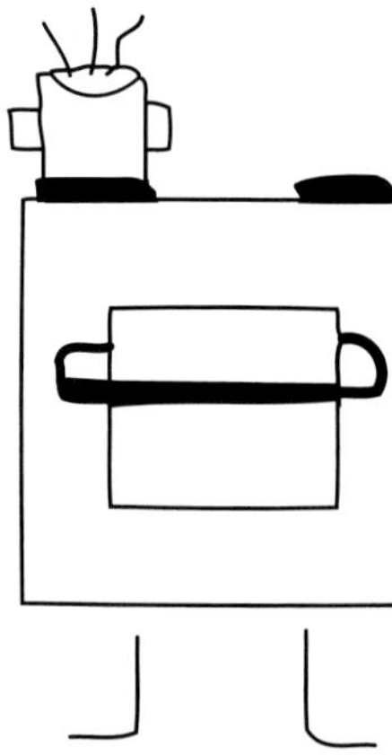

Abb. 2.3 „Am Ufer steht ein böser Wolf." [M980]

2.3.5 Informelle Diagnostik auf Textebene

Wilma Schönauer-Schneider

Die Diagnostik auf Textebene ist ein vernachlässigtes Gebiet und gestaltet sich eher schwierig (Gebhard 2008). Auch wenn Kinder Wörter und Sätze richtig verstehen, so können sie an den zahlreichen weiteren Anforderungen von Texten scheitern, wie Integration von Weltwissen, Ziehen von Schlussfolgerungen oder Erkennen von Textkohärenz. Zudem stellt das Verstehen von Texten hohe Anforderungen an das Gedächtnis und fordert meist ein ausreichendes Vorwissen sowie dessen Aktivierung. Auch beim Verstehen von rein visuell dargebotenen Bildergeschichten haben Kinder mit Sprachverständnisstörungen Schwierigkeiten (Bishop 1997). Im Folgenden werden mögliche Methoden der informellen Diagnostik sowie anschließend vorhandene Verfahren im deutschsprachigen Raum erläutert.

Methoden

Kamhi (1997) gibt zu bedenken, dass die Bedeutung eines Textes nicht im Text selbst liegt, sondern erst in der interpretativen Auseinandersetzung eines Hörers mit dem Text generiert wird. Viele diagnostische Verfahren zum Textverstehen sind methodisch im Frage-Antwort-Schema erstellt. Typischerweise gibt es nur eine korrekte Antwort. Verschiedene Interpretationsmöglichkeiten und differenzierte Verarbeitungsstrategien werden hier nicht zugelassen und erfasst. Insbesondere das Nachfragen bei unklaren Inhalten oder Erwartungsverletzungen als wichtige Verstehensstrategie wird außer Acht gelassen. Deshalb fordern einige Autoren, zu Fragen und Antworten zusätzlich folgende Bereiche in eine **umfassende Diagnostik des Textverstehens** zu integrieren (u. a. Kamhi 1997; Brindley 1998; Skarakis-Doyle et al. 2008):

- Erfassen des Hintergrund-/Vorwissens (inhaltlich, begrifflich und kulturell)
- Erfassen genereller Vorlieben (z. B. ästhetische Urteile über bestimmte Texte) und Einstellungen zu Literatur (Motivation, Vorhandensein von Büchern, bestimmte Textsorten wie Märchen ...)
- Erfassen der Interaktion von Hörer und Text mit möglichen Fragen wie (Kamhi 1997):
  - Hat dir die Geschichte gefallen? Warum/ Warum nicht?
  - Gibt es Personen/Figuren in der Geschichte, die du gerne als Freund hättest?
  - Was hätte in der Geschichte noch passieren sollen?
  - Was hättest du anders als xy in der Geschichte gemacht?
  - Was würdest du den Autor der Geschichte fragen?
  - Was würdest du an der Geschichte ändern?
  - Ist es dir schon einmal ähnlich gegangen wie xy in der Geschichte?
- Erfassen von Fähigkeiten des Monitoring des Sprachverstehens (Fragen nach unbekannnten Wörtern und nicht verstandenen Inhalten, Erkennen von Erwartungsverletzungen)
- vielfältiges methodisches Erfassen des Textverstehens, z. B. Fragen zum Text, Nacherzählen oder Visualisieren der Geschichte, Erkennen von Inkonsistenzen ...
- Erfassen anhand verschiedener Textsorten (u. a. Erzählungen und Sachtexte)
- Erfassen des Zuhörens/Verstehens in mündlicher und dialogischer Interaktion (u. a. Interviews, Verstehen von Werbung, Debatten)

Im Folgenden werden **Beobachtungsmöglichkeiten** sowie einige Methoden und Vorgehensweisen für das Erfassen von Textverstehen mit Vor- und Nachteilen erläutert. Der kombinierte Einsatz mehrerer Methoden wäre wünschenswert, ist aber in der Praxis und auch in der Wissenschaft noch selten zu finden und fordert viel Zeit und Aufwand.

Beobachtungen während des Zuhörens

Ein effektives Zuhören setzt bestimmte Merkmale voraus (➤ Kap. 3.1.2 „Zuhörförderung"). Kinder, die noch nicht zusammenhängend verstehen, fallen oft bereits in der gezielten Beobachtung während einer Zuhörsituation auf, indem sie wenig offenes Zuhörverhalten oder soziale Signale des Zuhörens (ruhig sein, aktiv zuwenden, Zeit nehmen, Verständnis signalisieren usw.) zeigen. Sie halten kaum Blickkontakt zum Erzähler, blicken anderweitig umher, geben keine Zwischenkommentare und wirken unbeteiligt (Mathieu 2008). Bei lustigen Inhalten zeigen sie nicht wie normal entwickelte Kinder ein Lachen oder Lächeln. Oft reagieren sie nur auf besondere Ausrufe oder wenn in der Geschichte Fragen auftauchen, die sie aus dem Alltag kennen, z. B. wenn sich die Hauptfigur in wörtlicher Rede fragt: „Was soll ich jetzt tun?". Hier schrecken sie oftmals auf, da sie fürchten, eine Antwort geben zu müssen.

Als Interventionsgrundlagen können während einer Vorlesesituation oder anschließend anhand einer Videoaufnahme folgende Bereiche informell beobachtet werden, die auf mangelndes und nicht effektives Zuhören deuten:

- **generelle Einstellung**
  - freut sich nicht auf die Geschichte (z. B. will keine Geschichte hören, anschauen)
  - nimmt sich keine Zeit zum Zuhören (z. B. will es bald die Geschichte beenden, die Erzählsituation verlassen)
  - will die Geschichte nicht wiederholt anschauen oder hören
- **Mimik/Gestik**
  - hält selten oder keinen Blickkontakt zum Erzähler
  - reagiert nicht nonverbal auf Inhalte der Geschichte (keine zum Inhalt passenden Reaktionen wie Lächeln, Stirnrunzeln, Kopfschütteln)
- **Sitzhaltung/Körperhaltung**
  - sitzt unruhig und eher abgewandt auf seinem Platz
  - als positives Verhalten, wenn keine anderen Zuhörer beeinträchtigt sind: aktiviert sich selbst (v. a. bei längeren Geschichten, z. B. durch leichte Bewegungen, Spielen mit einem Stift)
- **Nachverfolgen der Geschichte**
  - reagiert nicht nonverbal (Mimik/Gestik)
  - reagiert nicht mit Ausrufen („Oh nein!") oder Zwischenkommentaren („Glück gehabt.")
  - fragt nicht nach, wenn etwas komisch erscheint oder schwierige Wörter auftauchen

Zusätzlich kann der Therapeut vor allem ältere Kinder selbst zu ihrem Zuhörverhalten befragen, wobei die Antworten vorsichtig zu interpretieren sind. Einige Kinder haben eine mangelhafte Selbstwahrnehmung oder aufgrund eines geringen Selbstwertgefühls Schwierigkeiten, ihre Probleme zu benennen. Mögliche Fragen sind:

- Wie habe ich zugehört? (für einige Kinder zu allgemein formuliert)
- Habe ich den Erzähler angeschaut?
- Habe ich mich bequem hingesetzt?
- Habe ich die Geschichte verstanden?
- Was hat mir beim Zuhören geholfen?
- Was hat mich beim Zuhören gestört?

Fragenbeantwortung

Die häufigste Methode zur Überprüfung von Textverstehen ist die Fragenbeantwortung. Zunächst wird ein Text vorgelesen, anschließend folgen Fragen, die das Kind beantworten muss. Dafür werden verschiedene Formate verwendet, die jeweils Vor- und Nachteile aufweisen:

- **offene Fragen:** häufig W-Fragen mit kurzen Antworten
  - Vorteil: spezifische Inhalte differenziert abfragbar, differenzierte Auswertung möglich, v. a. qualitativ (Interpretationen des Hörers), Entwicklungssensitivität (u. a. Mathieu 2008), gute Differenzierung von sprachgestörten und sprachlich normal entwickelten Kindern durch logische Verknüpfungsfragen
  - Nachteil: hohe Anforderungen an weitere Fähigkeiten (z. B. produktive Sprachfähigkeit, Gedächtnis), schwierige, z. T. nicht objektive Auswertung, da meist eine Liste akzeptabler Antworten vorhanden ist, die jedoch nicht alle möglichen Antworten enthalten kann (Brindley 1998)
- **Multiple-Choice-Format**:
  - Vorteil: einfache Durchführung und Auswertung, hohe interne Reliabilität, geringe Anforderungen an produktive Sprachfähigkeiten, gute Differenzierung von sprachgestörten und sprachlich normal entwickelten Kindern durch logische Verknüpfungsfragen
  - Nachteil: ähneln nicht normalem Sprachgebrauch, Ratewahrscheinlichkeit, Items schwer zu entwickeln, qualitative Auswertung eingeschränkt (Brindley 1998)
- **Ja-/Nein-Fragen**:
  - Vorteil: einfache Durchführung und Auswertung, geringe Anforderungen an Gedächtnis und produktive Sprachfähigkeit
  - Nachteil: hohe Ratewahrscheinlichkeit, nur bestimmte Informationsstrukturen abprüfbar, kaum Inferenzfragen und qualitative Auswertung möglich

Über Vor- und Nachteile der jeweiligen Frage-Antwort-Formate besteht Uneinigkeit. Gebhard stellt fest: „Bei der Testung sprachgestörter Kinder verbieten sich Fragen mit freier Beantwortung weitgehend, da sich dann expressive und rezeptive Probleme für die Beurteilung untrennbar verbinden" (Gebhard 2008, 134). Er wählt deshalb ein Multiple-Choice-Verfahren für seine Mäusegeschichte. Mathieu (2008) hingegen präferiert offene Fragen, da sich diese u. a. qualitativ besser auswerten lassen.

Sowohl bei offenen Fragen als auch bei Multiple-Choice-Formaten werden unterschiedliche Fragetypen abgeprüft. Eine häufige Unterteilung geschieht in faktische Informationsfragen gegenüber logischen Verknüpfungsfragen (Mathieu 2008). *Faktische Informationsfragen* sind häufig W-Fragen, welche die Fähigkeit zur Speicherung der gehörten Details abprüfen. Sie betreffen den roten Faden der Geschichte und können meist mit einem Wort beantwortet werden („Wer steckt den großen Zeh in die Badewanne?": Sarah). *Logische Verknüpfungsfragen* (Fragen nach Inferenzen, Schlussfolgerungen) dagegen überprüfen, „ob ein Kind während des Verstehensprozesses Zusammenhänge gebildet, also logische Verknüpfungen gemacht hat" (Mathieu 2008, 110). Häufig beginnen diese mit „Wieso/Warum?" und fordern einen konstruktiven, problemlösenden Verstehensprozess (z. B. „Warum will Sarah nicht baden?"). Erst das Verstehen logischer Verknüpfungen ermöglicht Geschichtenverstehen und macht Erzählungen interessant (Mathieu 2008). Kinder mit Sprachverständnisstörungen haben hier besondere Probleme, weshalb diese Frageform gezielt zur Differenzialdiagnose eingesetzt werden sollte.

Schlesiger (2001) macht Vorschläge für die **Überprüfung von Inferenzziehung bei dreizeiligen Texten.** Diese kurzen Texte haben den Vorteil, dass das Kurzzeitgedächtnis nicht übermäßig belastet wird und der Fokus auf der Inferenzziehung liegt:

BEISPIELE

Überprüfung von Inferenzziehung mit Dreizeilern:

1. Der Spaziergang: Jan geht spazieren. Er tritt in Glasscherben. Jan muss sofort ins Krankenhaus. Hat Jan Schuhe angehabt?
2. Ein heißer Tag: Heute ist es sehr heiß. Conni packt ihre Badesachen ein. Tina möchte auch mitkommen. Wohin gehen Conni und Tina?
3. Bonbons: Martin möchte Bonbons kaufen. Er hat kein Geld. Er geht zu seiner Mutter. Was sagt Martin zu seiner Mutter?
4. Hunger: Anna hat Hunger. Sie geht in die Küche. Was macht Anna in der Küche?
5. Ein kalter Tag: Heute ist ein kalter Tag. Sarah geht zu ihrem Schrank. Was holt Sarah aus ihrem Schrank?

Im Bereich Lesesinnverständnis werden die Fragetypen noch differenzierter unterschieden. Diese kommen in der Intervention auf Textebene zum Tragen (➤ Kap. 3.3.3 „Fragen"), jedoch derzeit nicht in der Diagnostik.

Verifikation von Inhalten

Eine weitere Methode ist die Verifikation von Inhalten. Nach dem Vorlesen erfolgen Aussagen zur Geschichte, die bewertet werden müssen: Treffen sie auf die Geschichte zu (richtig) oder nicht (falsch). Aufgrund der hohen Ratewahrscheinlichkeit wird teilweise eine dritte Kategorie eingeführt: „keine Information dazu vorhanden/wird im Text nicht gesagt" (Brindley 1998). Aber auch hier bleiben Probleme bestehen, v. a. die immer noch hohe Ratewahrscheinlichkeit und das eingeschränkte Abprüfen logischer Verknüpfungen. Der Hörer achtet vorrangig auf das, was wörtlich gesagt wird und weniger auf Zusammenhänge, da diese kaum verifizierbar sind. Eine differenzierte Diagnostik für Kinder mit Sprachverständnisstörungen ist mit dieser Methode allein nicht möglich.

Nacherzählen der Geschichte

Beim Nacherzählen hört das Kind eine Geschichte, die es anschließend möglichst genau wiedergeben soll. Diese Versprachlichung der Geschichte wird nach verschiedenen Kriterien ausgewertet, z. B. Analyse der Geschichtengrammatik oder logischer Verknüpfungen. Weinert et al. (1989) untersuchten 16 Kinder mit Sprachentwicklungsstörungen im Vergleich zu 16 normal entwickelten Kindern. Sie präsentierten zunächst eine inkohärente Geschichte (mit fehlendem roten Faden), welche die Kinder nacherzählen sollten, dann eine kohärente (mit klar erkennbarem roten Faden, d. h. deutlicher Geschichtenstruktur). Die Kinder mit Sprachentwicklungsstörungen ließen häufig notwendige Informationen aus oder spezifizierten diese nicht ausreichend. Sie führten nur wenige Handlungskonstituenten an und konnten die Kohärenz der Geschichte in der kohärenten Form weniger zum Verstehen und Reproduzieren nutzen. Insgesamt wurde die Auswertung jedoch durch grammatikalische Probleme erschwert (u. a. unvollständige Sätze, morphologisch-syntaktische Fehler). Die Schwierigkeiten in der Reproduktion lassen somit nicht zwingend auf ein mangelndes Textverstehen schließen, denn eine Trennung zwischen Reproduktions- und Verstehensprozessen ist in diesem Vorgehen nicht klar zu ziehen. Es werden sehr hohe Anforderungen an die produktiven Sprachfähigkeiten, an das Vor- und Weltwissen sowie an die Merkfähigkeit gestellt. Mathieu (2008) stellt zusammenfassend fest, dass Nacherzählungen eher Auskunft über die Verwendung eines Geschichtenschemas geben als über zusammenhängendes Verstehen. Oftmals werden Inhalte weggelassen, obwohl sie verstanden wurden. Für sprachverständnisgestörte Kinder ist deshalb diese Methode nur eingeschränkt und als Ergänzung sinnvoll.

Gemeinsames Nacherzählen

Eine Sonderform des Nacherzählens ist das gemeinsame Nacherzählen („joint retell"), von Skarakis-Doyle und Dempsey (2008) entwickelt. Um die Anforderungen an das Gedächtnis und die produktiven Sprachfähigkeiten zu reduzieren, übernahmen sie aus dem Lesesinnverstehen die Methode des Ergänzens von Sätzen bzw. Vervollständigens von Lückentexten als **gemeinsames Nacherzählen** in die mündliche Textdiagnostik. Nach der Präsentation einer Geschichte wird diese ein weiteres Mal erzählt. In dieser Version lässt der Therapeut Wörter oder Satzteile aus, die das Kind sofort (d. h. online) ergänzen soll. Die Auslassungen beziehen sich auf Kategorien wie Handlungen, Objekte oder Ziele, um spezifische Elemente der Geschichte abzuprüfen. Beispiele hierfür finden sich in der Sarah- oder Timogeschichte. Als Vorteile betonen Skarakis et al. (2008) die ökologische Validität (Ergänzen als alltägliche Routinen beim Bilderbuch betrachten) sowie Nachweise der Reliabilität und Validität im Sinne psychometrischer Standards. Eine Erprobung im deutschsprachigen Raum ist derzeit nur teilweise vorhanden (➤ Timogeschichte). Zudem können nur bestimmte Inhalte beim gemeinsamen Nacherzählen ergänzt werden, die sich vorrangig auf faktische Informationen und weniger auf logische Verknüpfungen beziehen.

Bildauswahl und Nachspielen der Geschichte

Im Bereich Wort- und Satzebene ist die Bildauswahl eine verbreitete Methode. Die Auswahl einer passenden Bildergeschichte zu einem gehörten Text wäre ebenso denkbar. Aufgrund der bestehenden Nachteile (hohe Ratewahrscheinlichkeit, Beschränkung auf bildlich darstellbare Inhalte, Abbildung von ausgewählten Details, kaum Abprüfen logischer Verknüpfungen) wird diese Methode derzeit nicht oder sehr selten eingesetzt (Gebhard 2008).

Ähnlich verhält es sich mit dem Nachspielen einer Geschichte. Anstelle einer Nacherzählung könnte eine Geschichte auch mit Figuren und Objekten nachgespielt werden. Oft sind jedoch nur ausgewählte Inhalte leicht in Szenen umzusetzen. Die von Kindern vorgespielten Handlungen sind häufig nicht eindeutig interpretierbar, sodass sie nicht klar auf einen gelungenen Sprachverstehensprozess hinweisen.

Entdecken von Erwartungsverletzungen

Das **Monitoring des Sprachverstehens** stellt für das Verstehen von Texten eine grundlegende Strategie dar. Wichtige Aspekte sind hier die Überprüfung, ob Kinder Erwartungsverletzungen entdecken bzw. Inkonsistenzen in Texten bemerken.

Das Entdecken von Erwartungsverletzungen wurde von der Forschergruppe um Skarakis-Doyle (u. a. Skarakis-Doyle 2002; Skarakis-Doyle und Dempsey 2008) in die mündliche Textdiagnostik integriert. Auch jüngere Kinder (ca. ab 2;6 Jahren) erkennen beim wiederholten Erzählen eines Bilderbuchs Abweichungen und Erwartungsverletzungen. Häufig weisen Sie diese mit „Nein" zurück und korrigieren den falschen Inhalt. Aus dieser Erfahrung heraus liest der Untersucher dem Kind eine Geschichte zunächst einmal vor. Es folgen Fragen und gemeinsames Nacherzählen, um den Bekanntheitsgrad zu erhöhen (d. h. die Geschichte zwei weitere Male zu besprechen). Im letzten Schritt liest der Tester die Geschichte ein drittes Mal vor. Dabei ersetzt er Personen, Handlungen oder Objekte, fügt als Zielverletzung plausible, kurze Ereignisse ein, die nicht in der eigentlichen Geschichte vorkommen und verändert rhythmisch wiederkehrende Elemente der Geschichte, wie z. B. wiederkehrende Sätze. Es werden Reaktionen gewertet, die innerhalb von 5 Sekunden auf die Erwartungsverletzung folgen. Dabei unterscheidet man v. a. **nonverbale Reaktionen** (Stirnrunzeln, Kopfschütteln, Veränderung des Gesichtsausdrucks, der Blickrichtung oder Körperbewegung) und **verbale Reaktionen** (Protest, Korrekturen). Beispiele hierfür finden sich in der Sarah- bzw. Timogeschichte (s. unten).

Zum Überprüfen, ob Kinder Inkonsistenzen in Texten erkennen, entwickelte Sodian (1988) kurze Geschichten, die widersprüchliche Informationen enthalten. Bereits vor der Geschichte bekamen die Kinder den Hinweis, dass sie im folgenden Spiel herausfinden sollten, ob der Tester einen Fehler macht. Nach Einführungsitems (z. B. „Die Kuh sagt miau./ Im Winter ist es kalt." Sodian 1988, 40) folgte das Hören der Geschichte mit der abschließenden Frage: „Kann das sein?". Inhaltlich war u. a. die Mutter weggefahren und ein Kind blieb allein zu Hause. Nun fragte das Kind die Mutter, ob es etwas Bestimmtes tun dürfe. Bereits Kinder im Vorschulalter konnten in der Studie mit 48 unauffälligen Kindern zu einem hohen Prozentsatz derartige Inkonsistenzen entdecken. Eine aktuelle Studie von Hofmeister (2013) mit 21 sprachentwicklungsgestörten Kindern im Vorschulalter hingegen zeigt, dass diese mit dem Entdecken von Inkonsistenzen signifikant größere Schwierigkeiten haben als sprachunauffällige Kinder, auch wenn zu den vorgelesenen Geschichten zusätzlich Bilder gezeigt wurden.

Bildhafte Geschichten: Picture walk

Picture walk wurde von Paris und Paris (2003) als Methode zur Überprüfung von Textverstehen im frühen Schulalter (5–8 Jahre) entwickelt. Die Autoren gehen davon aus, dass das Verstehen rein bildhafter Geschichten ähnliche narrative Denkfähigkeiten erfordert wie das Verstehen von Erzählungen. Das Kind erhält hier ein **textloses Bilderbuch** und darf spontan damit umgehen. Diese Handlungen dokumentiert der Therapeut. Anschließend folgt die Aufforderung, sich das Bilderbuch genau anzuschauen und die Bilder zu kommentieren. Die **Auswertung** geschieht anhand von **fünf Kriterien**:

- Umgang mit dem Buch (z. B. Wie schnell werden Seiten umgeblättert? Wie hält das Kind das Bilderbuch? Wie orientiert es sich?)
- Engagement (z. B. Aufmerksamkeit, Interesse, bestimmte Gefühlsregungen oder Bemühungen)
- Kommentare zu den Bildern (z. B. Benennen oder Beschreiben von Personen, Objekten, Gefühlen)
- Kommentare zur Geschichte (z. B. Erzählungen oder Gespräche, die ein Verständnis dafür anzeigen, dass die Bilder zu einer Geschichte gehören)
- Verständnisstrategien (z. B. Zurück- oder Vorwärtsblättern, Fragenstellen, Schlussfolgerungen, Nachfragen, Selbstkorrekturen)

Zusätzlich soll das Kind die Geschichte frei nacherzählen. Die Nacherzählung (➤ Methode Nacherzählung) wird vorrangig auf das Erfassen der Geschichtengrammatik ausgewertet. Es folgen in einem multimethodischen Vorgehen faktische Informations- und logische Verknüpfungsfragen zur Geschichte.

Der Picture walk integriert somit die Methoden Beobachtungen, Nacherzählung und Fragen mit jeweiligen Vor- und Nachteilen. Dadurch ist eine differenziertere Betrachtung möglich. Der Unterschied zu den vorherigen Methoden besteht in der Präsentation der Geschichte. Diese wird nicht vorgelesen, sondern nur visuell präsentiert. Visuelle Einschränkungen könnten sich hier nachteilig auf die Ergebnisse auswirken. Ebenso ist weiter zu klären, ob narrative Denkfähigkeiten sich vollständig mit dem Verstehen von Erzählungen decken, oder ob auch unterschiedliche Fähigkeiten gemessen werden. Eine Übertragung ins Deutsche sowie eine Überprüfung der Methode fanden bisher nicht statt.

Audiovisuelle Geschichten: Televised Story Viewing

Verschiedene Forschungen (u. a. Kendeou et al. 2008; Lynch et al. 2008) belegen, dass gemessene Inferenzfähigkeiten und das Verstehen von Geschichten, die Kindern im Alter von 4–6 Jahren über verschiedene kindliche Medien präsentiert wurden (v. a. Hörtext vs. Film), hoch korrelieren. Im Vergleich zum Picture walk unterscheidet sich diese Methode in der Art der Präsentation: Der Therapeut zeigt dem Kind audiovisuell den Film einer kurzen Geschichte. Anschließend muss das Kind methodenintegriert die Geschichte nacherzählen und Fragen zur Geschichte beantworten. Diese Methode wurde vorrangig an sprachlich unauffälligen Kindern im angloamerikanischen Raum erprobt. Die gezeigten Videos dauerten über 10 Minuten, sodass eine Eignung für Kinder mit Sprachentwicklungsstörungen, mit geringen Gedächtnis- und Aufmerksamkeitsleistungen noch evaluiert werden muss. In einem laufenden Forschungsprojekt an der Ludwig-Maximilians-Universität München werden derzeit kurze Videogeschichten (Erzähl- und Sachgeschichten) mit offenen Fragen bzw. im Multiple-Choice-Format mit Kindern im Alter von 4–6 Jahren erprobt. Erste Ergebnisse deuten darauf hin, dass die Kinder in den Videogeschichten vergleichbar zu vorgelesenen Geschichten abschneiden. Auch das Unterscheiden von Kindern mit gutem und beeinträchtigtem Textverstehen erscheint möglich, wie eine Untersuchung von Runz (2013) zum Verstehen einer Video-Sachgeschichte mit dem Thema „Melken" zeigt. Im Gegensatz dazu fand Hofmeister (2013) heraus, dass sprachentwicklungsgestörten Kindern in sprachfreien Videoclips das Erkennen von Inkonsistenzen leichter fiel, als wenn diese Inkonsistenzen in vorgelesenen Geschichten mit und ohne Bilder präsentiert wurden, sodass für den Bereich des MSV die Art der Präsentation doch eine Rolle zu spielen scheint.

Auswahl vorhandener Verfahren im deutschsprachigen Raum

Im deutschsprachigen Raum sind vorranging die Annageschichte für Kinder im Vorschulalter und die Mäusegeschichte für Kinder im Grundschulalter im Einsatz. Auf Grundlage des diagnostischen Vorgehens von Skarakis-Doyle et al. (u. a. 2008) werden derzeit Umsetzungen für das Deutsche erprobt (u. a. Sarahgeschichte, Timogeschichte). Diese Verfahren werden im Folgenden näher erläutert.

Mäusegeschichte

Die Mäusegeschichte („Das dumme Mäuslein") wurde von Gebhard in einer Untersuchung von 117 Kindern im Alter von 7–9 Jahren eingesetzt (Gebhard 2008). Sie entstammt aus „MiniLÜK-Leseübungen 3, Übungen zum Erfassen längerer Textzusammenhänge" (Baumgartl und Vogel 1977). Die Geschichte handelt von einem kleinen Mäuslein, das vor dem Mauseloch zunächst ein in seinen Augen wildes Tier mit Flügeln, Krallen und Kikeriki-Rufen traf, anschließend ein sanftes Tier mit Pfoten, das leise schnurrte. Der Mutter berichtet es davon, dass es so große Angst vor dem ersten Tier hatte, dass es sich nicht traute, zum zweiten Tier zu laufen.

Nach dem Erzählen der Geschichte erhält das Kind 12 Fragen mit jeweils drei Antwortalternativen (Multiple-Choice-Format), z. B. Item 6:

Das erste Tier war auf dem Kopf …
a. schneeweiß
b. mausgrau
c. feuerrot

„Feuerrot" wurde dabei wörtlich im Text genannt. Zusätzlich fügte Gebhard eine offene Frage hinzu („Warum war das Mäuslein dumm?"). Für jede richtige Antwort erhält das Kind einen Punkt. Vielfach zielen die Fragen auf faktische Informationen, weniger auf echte Schlussfolgerungen. Zwei dieser Inferenzfragen erwiesen sich jedoch als trennscharf (Item 5 und Item 11).

Auch wenn das Verfahren nicht originär für die Diagnostik von Kindern mit Sprachverständnisstörungen gedacht war, bietet es eine gute Möglichkeit, die 15 % der schlechtesten Kinder für gezielte Interventionen herauszufiltern. Um nicht zu den 15 % der schlechtesten eines Altersjahrgangs zu gehören, benötigen Siebenjährige sieben richtige Antworten, Achtjährige acht und Neunjährige neun (Gebhard 2008). Das „langlebige Provisorium" ist mittlerweile zum weitbekannten und vielfach eingesetzten Verfahren mit Normwerten für die Diagnostik des Textverstehens im Grundschulalter geworden.

Annageschichte

Die Annageschichte (Mathieu 2008, 112ff.) entstand aus zwei Episoden der Kinderbücher: „Immer dieser Michel" von Astrid Lindgren (1972) und „Unsere Oma" von Ilse Kleberger (1970). Diese beiden Episoden wurden in einen anderen Kontext verpackt und miteinander in Verbindung gebracht. Die Testgeschichte folgt dem Geschichtenschema mit zwei Hauptereignissen (Szene beim Fahnenmast, Ausbrütszene) und einem Nebenereignis (Krankheit von Anna). Sie gliedert sich in zwei Teile.

Der erste Teil ist für jüngere Kinder im Alter von etwa vier Jahren. Während eines Dorffestes gibt es in einer in sich logischen und klar ablaufenden Szene drei Hauptakteure: den Vater, den Sohn Marco und die Tochter Anna. Als Problem kann Marco wegen einer Masernerkrankung nicht auf das Dorffest gehen, ihm ist langweilig. Seine Schwester Anna soll auf ihn aufpassen. Anna hat (als Lösung) die Idee, Marco an einem Fahnenmast im Garten hochzuziehen, sodass er von dort aus das Dorffest sehen kann. Nach der Tat kommt der Vater zurück und wird Zeuge des „dummen Streiches". Zum Schluss holt er Marco herunter und bestraft beide Kinder.

Im zweiten, zusätzlichen Teil für ältere Kinder im Alter von fünf bis sechs Jahren („Ausbrütszene") bekommt Anna auch Masern (Nebenereignis). Als sie wieder gesund ist, berichtet die Mutter, dass ein Fuchs in der Nacht das schönste Huhn gestohlen habe und dessen Eier, die gerade ausgebrütet wurden, auch fehlen. Die Oma hatte zugleich einen Zettel aufgehängt, dass sie krank sei und niemand zu ihr dürfe. Dies war jedoch eine Ausrede, da die Oma die Eier ausbrütete, bis Küken ausschlüpften. Diese alltagsfernere Szene verlangt die Vorstellung und Verknüpfung, was die Oma macht und wie der Vorgang des Ausbrütens vor sich geht. Zusätzlich lenkt das Nebenereignis etwas ab.

Nach dem Vorlesen der Geschichte folgen offene Fragen zu:
- faktischen Informationsfragen (z. B. Wer ging zum Fest? War die Oma richtig krank?),
- logischen Verknüpfungsfragen (z. B. Wieso zieht Anna mit aller Kraft am Seil? Was ist mit dem schönsten Huhn und mit den Eiern passiert?).

Mathieu (2008) führte mit 81 Kindern eine Überprüfung der Geschichte durch. Sie folgert aus dieser Untersuchung, dass der erste Teil bereits von Kindern mit 4;5–4;10 Jahren gut verstanden werden müsste. Als Gesamtform „scheint der Geschichtentest (in Form der Anna-Geschichte) die Sprachverständnisfähigkeit, das kohärente Verstehen, bei fünf- bis sechsjährigen Kindern gut zu überprüfen" (Mathieu 2008, 124). Sie betont jedoch auch, dass die Anna-Test-Geschichte nur mit weiteren zusätzlichen Beobachtungen und Abklärungen gekoppelt aussagekräftig sein kann.

Sarahgeschichte

Die Sarahgeschichte („Ich kann aber noch nicht baden!") entstand in Anlehnung an die Geschichte „Splish Splash" von Skarakis-Doyle et al. für Kinder im Alter von 2;6–4 Jahren (u. a. Dempsey 1999; Skarakis-Doyle und Dempsey 2008). Schulze (2010) übertrug die Geschichte ins Deutsche und entwarf in Zusammenarbeit mit Petrich ein dazu passendes Bilderbuch für Kinder im Alter von ca. 4–5 Jahren. Die Geschichte greift die alltägliche Routine des Badens auf. Dieses nach vertrautem Skript ablaufende Thema gliedert sich in fünf kleine Episoden (Schulze 2010):
- initiierendes Ereignis und Zielangabe des Protagonisten: Die Mutter entdeckt die Matschkuchen backende, schmutzige Sarah im Sandkasten und will diese baden.
- Mutter und Tochter gehen ins Badezimmer und bereiten das Bad vor (Ausziehen, Wasser in die Badewanne einlassen).
- Problem: Sarah verweigert das Baden mit dem Hinweis auf fehlende Gegenstände oder falsche Bedingungen (kaltes Wasser, kein Waschlappen, keine Lieblingsseife). Die Mutter behebt die von Sarah benannten „Missstände".
- letztes Problem: fehlende Quietsche-Ente: Die Mutter sucht die Ente, kann diese jedoch nicht finden.
- Schluss/Lösung für Sarah: Sarah nutzt die Abwesenheit der Mutter und kehrt zum Sandkasten zurück, um weiter Matschkuchen zu backen.

Sprachlich enthält die Geschichte wiederkehrende Satzstrukturen: „Mami, ich kann aber noch nicht baden. Ich brauche unbedingt noch …" sowie einen wiederkehrenden, rhythmisch-lautmalerischen Refrain: „Pitsch, patsch, so ein Matsch. Jetzt ab in die Badewanne." Diese Strukturen erleichtern vor allem jüngeren Kindern das Sprachverstehen.

Als multimethodisches Vorgehen werden dem Kind nach dem Vorlesen der Geschichte (anhand des Bilderbuchs) kurze Fragen gestellt, z. B. Informationsfragen: „Wo sucht Mama die Quietsche-Ente?" oder Inferenzfragen: „Will Sarah draußen spielen? Warum?". Einige Fragen sind als Ja-/Nein-Fragen konzipiert. Diese erfordern minimale produktive Sprachfähigkeiten (v. a. für sehr junge Kinder), weisen aber hohe Ratewahrscheinlichkeiten auf. Als weitere diagnostische Methode folgt das gemeinsame Nacherzählen. Beispielsweise werden ein Agent („Die kleine ... [Sarah] taucht vorsichtig ihren großen Zeh in die Badewanne.") oder eine Handlung („Also greift Mama zum Wasserhahn und ... [dreht das warme Wasser auf].") ausgelassen. Viele der Auslassungen sind jedoch nicht nur anhand der Geschichte, sondern auch durch reines Welt- und Vorwissen zu ergänzen. Als dritter Bereich wird das Erkennen von Erwartungsverletzungen abgeprüft. Der Therapeut liest die Geschichte ein weiteres Mal vor und fordert dabei das Kind auf, ihn zu „erwischen", wenn er einen Fehler macht und „Quatsch" erzählt. Als Verletzungen sind inadäquate Handlungen („Sarah *quetscht* [zieht] ihre schmutzigen Sachen aus."), Zielverletzungen („Sarah springt in die Badewanne, *um zu baden*.") oder Vertauschungen („Ich kann aber noch nicht baden! Ich brauche unbedingt noch *meine schmutzigen Anziehsachen*!") in die Geschichte eingefügt.

In der Auswertung unterscheidet man als Dreiteilung: keine Reaktionen, nonverbale Reaktionen wie Stirnrunzeln oder Kopfschütteln, die ein Erkennen der Erwartungsverletzung anzeigen, und verbale Reaktionen („Nein./Das stimmt doch gar nicht."), meist mit Korrektur. Die Sarahgeschichte wurde in weiteren Abschlussarbeiten erprobt, jedoch insgesamt noch an sehr geringen Probandenzahlen (u. a. Hagemeister 2011). Weitere Überprüfungen und Normierungen stehen noch aus, denn insgesamt sind nur wenige schlussfolgernde Fragen vorhanden und einige Aufgaben können rein aus dem Weltwissen heraus gelöst werden, ohne die Geschichte zu verstehen.

Timogeschichte

Auf Grundlage der Sarahgeschichte und deren vorhandenen Schwierigkeiten entwarfen Heel und Janda (2011) die Timogeschichte. Die Bilder, eine leichte Abwandlung des Bilderbuchs „Gute Nacht, Willi Wiberg" (Bergström 2009), behandeln das alltägliche Skript des Zubettgehens (Heel und Janda 2011): Timo will am Abend nicht ins Bett gehen, weil er noch nicht müde ist. Trotzdem wird er von seinem Vater ins Bett gebracht. Dort fallen ihm jedoch viele Ausreden ein, warum er noch nicht schlafen kann. Zunächst muss der Vater die Zahnbürste zum Zähneputzen bringen, dann eine Gute-Nacht-Geschichte vorlesen, das Töpfchen holen und den Teddybär suchen. Beim Suchen des Teddybären ist der Vater schließlich selbst so müde, dass er einschläft. Timo findet den schlafenden Papa im Wohnzimmer und freut sich. Er geht zurück in sein Zimmer, zieht sich wieder um und spielt.

Die Überprüfung des Textverstehens findet wiederum anhand von Informationsfragen („Will Papa Timo ins Bett bringen?", „Wer hat vergessen, die Zähne zu putzen?") und schlussfolgernden Fragen („Warum geht Timo leise zurück ins Kinderzimmer?", „Wollte Timo schlafen? Warum/Warum nicht?") statt, wobei der Anteil der schlussfolgernden Fragen zur besseren Erfassung sprachverständnisgestörter Kinder erhöht wurde. Es folgen das gemeinsame Nacherzählen („Papa will Timo ins ... [Bett] bringen.") und das Entdecken von Erwartungsverletzungen („*Papa* putzt sich die Zähne.", „Gut, dass meine Zähne jetzt *schmutzig* sind.").

Die Timogeschichte wurde bei 88 vier- bis sechsjährige Kindern mit und ohne Sprachentwicklungsstörungen (zusätzlich Unterscheidung expressiv vs. expressiv/rezeptiv) erprobt, wobei bei Sechsjährigen klare Deckeneffekte erkennbar waren. Im Bereich Verständnisfragen und Entdecken von Erwartungsverletzungen konnten bei den normal entwickelten Kindern Altersentwicklungen festgestellt werden, bei den Kindern mit Sprachverständnisstörungen stagnierten die Leistungen. Für die Untertests „Verständnisfragen" und „Entdecken von Erwartungsverletzungen" zeigten sich gute Kennwerte für die Reliabilität, wie bereits bei Skarakis-Doyle und Dempsey (2008). Das Verfahren erwies sich als motivierend und praktikabel, wird jedoch aufgrund gefundener Schwierigkeiten derzeit noch weiter überarbeitet (Janda und Heel 2014). In einer leichten Adaption (z.B. Visualisierung des Ablaufs, Fragewörter mit lautunterstützenden Gebärden) kann die Timogeschichte auch für Kinder mit kognitiven Beeinträchtigungen im Grundschulalter angewendet werden (Bartmann 2012).

2.3.6 Informelle Diagnostik im Bereich Monitoring des Sprachverstehens

Wilma Schönauer-Schneider

Monitoring des Sprachverstehens ist wie das Sprachverstehen generell nicht direkt beobachtbar. Nur aus den Reaktionen kann auf vorhandenes oder fehlendes Monitoring des Sprachverstehens geschlossen werden. Als Voraussetzung für dieses Monitoring dienen **Zuhörfähigkeiten** (➤ Kap. 3.1.2). Zusätzlich kann es auf Satz- und Textebene abgeprüft werden. Da Überprüfungen auf Textebene bereits in ➤ Kap. 2.3.5 erläutert sind, folgen an dieser Stelle Möglichkeiten auf Satzebene als Ergänzung, die im Rahmen eines Forschungsprojekts am Lehrstuhl Sprachheilpädagogik der Ludwig-Maximilians-Universität als informelle Überprüfung, angelehnt an Dollaghan und Kaston (1986) und Johnson (2005), entstanden (Schönauer-Schneider 2008, unveröffentlicht). Das Kind erhält Manipulationsaufgaben mit verschiedenen Anweisungen bzw. Sätzen. Alternativ wären für einige Sätze auch Bildauswahlverfahren möglich. Neben einigen fehlerfreien Sätzen enthalten die Anweisungen inadäquate Äußerungsteile, die drei verschiedenen Bereichen zuzuordnen sind:

- akustische Unzulänglichkeiten (zu leise, zu schnell, durch Störgeräusch wie Niesen überlagert)
- inhaltliche Unzulänglichkeit (mit unmöglichen Anteilen, mehrdeutigen oder gegensätzlichen Inhalten)
- komplexe Äußerungen (unbekannter Wortschatz, zu lang oder grammatikalisch zu komplex)

Die Reaktionen auf die inadäquaten Äußerungen werden im Sinne des Monitoring des Sprachverstehens beurteilt. Dazu kann folgende Einteilung (von 1: sehr ausgeprägtes Monitoring des Sprachverstehens bis zu 5: mangelhaftes/nicht ausreichendes Monitoring des Sprachverstehens) hilfreich sein (Dziallas 2010), Beispiele:

1. spezifische Frage („Was ist Botanik?“): Reaktion macht die Klärung sehr wahrscheinlich
2. allgemeine Frage („Hä?“): Reaktion macht die Klärung wahrscheinlich
3. nonverbale Reaktion (fragender Blick, Schulterzucken, Stirnrunzeln) und Raten („Ich glaube, das ist die Rutsche.“) – ohne Handlung: Reaktion macht die Klärung möglich
4. inadäquate Handlung mit einer Äußerung wie Raten oder Aussage (z. B. bei „Botanik“: Kind handelt entsprechend seiner Vermutung, setzt das Kind in das Haus und sagt: „Das ist das Haus.“): Reaktion macht die Klärung unwahrscheinlich
5. inadäquate Handlung oder keine Reaktion: Reaktion macht die Klärung sehr unwahrscheinlich

Ähnlich verhält es sich im normalen Spracherwerb. Zunächst handelt das Kind ohne erkennbare Anzeichen eines Monitoring. Wenn Kinder ein Monitoring entwickeln (ab ca. 18 Monaten), reagieren sie zunächst nonverbal auf inadäquate Äußerungen oder Nichtverstehen. Mit 3–4 Jahren fragen sie allgemein bei Nicht- und Missverstehen nach und im Vorschulalter beginnt das spezifische Nachfragen, sodass mit Schuleintritt bei unauffälligen Kindern ein ausreichendes Monitoring des Sprachverstehens bei Sätzen und Anweisungen zu erwarten ist (➤ Kap.1.3)

Für das Forschungsprojekt diente als diagnostisches Setting ein Spielplatz mit Playmobil©figuren und -objekten (Schönauer-Schneider 2014). Dazu gehören ein Junge, 5 Mädchen (mit verschiedenen Kleiderfarben: 1 rotes, 1 blaues, 1 gelbes Kleid, 2 grüne Kleider mit unterschiedlichen Schuhfarben), eine Frau sowie eine Sitzbank, ein Sandkasten, eine Rutsche, ein Haus und ein Karussell. Diese Begriffe werden zunächst geklärt: „Du siehst hier viele Dinge. Du kennst sicher vieles. Was ist das?“ Der Therapeut deutet auf die einzelnen Gegenstände und lässt sie durch das Kind benennen. Falls ein Kind etwas nicht oder nicht korrekt benennt, fordert der Therapeut rezeptiv auf: „Zeige mir …“. Im Forschungsprojekt konnten Kinder im Vorschul- und Grundschulalter diese Begriffe zumindest rezeptiv zeigen. Als Abwandlung können auch andere Situationen, Personen und Gegenstände verwendet werden.

Um die Unterschiede der Mädchen hervorzuheben und damit mehrdeutige Äußerungen vorzubereiten, nimmt der Therapeut 4 Mädchen mit unterschiedlichen Kleidern und fordert auf: „Schau dir die Mädchen genau an. Sind die Mädchen ganz gleich?“/ „Was ist anders?“ (Farben der Kleider). Anschließend nimmt er beide Mädchen mit grünem Kleid, die sich in der Schuhfarbe unterscheiden, und fragt analog zu vorher.

Ein wichtiger Punkt stellt die **Erlaubnis zum Nachfragen** dar. Das Kind erhält explizit die Aufforderung zum Nachfragen: „Ich habe dir eine CD mitgebracht. Eine Frau sagt dir, was du mit den Figuren spielen sollst (analog ohne CD: Ich sage dir, was du mit den Figuren spielen sollst). Hör genau zu und spiele, was die Frau sagt (was ich sage). Es kann sein, dass du etwas nicht verstehst oder dass ich Quatsch sage. Wenn du etwas nicht verstehst, darfst du gerne nachfragen.“ Der Therapeut wartet das Einverständnis durch Nicken oder Bejahen ab.

Nun spielt der Therapeut eine CD mit Anweisungen/Sätzen ab oder spricht diese selbst. Nach jeder Handlung (egal ob eine falsche Handlung durchgeführt wird oder das Kind nachfragt) sollte die Reaktion vergleichbar bleiben, z. B. Bestätigung mit „gut/okay“. Für eine qualitative Auswertung kann der Therapeut bei falschen Handlungen oder nur nonverbalen Reaktionen fragen: „Hast du das verstanden?“ bzw. „Warum hast du das nicht verstanden?“, um zu erfahren, ob das Kind den Grund für das Nicht-/Missverstehen erkennt.

Im Folgenden werden einige **Beispielsätze mit inadäquaten Anweisungen** gegeben:

- akustische Unzulänglichkeiten:
  - Setze den Jungen *in das Haus* (zu leise)!
  - Setze das Mädchen in das Karussell (gesamt zu schnell)!
  - Setzen den Jungen auf (Niesen: Hatschi)!
- inhaltliche Unzulänglichkeit:
  - Setze den *Mann* auf die Bank (es ist kein Mann vorhanden).
  - Setze *das Mädchen* in den Sandkasten (mehrdeutig: da zuvor 4 Mädchen zur Auswahl gegeben wurden)!
- komplexe Äußerungen
  - Setze den Jungen in die *Botanik* (unbekanntes Wort)!
  - Setze das Mädchen auf das *Makop* (Pseudowort)!
  - Setze die Frau auf die Bank, das Mädchen mit dem roten Kleid in den Sandkasten, den Jungen auf das Karussell und das Mädchen mit dem grünen Kleid auf die Rutsche (zu lang, wobei dieser Satz für einige Kinder noch komplexer gestaltet sein muss)!

Für die Auswertung gibt der Therapeut dem Kind für jedes Item zum MSV entsprechend seiner Reaktion die jeweilige Punktzahl (vgl. oben, von 1: spezifische Frage bis 5: inadäquate Handlung). Es wird jeweils die höchste/beste Reaktion (innerhalb von 5 Sekunden nach der Anweisung) gewertet und anschließend ein Durchschnittswert der Reaktionen berechnet: Der Therapeut zählt alle Punkte zusammen und dividiert durch die Anzahl der Sätze. Erhält er einen Wert von durchschnittlich höchstens 2 Punkten, so spricht dies für ein gelungenes MSV. Liegt der Wert darüber, so ist je nach qualitativer Bewertung eine Therapie indiziert. Hat ein Kind z. B. häufig 3 Punkte (nonverbale Reaktion), so besitzt es möglicherweise eine zu geringe Fähigkeit, Fragen zu formulieren oder ein zu geringes Selbstwertgefühl, um Fragen zu stellen. Hat ein Kind hingegen häufig 4 oder 5 Punkte (inadäquate Handlung, keine Reaktion), so erkennt es sein Nichtverstehen nicht (Schönauer-Schneider 2014). Die Therapieschwerpunkte sind dementsprechend auf das Formulieren von Fragen mit Stärkung des Selbstwertgefühls durch gezieltes Loben oder auf das Erkennen des Nichtverstehens zu legen.

Bei der Überprüfung des Verfahrens schnitten Vorschul- und Schulkinder mit Sprachentwicklungsstörungen deutlich schlechter ab als normalentwickelte Kinder in diesem Alter, die meist sehr gute Monitoring-Fähigkeiten aufwiesen. Das Verfahren ist jedoch eher eine künstliche Situation und misst nicht zwingend die Monitoring-Fähigkeiten im Alltag. Weitere Evaluationen stehen deshalb noch aus. Das Vorgehen und die Beispielsätze des Verfahrens können jedoch als Grundlage für den Einsatz in Spiel- und Unterrichtssituationen dienen. Beim gemeinsamen Kochen oder Spiel mit Figuren sowie in schulischen Situationen können inadäquate Äußerungen eingebaut und die Reaktionen der Kinder in natürlichen Situationen beobachtet werden.

Auswahl vorhandener Verfahren im deutschsprachigen Raum

Seit Kurzem sind im deutschsprachigen Raum zwei Verfahren für Kinder unter 5 Jahren vorhanden: „Erfassung des Monitorings von zwei- und dreijährigen Kindern“ (EMSV 2–3) von Zimmermann (2012) und „Analyse kindlicher Sprachverstehenskontrollprozesse (ASVK) von Schmitz (2012).

Die **EMSV 2–3** (Zimmermann 2012) ist ein interaktives Verfahren zur Erfassung der Monitoringfähigkeiten von zwei- und dreijährigen Kindern. Es findet in einer etwa 25-minütigen, natürlichen Spielinteraktion beim Kochen mit dem Stofftier „Niili“ statt. Zu Beginn dieses Kochspiels wird das Kind darauf hingewiesen, dass „Niili“ manchmal nicht so gut zu verstehen ist. Der Untersucher lässt neben 8

Kontrollitems das „Niili“ 8 Anweisungen äußern, die ein MSV erfordern. Es werden 4 Itemtypen mit je 2 Items überprüft:

- gestörtes Signal wie „Tu den Löffel /husten/“
- Mehrdeutigkeit wie „Geh das dort holen“
- Absurdität wie „Gib mir mit der Bürste zu essen“
- Pseudowort „Leg die Knete auf die Fikula“

(Zimmermann 2014, 117).

Zwischen den Items kann das Kind innerhalb des Kochspiels frei spielen. Die Auswertung geschieht von 0 (Klärung durch fehlende Reaktion des Kindes unwahrscheinlich) bis 4 (Klärung durch spezifische Nachfrage sehr wahrscheinlich). Diese Erfassung eignet sich vom natürlichen Spielcharakter her sehr für kleine Kinder, erfordert vom Untersucher jedoch eine hohe Flexibilität und einen „klaren inneren Plan“ (Zimmermann 2014, 117).

Die **ASVK** (Schmitz 2012) ist ein qualitatives Verfahren zur Erfassung von Sprachverstehenskontrollprozessen (MSV) von Kindern mit einem (Entwicklungs-)Alter von 3;6–4;11 Jahren und wurde an einer Stichprobe von 37 sprachunauffälligen Kindern erprobt. Hierfür konnten eine gute Trennschärfe und eine gute Reliabilität ermittelt werden (Schmitz et al. 2012). Nach standardisiertem Vorgehen und in eine kommunikativ sinnvolle Rahmenhandlung eingebettet werden Anweisungen gegeben, die Verstehensschwierigkeiten hervorrufen und MSV erfordern. Dazu sind auf einem Spielplan ein Weg zum Schatz und sechs Orte abgebildet. Zusätzlich befindet sich darunter eine Objektleiste mit 14 verschiedenen Objekten wie ein „kurzer roter Klotz“, ein „roter Fisch ohne Punkte“ oder ein „roter Fisch mit Punkten“, die zuvor beim Kind abgefragt werden. Eine Königin gibt nun von CD einem Piraten Anweisungen, um einen Schatz zu finden. Das Kind darf dem Piraten dabei helfen. Beispielsweise lautet der Auftrag: „Setz den roten Fisch ohne Punkte in das Boot“ (durchführbar), „Wirf das Falinka ins Wasser“ (unbekanntes Wort), „Leg die große Muschel, die klein ist, auf den Sand“ (widersprüchlich). Nach jeder Anweisung darf der Pirat auf dem Weg einen Schritt weitergehen. Ist er beim Schatz angekommen, wird das Kind für seine Hilfe belohnt (Schmitz 2012).

Die Kurzversion mit 14 Items vermittelt dem Untersucher einen ersten Eindruck der MSV-Fähigkeiten eines Kindes. Die Langversion enthält 27 nicht durchführbare Anweisungen mit je drei zu neun verschiedenen Arten von Sprachverstehensproblemen (u. a. „gestörtes Signal“, „Wort unbekannt“, „physikalisch unmöglich“, „partiell mehrdeutig“, „zu lang“, „syntaktisch zu komplex“). Der Untersucher reagiert möglichst nach einem strukturiert dargestellten Abfolgemodell auf die Reaktionen des Kindes, z. B. mit Wiederholung/Bestätigung, abwartendem Verhalten oder Nachfragen. Die Auswertung geschieht nach den Reaktionen des Kindes: „keine“ (0 P.), „nonverbale“ (1 P.), „nicht spezifische verbale“ (2 P.) oder „spezifische verbale“ (3 P.) Hinweise auf ein MSV. Je nach Verhältnis der gezeigten Reaktionen können Therapieziele abgeleitet werden: Reagiert ein Kind z. B. vorrangig nonverbal, so wird empfohlen, die Therapie mit der Verbalisierung des Nichtverstehens zu beginnen (Schmitz 2012).

2.3.7 Leitfaden: Qualitative Verfahren in der Diagnostik des Sprachverstehens

Der folgende Leitfaden soll dazu dienen, einen Überblick über die zahlreichen empfehlenswerten informellen Verfahren zu Überprüfung des Wort-, Satz- und Textverstehens zu bekommen (➤ Tab. 2.8). Diese können, falls der zu überprüfende Bereich abgedeckt wird, zunächst genutzt werden, bevor der Diagnostiker eigenständige Prüfsituationen entwickelt. Es sind sowohl die Möglichkeiten zur qualitativen Diagnostik aus standardisierten Tests aufgeführt (➤ Kap. 2.2.1 und ➤ Kap. 2.2.2) als auch die in diesem Kapitel beschriebenen informellen Verfahren, die bereits in anderen Publikationen oder in diesem Buch veröffentlicht sind. Es werden nur solche Verfahren mit den jeweiligen Untertests aufgelistet, die auch empfehlenswert sind.

Der Leitfaden liest sich am besten von links nach rechts. Beginnend in der Spalte „Alter“ können zunächst alle Verfahren ermittelt werden, die für das Alter des Kindes oder Jugendlichen, bei dem das Sprachverstehen diagnostiziert werden soll, passend sind. Der Leitfaden ist nach den Altersangaben geordnet. Nach der Nennung des Verfahrens mit Autoren und Kapitelangabe, in der das Verfahren beschrieben wird, wird die Ebene der rezeptiven Fähigkeiten spezifiziert sowie die überprüften Strukturen oder Fähigkeiten im Einzelnen beschrieben.

Tab. 2.8 Leitfaden: Qualitative Diagnostik des Sprachverstehens bei Kindern und Jugendlichen

Einsetzbar ab einem Entwicklungsalter von:	Verfahren, Autoren, Kapitelangabe	Ebene, Prüfmodus	Überprüfte rezeptive Fähigkeiten
1 Jahr	Gebe-Spiel Hachul und Schönauer-Schneider 2015 ➢ Kap. 2.3.2	Wortverstehen, Objektauswahl	Nomen
	ELFRA-1, Grimm und Doil 2006 ➢ Kap. 2.3.2	Wortverstehen, Elternfragebogen	Umfang des frühen rezeptiven Wortschatzes
2 Jahre	Bewegungs-Spiel Hachul und Schönauer-Schneider 2015 ➢ Kap. 2.3.2	Wortverstehen, Objektmanipulation	Intransitive Verben
	PDSS Kauschke und Siegmüller 2010 ➢ Kap. 2.2.2	Wortverstehen, Bildauswahl	Nomen, Verben, Adjektive, Präpositionen, Oberbegriffe, Fragepronomen
	TSVK Siegmüller et al. 2011 ➢ Kap. 2.2.1	Satzverstehen, Bildauswahl	Verbargumentstrukturen, Tempus, Topikalisierung, Modus, Reflexivpronomen, Relativsätze
	Verstehen von Zwei- bis Dreiwortsätzen Höhle 2008 ➢ Kap. 2.3.3	Verstehen von 2 Elementen, Satzverstehen, Bildauswahl	Verstehen von 2 Elementen, Verstehen von kurzen Sätzen
	EMSV Zimmermann 2012 ➢ Kap. 2.3.6	Monitoring, Objektmanipulation, Beobachtung	Monitoring des Sprachverstehens
3 Jahre	LiSe-Daz Schulz und Tracy 2011 ➢ Kap. 2.2.2	Wortverstehen, Satzverstehen, Ja-/Nein-Fragen, W-Fragen	Verbbedeutung, Fragepronomen, Negationen
	TROG-D Fox 2006 ➢ Kap. 2.2.1	Satzverstehen, Bildauswahl	Zweiwortsätze, Dreiwortsätze, Negation Präpositionen „in“ und „auf“, Tempus, Numerus, Präpositionen, Modus, Personalpronomen, Relativsätze, Doppelobjektkonstruktionen, subordinierte Nebensätze, Topikalisierung, Konjunktionen
3;6 Jahre	ASVK Schmitz 2012 ➢ Kap. 2.3.6	Monitoring, Objektmanipulation, Beobachtung, Erkennen von Erwartungsverletzungen	Monitoring des Sprachverstehens

Tab. 2.8 Leitfaden: Qualitative Diagnostik des Sprachverstehens bei Kindern und Jugendlichen *(Forts.)*

Einsetzbar ab einem Entwicklungsalter von:	Verfahren, Autoren, Kapitelangabe	Ebene, Prüfmodus	Überprüfte rezeptive Fähigkeiten
4 Jahre	Annageschichte Mathieu 2008 ➤ Kap. 2.3.4	Textverstehen, Offene Fragen	Faktenwissen, Inferenzziehung
	Inferenzziehung bei Dreizeilern Schlesiger 2001 ➤ Kap. 2.3.4	Textverstehen, Ja-/Nein-Antworten	Inferenzziehung
	IVÜS Endres und Baur 2000 ➤ Kap. 2.3.3	Satzverstehen, Objektmanipulation	Negationen, Modus, Pronomen, Kausalsätze, Temporalsätze, Konditionalsätze, komplexe Satzstrukturen
	Lauf-Spiel Hachul und Schönauer-Schneider 2015 ➤ Kap. 2.3.2	Wortverstehen, Objektmanipulationsverfahren	Personalpronomen
	Sarahgeschichte Schulze 2010 ➤ Kap. 2.3.4	Textverstehen, Ja-/Nein-Fragen, W-Fragen, Inferenzfragen, gemeinsames Nacherzählen, Erkennen von Erwartungsverletzungen	Faktenwissen, Inferenzziehung
	Timogeschichte Heel und Janda 2011 ➤ Kap. 2.3.4	Textverstehen, Ja-/Nein-Fragen, W-Fragen, Inferenzfragen, gemeinsames Nacherzählen, Erkennen von Erwartungsverletzungen	Faktenwissen, Inferenzziehung
	Versteck-Spiel Hachul und Schönauer-Schneider 2015 ➤ Kap. 2.3.2	Wortverstehen, Objektmanipulation	Präpositionen
	Zeige-Spiel Hachul und Schönauer-Schneider 2015 ➤ Kap. 2.3.2	Wortverstehen, Bildauswahl	Nomen, Verben, Adjektive (semantische Felder)
5 Jahre	IDIS Schöler 1999 ➤ Kap. 2.3.3	Satzverstehen, Bildauswahl	Modus, Tempus, Kasus, Personalpronomen
	MSVK Elben und Lohaus 2000 ➤ Kap. 2.2.1	Satzverstehen, Bildauswahl	Numerus, Tempus, Modus
	Informelle Überprüfung Monitoring Schönauer-Schneider 2008 ➤ Kap. 2.3.6	Monitoring, Objektmanipulation	Einstufung der Monitoringfähigkeiten
5;6 Jahre	WWT 6–10 Glück 2011 ➤ Kap. 2.2.2	Wortverstehen, Bildauswahl	Nomen, Verben, Oberbegriffe, semantische vs. phonologische Ablenker

Tab. 2.8 Leitfaden: Qualitative Diagnostik des Sprachverstehens bei Kindern und Jugendlichen *(Forts.)*

Einsetzbar ab einem Entwicklungsalter von:	Verfahren, Autoren, Kapitelangabe	Ebene, Prüfmodus	Überprüfte rezeptive Fähigkeiten
7 Jahre	Mäusegeschichte Gebhard 2008 ➢ Kap. 2.3.4	Textverstehen, Multiple-Choice-Fragen	Faktenwissen, Inferenzziehung
	Quatsch-Geschenke Hachul und Schönauer-Schneider 2015 ➢ Kap. 2.3.3	Satzverstehen, Objektmanipulation	Doppelobjektkonstruktionen (Akkusativ vs. Dativ)
15 Jahre	LTB-J Barwitzki et al. 2008 ➢ Kap. 2.2.2	Satzverstehen, Bildauswahl	Relativsätze

KAPITEL

3

Wilma Schönauer-Schneider

Intervention

3

Ziel einer Intervention bei Sprachverständnisstörungen besteht nach der ICF bzw. einem pädagogischen Grundverständnis von Sprachtherapie darin, die soziale Integration eines Kindes zu unterstützen und seine Teilhabe am sozialen Leben zu verbessern. Nach dieser Sichtweise geht eine Intervention bei Kindern mit Sprachverständnisstörungen deutlich über eine „reine" Sprachtherapie hinaus: Die geforderte Intervention umfasst neben der Optimierung des Umfeldes (als präventive Förderung) sowohl die spezifische Sprachtherapie (Verbesserung der Kommunikationsfähigkeit) als auch gegebenenfalls die Therapie von Begleitsymptomen (➤ Tab. 3.1). Diese unterschiedlichen Interventionsbereiche werden in den folgenden Kapiteln näher erläutert.

3.1 Optimierung des Umfelds

Die Optimierung des Umfelds ist ein wesentlicher Baustein für eine gelingende Kommunikation mit Kindern mit Sprachverständnisstörungen. Alle für das Kind wichtigen Systeme (v. a. Familie, Kindertagesstätte, Schule …) müssen über das Störungsbild und Unterstützungsmöglichkeiten aufgeklärt sein. Sprachliche Fördermaßnahmen im Alltag beugen möglichen Folgeerscheinungen vor und sorgen für erfolgreiche Kommunikations- und Handlungssituationen.

3.1.1 Beratung und Einbeziehung der Eltern

Die Elternarbeit oder besser Elternpartizipation (Ritterfeld 2007) ist für eine erfolgreiche sprachtherapeutische Arbeit unentbehrlich.

Manche Eltern sind zunächst irritiert, wenn bei ihrem Kind eine Sprachverständnisstörung diagnostiziert wird. Sie gingen meist davon aus, dass ihr Kind gut versteht. Der Satz „Mein Kind spricht zwar schlecht, versteht aber alles." wird sehr häufig von den Eltern geäußert. Auch wenn es die Eltern nicht direkt bemerkten, beeinflusste die Sprachverständnisstörung meist schon länger das innerfamiliäre Geschehen: Es kam/kommt z. B. zu Spannungen oder veränderten Interaktionsstrukturen, wenn das Kind Bilderbücher bzw. Vorlesen ablehnt oder Aufträge nicht oder falsch ausführt.

Oft reagieren Eltern bei der Diagnose auch sehr betroffen, da Nichtverstehen oft mit „dumm sein", „sich nicht hineinversetzen können" gleichgesetzt wird (Mathieu 2000b). Sie stellen sich die Schuldfrage: „Sind wir an der Sprachverständnisstörung unseres Kindes schuld?".

Sprachtherapeuten haben hier die Aufgabe, Eltern die Schuldgefühle zu nehmen, sie über das Bedingungsgefüge der Störung aufzuklären, ressourcenorientiert Fähigkeiten und Defizite des Kindes bewusst zu machen sowie an förderlichen und ungünstigen Sprachlehrstrategien der Eltern zu arbeiten (Baumgartner 2008). Diese Einbeziehung und Unterstützung der Eltern werden als wesentliche Vor-

Tab. 3.1 Mehrdimensionale Intervention bei Kindern mit Sprachverständnisstörungen

Interventionsbereich	Ziel	Verweis Kapitel
Optimierung des Umfelds (Aktivität und Partizipation)	• Beratung und Anleitung der Eltern zur Sprachverständnisförderung • Unterstützung der Integration in Kindertagesstätte bzw. Schule durch Anleitung der Erzieher/Lehrer im Hinblick auf sprachverständnisfördernde Maßnahmen	➤ Kap. 3.1.1 und ➤ Kap. 3.1.2
Behandlung des Kindes (Körperstrukturen und -funktionen)	Therapie von Basisstörungen und/oder Begleitsymptomen: u. a. AVWS, Legasthenie, Aufmerksamkeitsstörung, emotionale oder Verhaltensstörung	➤ Kap. 3.2.1
	Verbesserung der Kommunikationsfähigkeit durch Sprachverständnistherapie auf • Wortebene • Satzebene • Textebene • metasprachlicher Ebene: Monitoring des Sprachverstehens	➤ Kap. 3.3

aussetzung für eine erfolgreiche Behandlung gesehen (von Suchodoletz 2010).

Der Sprachtherapeut kann für die **Vermittlung des Bedingungsgefüges** der Sprachverständnisstörung folgende Bereiche ansprechen:

- allgemeine Beispiele für Schwierigkeiten im Verstehen von Sprache, dass sich die Eltern leichter in die Situation des Kindes hineinversetzen können (Situationen im fremdsprachlichen Ausland bei geringen Kenntnissen der Landessprache: „Es fragt Sie jemand – Sie verstehen es nicht.“, „Jemand erklärt Ihnen den Weg – Sie verstehen es falsch.“)
- Beispiele, um aufzuzeigen, dass die Kinder ihr Miss- oder Nichtverstehen nicht immer erkennen, z. B. durch Verhörer (➤ Abb. 3.1)
- diagnostische Befunde und Alltagserfahrungen (z. B. Verstehen/Nichtverstehen bestimmter Strukturen, Frageverhalten des Kindes, Reaktionen auf Anweisungen, Geschwisterkonflikte, Probleme mit Gleichaltrigen, Probleme in ungewohnten Settings)
- Klären von Kommunikationsproblemen bzw. Aufdecken der Verständnisschwierigkeiten, z. B. durch Videoanalysen (Spiel- oder Hausaufgabensequenzen, u. a. mit Anweisungen; v. a. auch gelungene Situationen herausarbeiten)
- Entlastung bei Schuldgefühlen: Aufklärung über Ursachenkomplex, Umgang mit negativen Reaktionen des Umfelds, emotionale Unterstützung

BEISPIEL

Erklärung der Sprachverständnisstörung anhand von Verhörern

Häufig wird die kindliche Sprachverständnisstörung für Eltern mit dem Beispiel „fremde Sprache" erklärt. Die Eltern sollen sich vorstellen, sie seien in einem fremden Land, dessen Sprache sie nicht beherrschen. Wenn ihnen jemand den Weg erklärt, verstehen sie nichts. Der Unterschied dieses Nichtverstehens im Vergleich zur kindlichen Sprachverständnisstörung besteht darin, dass man – wenn man diese Sprache nicht beherrscht – bemerkt, dass man etwas nicht versteht. Kinder mit Sprachverständnisstörungen wissen häufig nicht, dass sie etwas falsch verstanden haben. Ein solches Nichtverstehen lässt sich am besten anhand von Verhörern verdeutlichen. Bekannte Verhörer (in Liedtexten) haben Hacke und Sowa (2004) in dem Buch „Der weiße Neger Wumbaba – Kleines Handbuch des Verhörens" sehr amüsant zusammengestellt. Der weiße Neger Wumbaba ist eine Fantasiegestalt, die aus einem Verhörer im Lied „Der Mond ist aufgegangen" entstanden ist.

Der Mond ist aufgegangen,
die goldnen Sternlein prangen
am Himmel hell und klar.
Der Wald steht schwarz und schweiget
und aus den Wiesen steiget
der weiße Nebel wunderbar.

➤ Abb. 3.1 verdeutlicht – auch für die Elternarbeit – einen **Verhörer** bzw. ein Nichtverstehen und die entsprechenden Vorstellungen, Missverständnisse oder gar das scheinbare „Fehlverhalten“, das bei einer Sprachverständnisstörung entstehen kann.

Für die nachfolgende oder begleitende Kindersprachtherapie sollte der Therapeut anschließend mit den Eltern ihre **Wünsche und Erwartungen** klären (Baumgartner 2008, 273):

- „Welche Wünsche, welche Befürchtungen, welche Vorbehalte bringen Sie mit?
- Wer will was, von wem, wie lange und wem zuliebe?
- Was hilft bereits und was bringen Sie als gute Voraussetzung mit?
- Wie können wir, uns gegenseitig unterstützend und aufbauend, zusammenarbeiten?
- Wie können wir das, was Sie im Alltag erfahren, am wirksamsten als Gegenstand der Therapie im Setting meiner therapeutischen Einrichtung bearbeiten?“

Vor allem für kleine Kinder ist die Elternexpertise sehr wichtig. Unter sprachtherapeutischer Anleitung können Eltern sprachförderliche Verhaltensweisen wie gemeinsamer Aufmerksamkeitsfokus, Imitieren, Modellieren, kontingentes Verstärken, Expandieren oder Anpassung an das Sprachniveau des Kindes durch Veränderung von Sprechmerkmalen oder Reduktion von Satzlänge bzw. -komplexität erlernen (Baumgartner 2008). Buschmann und Jooss (2011, 26) konkretisieren hier in ihrem „Heidelberger Elterntraining“ **Basisstrategien** bei Late Talkern mit rezeptiven Sprachdefiziten:

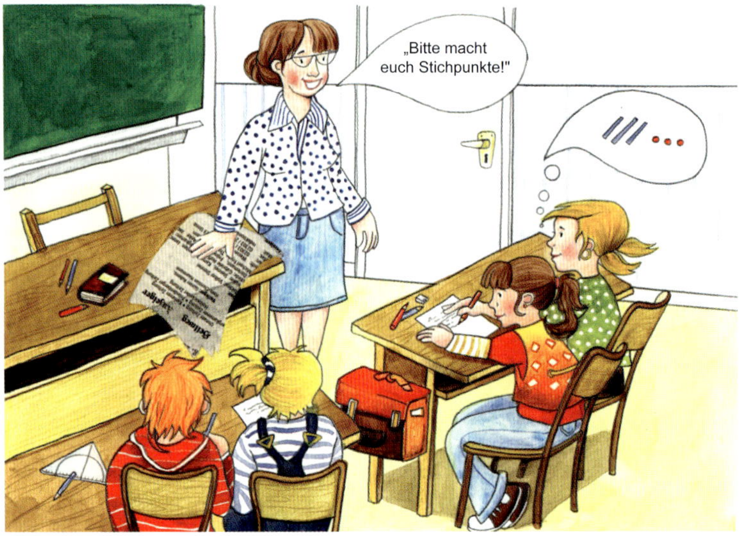

Abb. 3.1 Beispiel für fehlendes Erkennnen des Nichtverstehens: Stichpunkte vs. Striche und Punkte [L270]

- „auf Blickkontakt achten
- Sprechtempo verlangsamen und Sprechpausen an Phrasenstrukturen einhalten
- deutliche Aussprache mit guter Betonung zentraler Wörter
- einfache Wörter verwenden und Synonyme vermeiden
- kurze, einfache Sätze verwenden
- wichtige Wörter und Sätze oft wiederholen
- Mimik und Gestik bzw. spezifische Gebärden gezielt und intensiv nutzen
- Verbindung zu realen Gegenständen herstellen"

In den Elterngesprächen ist es zusätzlich sinnvoll, die Stärken des Kindes herauszustellen und die konkreten Fördermöglichkeiten einzuüben, jedoch ohne die Eltern zu überfordern. Bei Problemen in Betreuungseinrichtungen bzw. in der Schule kann der Therapeut schulbezogene Hilfen anbieten und Erzieher/Lehrer aufklären. Derartige Hilfen und förderliche Aspekte, die Eltern und Bezugspersonen im Umgang mit einem sprachverständnisgestörten Kind beachten sollten, finden sich im ➤ Kap. 3.1.2.

3.1.2 Förderung

Förderung als Begriff wird sehr unterschiedlich verstanden, u. a. als unspezifische Basis und Entwicklungsbegleitung für alle Kinder, z. B. Bücher vorlesen oder Lieder singen (vgl. dbs, o. A.). Wir verstehen hier unter Förderung jedoch gezielte Unterstützung und Prävention:

DEFINITION

Förderung bei Sprachverständnisschwierigkeiten

Förderung von Kindern mit Sprachverständnisschwierigkeiten beinhaltet Maßnahmen zur Prävention von sekundären Beeinträchtigungen und zur Erleichterung der Teilhabe an der Kommunikation sowohl als Grundlage für die Sprachtherapie mit dem Kind, als auch für die Beratung der Eltern, Erzieher oder Lehrer des Kindes. Diese Maßnahmen ersetzen jedoch keinesfalls eine gezielte Therapie.

Im Sinne des hier dargestellten mehrdimensionalen Sprachverständnistherapiekonzepts dient die Förderung zur Optimierung des Umfelds (Hartmann et al. 2008) und spiegelt die Bereiche Aktivität und Teilhabe der ICF wider.

Kinder mit Sprachverständnisstörungen erleben in der Kommunikation und in ihrem Lernen ohne Hilfe häufig Misserfolge. Sie benötigen präventive Fördermaßnahmen, um Sprache, Anweisungen und Texte verstehen zu können. Hauptförderbereiche, die den Bezugspersonen beratend vermittelt werden sollten, sind für diese Kinder:

MERKE
„Richtlinien" für den Umgang mit sprachverständnisgestörten Kindern

- Sprachverständnissicherung
- Vereinfachung von Texten
- raumakustische Maßnahmen
- Zuhörförderung

Sprachverständnissicherung

Sprachverständnisschwierigkeiten beeinträchtigen im Alltag nahezu alle Kommunikationssituationen und bergen v. a. im Schulalter die Gefahr von sekundären Lern- und Verhaltensproblemen: Schüler erfassen oft nur einen Teil der Informationen oder schalten aufgrund von Überforderung beim Zuhören schnell ab. Häufig erleben sie, dass sie Aufgaben falsch lösen oder etwas anderes passiert, als sie erwartet haben. Missverständnisse sind an der Tagesordnung und führen schnell zu Konflikten (Baur und Endres 1999). **Präventive Förderung** unterstützt ein sprachverständnisgestörtes Kind, sodass es trotz seiner Schwierigkeiten an sprachlicher Kommunikation erfolgreich teilnehmen und Informationen aus Sprache ziehen kann. Dazu dienen vorrangig folgende Bereiche:

MERKE
Maßnahmen zur Verständnissicherung

- Sicherung der Aufmerksamkeit
- handlungsbegleitendes Sprechen
- Überprüfung, ob das Kind verstanden hat
- Visualisierung von Anweisungen

Voraussetzung dafür, dass ein Kind Sprache überhaupt wahrnehmen kann, ist die **Sicherung der Aufmerksamkeit.** Sprachverständnisgestörte Kinder fühlen sich häufig nicht angesprochen, wenn man sich z. B. in Gruppensituationen nicht direkt an sie wendet. Die gezielte Ansprache, mit Namen (unter Umständen mit Berühren), aus geringer Entfernung und mit zugewandtem Blick ist deshalb unerlässlich (u. a. Grimm 2003). Der Blickkontakt ermöglicht dem Kind, zusätzlich nonverbale Hinweisreize (Mimik, Mundbild, Gestik) zu nutzen, und ermöglicht es dem Sprecher, die Reaktionen des Kindes (z. B. Stirnrunzeln, fragender Blick) zu beobachten. Für das Erkennen des Mundbilds und der Mimik muss das Gesicht des Gegenübers gut erkennbar sein. Lange Haarsträhnen im Gesicht können hier beispielsweise die Informationsentnahme erschweren und zu verringerter Aufmerksamkeit führen.

Nonverbale Hinweisreize im Sinne der Körpersprache können die Aufmerksamkeit erhöhen und zum Zuhören motivieren. Erzählt ein Erwachsener eine Geschichte in spannungsvoller Körperhaltung mit wirkungsvoller Gestik und Mimik, mit zugewandter Körperhaltung und variabler Stimmlage, sorgen u. a. die Spiegelneuronen für Aufmerksamkeit. Sie spiegeln, was andere tun oder fühlen (Heidemann 2009; Myers 2008), d. h. sie lösen unbewusst die jeweiligen Bewegungen und Emotionen aus, die der Erzähler vorgibt und erhöhen die Aktiviertheit. Wichtig sind hier ruhige und nicht zu hastige gestische Bewegungen, da diese sonst Hektik und Ablenkung hervorrufen.

In der Regel sind viele Kinder nicht in der Lage, sich auf mehrere Dinge gleichzeitig zu konzentrieren, z. B. Zuhören und Handeln. Deshalb sollte man vor dem Sprechen darauf achten, Handlungen (z. B. Malen, Aufräumen, Anziehen) zu unterbrechen oder zu warten, bis das Kind fertig ist. Vor allem in Gruppensituationen können akustische Signale zur Aufmerksamkeitsfokussierung eingesetzt werden, z. B. eine Glocke oder Klangschale. Wichtig ist für Kinder mit Sprachverständnisstörungen, dass ein akustisches Signal eindeutig mit einer Handlung bzw. Situation verknüpft ist, z. B. Glocke = Sprecher anschauen, jetzt kommt ein Auftrag oder bestimmte Musik (z. B. Der rosarote Panther: „Wer hat an der Uhr gedreht") zum Aufräumen.

Bei jüngeren Kindern entspricht die Aufmerksamkeitssicherung dem **gemeinsamen Aufmerksamkeitsfokus,** d. h. dem **triangulären Blickkontakt** bzw. der **joint attention** (➤ Kap. 1.3): Der Erwachsene stellt mit dem Kind und dem Gegenstand eine Dreiecksverbindung her, indem sich das Kind und der Erwachsene auf denselben Gegenstand fokussieren (Zollinger 1997).

Für Schulkinder kann die Sicherung der Aufmerksamkeit auch als „Give me Five"-Regel (Weidner 2003, 92) als grundlegendes Ritual formuliert werden: Die fünf Finger einer Hand stehen für Prinzipien der Aufmerksamkeit:

1. „Stopp deine Unterhaltung!
2. Dreh dich zu mir!
3. Schau mich an!
4. Hör mir zu!
5. Mach den Nachbarn aufmerksam!"

Der Lehrer hebt z. B. vor einem Arbeitsauftrag seine Hand. Erst wenn alle Schüler mit ihrer nun erhobenen Hand und ihrem Blickkontakt ihre Zuhörbereitschaft signalisieren, folgt die Lehreranweisung.

Handlungsbegleitendes Sprechen ist bereits im normalen Spracherwerb für die Erweiterung des Wortschatzes und sprachlicher Strukturen von Bedeutung: Zunächst handelt das Kind, bevor es darüber spricht, bzw. versteht zunächst Handlungen und erst allmählich die Versprachlichung dieser. Erwachsene untermalen die Handlungen häufig verbal, d. h. sie kommentieren diese und bewerten Verlauf und Ergebnis. Sprachentwicklung verläuft im Rahmen eines handlungsbezogenen Dialogs, in dem der Erwachsene und das Kind gemeinsam handeln und das Handeln sprachlich begleiten. Pragmatisch gesehen vermittelt handlungsbegleitendes Sprechen Abläufe und Zusammenhänge, d. h. der Erwachsene vergegenständlicht sprachlich Beziehungen: wer was tut, was auf wen wirkt, wer womit etwas tut, wann und mit wem etwas passiert. Für Kinder mit Sprachverständnisstörungen können konkrete Erfahrungen beim Handeln und praktische Aktivitäten als Ausgangspunkt für das Verstehen von Zusammenhängen dienen. Je mehr Kontext und konkretes Anschauungsmaterial geboten wird, desto mehr Hilfe haben Kinder beim Verstehen.

Bei schwer zu verstehenden Begriffen sind deshalb Realgegenstände oder Abbildungen hilfreich, auf Satz- und Textebene handelndes Aufzeigen der sprachlichen Inhalte. Für den Erwerb von Emotionswörtern kann der Erwachsene Stimmungen und Gefühle des Kindes benennen: „Du bist hingefallen. Du hast dir am Knie wehgetan. Jetzt bist du ganz traurig" (➤ Kap. 3.3.1). Emotionen im Zusammenhang mit Nichtverstehen haben dabei eine besondere Bedeutung. Äußerungen wie „Jetzt habe ich dich nicht verstanden. Das macht dich ganz traurig/wütend. Du spielst jetzt lieber allein und sagst nichts mehr" (Zollinger 1997, 117) helfen dem Kind, sein Nichtverstehen zu begreifen und damit umgehen zu lernen.

Bei sehr schwierigen und komplexen Aufgabenstellungen ist es sinnvoller, Aufgaben langsam vorzumachen anstelle diese langwierig und für das Kind frustrierend sprachlich zu erklären (Baur und Endres 1999). Eine Versprachlichung findet dann handlungsbegleitend mit einfachen kurzen Sätzen und nur wichtigen Schlüsselwörtern statt.

BEISPIEL

Handlungsbegleitendes Sprechen für etwas ältere Kinder: Erklärung des Spiels Memory (kursiv: Schlüsselwörter)

Wir spielen *Memory*. *Ziel* ist es, immer *zwei gleiche Karten* zu finden (Th. hebt zwei gleiche Karten hoch). Wir *drehen* alle Karten *um* (Th. demonstriert und wartet, bis Kind evtl. auch mithandelt). Wir *mischen* die Karten (Th. handelt). Du sollst immer die Karten mit den *gleichen Bildern* finden (Th. hält zwei gleiche Karten hoch, als Wiederholung zur Zielsicherung). Dazu darfst du immer *zwei* Karten *aufdecken* (Th. deckt zwei Karten auf, die gleich sind). Wenn die Bilder *gleich* sind, darfst du sie *behalten* (Th. nimmt die Karten zu sich). Dann darfst du *nochmal zwei aufdecken* (Th. deckt zwei weitere Karten auf). Oh, die Bilder sind *nicht gleich*. Jetzt kommt der *Nächste* dran. Wer am *meisten Karten* hat, hat *gewonnen* (Th. stellt einen hohen Kartenstapel und einen niedrigeren her und deutet auf den hohen Stapel und zeigt Siegergeste).

BEISPIEL

Handlungsbegleitendes Sprechen für jüngere Kinder: Tisch decken als Alltagsroutine

Schau, ich lege die *Teller* auf den *Tisch* (Th. legt mehrere Teller auf den Tisch). Jetzt lege ich *Löffel* zu den Tellern (Th. legt Löffel dazu). Oh, jetzt *fehlt* mir ein Löffel (Th. deutet auf den Teller ohne Löffel). Ich *hole noch einen* Löffel (Th. holt den fehlenden Löffel). Jetzt lege ich den *letzten Löffel* zum Teller (Th. legt Löffel dazu). Schau, jetzt sind wir *fertig* – bei *jedem* Teller liegt ein Löffel (Th. deutet über den Tisch und dann auf Teller und Löffel).

Handlungsbegleitendes Sprechen kann für sprachverständnisgestörte Kinder mit verbalen Routinen verknüpft werden. **Verbale Routinen** sind Dialogkontexte, die häufig auftreten, eine vorhersehbare und wieder erkennbare Reihenfolge haben, mindestens eine Äußerung (turn) pro Interaktionsteilnehmer haben und inhaltlich auf eine geringe Anzahl von Variationen begrenzt sind (z. B. Versteckspiele, Telefonspiele, Reime, wiederholtes dialogisches Betrachten desselben Bilderbuchs) (Yoder et al. 1995).

Diese wiederkehrenden Kontexte mit sprachlichen Routinen bieten Kindern mit Sprachverständnisstörungen kommunikative Sicherheit und ermöglichen den Einstieg in den Aufbau eines differenzierten Wortschatzes bzw. eine komplexere Bilderbucharbeit. Insbesondere für jüngere Kinder erleichtern wiederkehrende Dialoge anhand von Bildern (z. B. in Bilderbüchern) den Einstieg in das Sprachverständnis.

BEISPIEL

Verbale Routinen im Bilderbuch „Die kleine Spinne spinnt und schweigt" (Carle 1987)

In dem großformatigen, klar gezeichneten Bilderbuch baut die Spinne ihr Spinnennetz in der Nähe eines Bauernhofs. Nach und nach kommen verschiedene Tiere und fragen in wiederkehrender Weise die Spinne, ob sie etwas tun will, z. B.: „Da kommt das Pferd und sagt: Jiihiia! Jiihiia! Willst du reiten?/Da kommt die Kuh und sagt: Muh! Muh! Magst du Heu und Hafer?" Die Spinne reagiert lange Zeit immer gleich: „Die kleine Spinne spinnt und schweigt".
Auch sprachverständnisgestörte Kinder können meist schnell die Lautmalereien verstehen bzw. nachahmen („Jiihiia, Muh") und dem jeweiligen Tier zuordnen. Anhand einer betonten Frageprosodie und der wiederkehrenden Frageform („Willst du ...?") erkennt das Kind, dass das Tier die Spinne immer etwas fragt. Das Verstehen des Refrains „Die kleine Spinne spinnt und schweigt" kann anhand der jeweiligen Bilder erleichtert werden. Der Therapeut deutet bei „spinnt" zusätzlich auf den Spinnenfaden und zeichnet ihn mit dem Finger weiter. Bei „schweigt" kann er sprachlich („Die Spinne sagt nichts.") die Bedeutung klären und gestisch (Finger auf den Mund) das Sprachverständnis sichern.

Kinder mit Sprachverständnisstörungen verfügen häufig über geringe Fähigkeiten im Monitoring des Sprachverstehens und merken nicht, dass sie etwas nicht verstanden haben (Dollaghan und Kaston 1986) (➤ Kap. 3.3.4). Deshalb ist vor allem bei Arbeitsaufträgen, aber auch bei Geschichten und anderen Zuhörsituationen gezielt zu überprüfen, *ob* und *was* das Kind *verstanden* hat. Wenig effektiv ist die häufig gestellte Frage „Hast du alles verstanden?" oder die Aufforderung „Frag nach/Melde dich, wenn du etwas nicht verstehst". Wiederholen Kinder das Gesagte in eigenen Worten („Sag noch einmal, was du tun sollst" bzw. ein Papagei als Symbol zum Wiederholen), kann man bei etlichen Kindern davon ausgehen, dass sie das Wesentliche verstanden haben. Vorsicht ist bei Kindern mit guter Merkfähigkeit geboten. Diese meistern das Wiederholen in exakter Form, ohne den Inhalt zu erfassen. Mit differenzierten Nachfragen und Informationsfragen, die sich auf die wesentlichen Inhalte beziehen, lässt sich das Verstehen genauer überprüfen (➤ Tab. 3.2). Fragen zu Geschichten werden in ➤ Kap. 3.3.3 noch ausführlicher erläutert.

Bei Verständnisproblemen sollte die Äußerung oder Anweisung grundsätzlich nochmals in denselben oder gegebenenfalls vereinfachten Worten gegeben werden, wobei die Körpersprache, die Betonung wichtiger Wörter und die Gliederung einzelner Handlungsschritte noch deutlicher ausfallen sollte. Immer wieder neue zusätzliche Information verwirrt nur noch mehr.

Eine weitere Form der **Verständnisüberprüfung** besteht in der Kontrolle der Kinderhandlung. Bei Kindern, die Anweisungen v. a. in Gruppen kaum nachkommen und meist auf Zusatzerklärungen und -fragen warten oder schnell agieren, kann der Therapeut/die Bezugsperson gezielt beobachten, *ob* und *wie* das Kind die Handlungen umsetzt, und gegebenenfalls Hilfe gewähren (nochmalige vereinfachte Erklärung, weniger Anweisungsschritte).

Bei jüngeren Kindern in der Ein- oder Zwei- bis Dreiwortphase ist die **Kontrolle der Kinderhandlung** eine wichtige Methode, um den Wortschatzaufbau zu überprüfen. Schlesiger (2009) setzt dies im Late-Talker-Therapiekonzept gezielt in der Methode „Aufforderung mit Verständnissicherung" um. Für die Überprüfung und Verständnissicherung

Tab. 3.2 Differenziertes Nachfragen zur Überprüfung des Verständnisses (Karin Reber/Wilma Schönauer-Schneider: Bausteine sprachheilpädagogischen Unterrichts. © 3. Auflage 2014, Ernst Reinhardt Verlag München/Basel. Tab. 28: Differenziertes Nachfragen. www.reinhardt-verlag.de)

Fragen zu einer Anweisung	Fragen zu einer Geschichte
Was brauchst du? Wo ist der Wasserfarbkasten? Wo holst du das Wasser? Wenn du fertig bist, was machst du dann? (Einhalten der Reihenfolge „wenn – dann")	Wer hat die Tasse umgeschüttet? Wo ist der Drache? Warum schimpft die Mutter?

von einzelnen Worten werden einfache Gebe- oder Auswahlspiele angeboten, z. B. „Gib mir den Ball!“ oder „Wer darf einsteigen? Der Hund! Wo ist der Hund?“. Für den Verbwortschatz wird die Ausführung von Tätigkeiten gefordert, z. B. „Jetzt musst du das Auto reparieren!“ im Kontrast zu „Jetzt muss das Auto parken!“. Auch das Verstehen von Mehrwortäußerungen kann kontrastierend gesichert werden, indem mehrere Aktanten mehrere Tätigkeiten ausführen, z. B. „Jetzt möchte das Pferd schlafen.“ vs. „Jetzt möchte der Teddy schlafen.“ vs. „Jetzt möchte das Pferd trinken.“ vs. „Jetzt möchte der Teddy trinken.“. Wenn das Kind diese Aufforderungen nicht versteht, so kann die Therapeutin diese umsetzen und somit das Verstehen der Worte oder kurzen Sätze sichern.

Eine Unterstützung für das Verstehen ist für viele Kinder die **Visualisierung** von sprachlichen Inhalten. Visualisierung kann in Form von Bildkarten und Symbolen/Piktogrammen sowie in Form von Schrift angeboten werden (➤ Abb. 3.2a und ➤ Abb. 3.2b). Auch bei Problemen im Kurzzeitgedächtnis helfen visuelle Hinweisreize, Anweisungen richtig ausführen zu können. Bei Texten und Geschichten bieten sich Bilder oder Strichzeichnungen an. Häufig ist es sinnvoll, die Sprache der Kinder oder deren Ideen für Symbole als Visualisierung einzusetzen (Baur und Endres 1999).

Modellieren der eigenen Sprache/ Vereinfachung von Texten

Alltägliche Äußerungen und Erzählungen enthalten häufig Sprachstrukturen, die Kinder mit Sprachverständnisschwierigkeiten nicht vollständig oder gar nicht verstehen. Therapeuten und Bezugspersonen sollten deshalb ihre **Sprache den Fähigkeiten des Kindes anpassen.** Für sprachverständnisgestörte Kinder sind dabei folgende Merkmale allgemein förderlich:

- Einsatz von Mimik und Gestik
- Antlitzgerichtetheit (Mundbild), aufmerksames Zuhören
- Betonung wichtiger Wörter

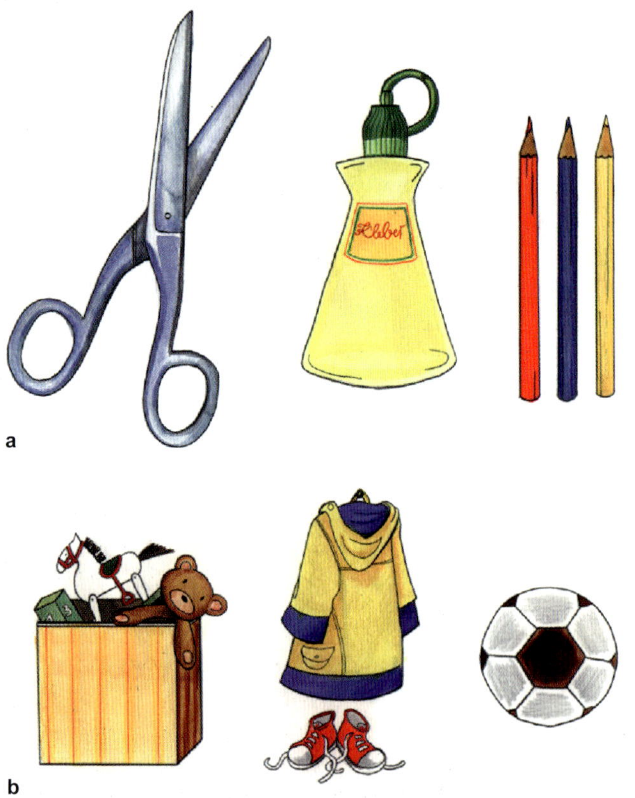

Abb. 3.2 Piktogramme
a: ausschneiden – aufkleben – anmalen
b: aufräumen – anziehen – rausgehen [L270]

- langsam und deutlich sprechen
- kurze Pausen zwischen Sinneinheiten
- kurze, prägnante Sätze mit geringer Komplexität
  - v. a. Hauptsätze, Sätze mit Modalverben
  - Verzicht auf Nebensätze (Ausnahme: diese sind Gegenstand der Therapie)
  - Sprachniveau nur etwas über dem der Kinder
- Einhalten der Ereignisreihenfolge
- handlungsbegleitendes Sprechen
- bei häufigen Arbeitsanweisungen: sprachlich konstante Muster
- bei Gruppen: wichtige Inhalte (z. B. Äußerungen anderer Kinder) kurz und prägnant zusammenfassen

Auch Bilderbücher oder Märchen bergen auf allen Ebenen (Wort, Satz, Text) für diese Kinder Hürden und sind schwer verständlich. Häufig zeigen Kinder mit Sprachverständnisstörungen deshalb wenig Interesse an Geschichten oder Bilderbüchern oder reagieren mit Störverhalten (Kannengieser 2009). Um eine Partizipation (z. B. bei Vorlesesituationen, beim Sachrechnen) in Kindertageseinrichtungen oder in der Schule zu erleichtern, können Geschichten und Texte vereinfacht werden. Für die **Vereinfachung von Texten** gelten verschiedene Kriterien (u. a. Netzwerk Leichte Sprache 2013; Reber und Schönauer-Schneider 2014):

- **allgemeine Kriterien:**
  - angemessene Länge des Textes, evtl. kürzen (Gedächtnis!)
  - Komplexität des Inhaltes (klarer zeitlicher Aufbau, kein Perspektivenwechsel, direkte Informationen)
- **semantisch-lexikalische Vereinfachungen:**
  - bekanntere Wörter anstelle von unbekannten Wörtern
  - gleichbleibender Wortschatz anstelle von begrifflicher Vielfalt (Sofa – Couch – Sitzgelegenheit)
  - konkrete Begriffe anstelle von abstrakten Begriffen
  - Austausch von Metaphern und Redewendungen mit übertragener Bedeutung: sprachbehinderte Kinder tendieren zu einer wörtlichen Interpretation
  - Visualisierung von Begriffen durch Bilder
  - Wiederholung der Nomen anstelle von Pronomen
- **syntaktisch-morphologische Vereinfachungen:**
  - Präsens anstelle von Präteritum oder Futur (problematisch v. a. unregelmäßige Verben: aß, sprang, saß, schwamm, lief, ging, dachte …)
  - Hauptsätze anstelle von Nebensatzkonstruktionen (möglichst wenig Nebensätze)
  - Aktivsätze anstelle von Passivsätzen
  - Dativ anstelle von Genitiv (z. B. *Hut von dem Mann* anstelle von *Hut des Mannes*), evtl. Akkusativ anstelle von Dativ (z. B. durch Austausch von Verben: „trifft *den* …" anstelle von „begegnet *dem* …")
  - direkte, wörtliche Rede anstelle von indirekter Rede
  - Redesatz vor der direkten Rede anstelle von Einschüben oder dahinter („*Er sagt:* …")
  - Einhalten der Ereignisreihenfolge (Vermeiden von Bevor-/nachdem-Konstruktion, bei denen die Reihenfolge der Nennung nicht der Reihenfolge der Handlung entspricht)

Märchen sind nicht nur für sprachverständnisgestörte Kinder aufgrund der kaum gebräuchlichen Begriffe und Redewendungen schwer verständlich. Anhand des Märchens Aschenputtel (Geschichtenstruktur und Abbildungen in: Siegmüller und Kauschke 2006, Zusatzkarten) wird eine mögliche Vereinfachung veranschaulicht (➤ Tab. 3.3).

Die Vereinfachung von Texten ist jedoch vor allem bei Erzähltexten stets eine Gradwanderung zwischen Erhöhen der Verständlichkeit und Beibehalten der Attraktivität bzw. des Charakters einer Geschichte. Einzelne Verständnishürden, z. B. schwierige Begriffe, können auch gezielt als Anlass zur Erweiterung des Wortverstehens oder zur Förderung einer Fragehaltung genutzt werden. Da im Märchen viele unregelmäßige Präteritumformen vorkommen, eignen sie sich für die Arbeit an Vergangenheitsformen (➤ Kap. 3.3.1).

Ältere Kinder und Jugendliche benötigen neben der Vereinfachung von Erzähltexten auch eine **Vereinfachung bzw. Optimierung von Sach- und Prüfungstexten.** Insbesondere Prüfungstexte enthalten zusätzliche Sprachbarrieren auf Wortebene (z. B. Fremdwörter, lange Wortzusammensetzungen wie „Sauerstoffanreicherungsprozess", getrennte Präfixverben wie „Tragen Sie … ein!"), auf Satzebene (z. B. lange Sätze, Negationen) und auf Textebene (z. B. Fließtext ohne Gliederungssignale; Wagner und

Schlenker-Schulte 2010, 6ff.), die nicht nur sprachverständnisgestörten Kindern die Bearbeitung erschweren und Erfolg verhindern. Eine Optimierung solcher Texte bedeutet, dass die verwendeten Formulierungen an die sprachlichen Fähigkeiten der jeweiligen Zielgruppe angepasst werden, nach dem Motto: „Sprachliche Vereinfachung ohne inhaltliche Vereinfachung!“ (Wagner und Schlenker-Schulte 2010, 5). Dazu wurden für bestimmte Adressatenkreise TOP-Regelwerke verfasst, z. B. durch die Forschungsstelle zur Rehabilitation von Menschen mit kommunikativer Behinderung FST (u. a. Wagner und Schlenker-Schulte 2010). Diese können als anerkannter Nachteilsausgleich für Auszubildende mit Hörbehinderungen bzw. sprachlichen Behinderungen dienen, finden jedoch regional unterschiedlich Anwendung (Scharff und Wagner 2014). Vergleichende Experimente mit originalen und textoptimierten Aufgaben belegen signifikante Textoptimierungseffekte mit schnellerer und öfter korrekter Lösung (u. a. Schlenker-Schulte und Wagner 2006).

Raumakustische Maßnahmen

Kinder mit Sprachverständnisstörungen werden durch eine schlechte Raumakustik und Störlärm zusätzlich in ihren bereits eingeschränkten Wahrnehmungs- und Verarbeitungsfähigkeiten belastet, v. a. in Bezug auf den phonologischen Speicher und das auditive Kurzzeitgedächtnis (Tiesler und Oberdörster 2006). Lärm erschwert generell konzentriertes Verhalten wie z. B. Zuhören und Sprachverstehen (Imhof 2004).

Wichtige Einflussgrößen für die Raumakustik sind **Störgeräusche** und **Nachhallzeiten,** die Auskunft über die Klarheit geben, mit der Sprache wahrgenommen werden kann (Kern 2008). Harte Oberflächenmaterialien und große leere Wandflächen erhöhen problematische Schallreflexionen. In diesen halligen Räumen wirken Hintergrundgeräusche wie Husten, Füßescharren, Rascheln so laut, dass andere akustische Reize wie eine Sprachäußerung in den Hintergrund treten. Als raumakustische Intervention sind in pädagogischen Einrichtungen Boden-,

Tab. 3.3 Vereinfachung eines Märchens (Aschenputtel)

Märchen	Vereinfachter Text	Vereinfachung
Die Frau eines reichen Mannes wurde krank, *und als sie fühlte, dass ihr Ende herankam, rief sie ihr einziges Töchterlein zu sich ans Bett und sprach:* „Liebes Kind, bleib *fromm* und gut, dann wird der liebe Gott immer beistehen, und ich will vom Himmel auf dich herabblicken und immer um dich sein!“ Darauf schloss sie die Augen und *verschied.*	Die Frau eines reichen Mannes wird sehr krank. Vor dem Tod ruft die Frau ihre einzige Tochter zu sich ans Bett und sagt: „Liebes Kind, bleib brav und gut. Ich schaue vom Himmel auf dich herunter und passe auf dich auf“. Dann schließt die Mutter die Augen und stirbt.	Präsens/Perfekt statt Präteritum, einfache statt komplexe Sätze, bekannte Begriffe statt ungebräuchliche
Als der Winter kam, breitete der Schnee ein weißes Tuch über das Grab, und als die Sonne im Frühjahr es wieder herabgezogen hatte, nahm sich der Mann eine andere Frau.	Der Vater heiratet nach einiger Zeit wieder eine andere Frau.	Verkürzung, keine figurative Sprache (Schnee: ein weißes Tuch)
Die neue Frau hatte zwei Töchter mit ins Haus gebracht, die schön und *weiß von Angesicht* waren, aber *hässliche und schwarze Herzen* hatten.	Die neue Frau hat schon zwei Töchter. Die Töchter sind schön, aber frech und böse.	einfache Begriffe, Satzstrukturen, keine figurative Sprache
Nun begann eines schlimme Zeit für das arme Stiefkind. „Soll die dumme Gans bei uns in der Stube sitzen?“ *sprachen sie.* „Wer Brot *essen will, muss es sich verdienen:* Hinaus mit der *Küchenmagd!*“. *Sie* nahmen *ihm* seine schönen Kleider weg, zogen *ihm* einen alten grauen Kittel an und gaben *ihm* Holzschuhe …	Das Mädchen ist jetzt Stiefkind. Eine schlimme Zeit beginnt für das Stiefkind. Die bösen Schwestern sagen: „Du dumme Gans. Du kannst nicht einfach herumsitzen. Du musst das Brot erst verdienen, wenn du es (das Brot) essen willst. Hinaus mit dir.“ Die bösen Schwestern nehmen dem Stiefkind die schönen Kleider weg. Sie geben dem Stiefkind einen alten, grauen Kittel und Holzschuhe …	Redesatz vor wörtlicher Rede, Eigennamen und Nomen statt Pronomen, Nebensatz in der Handlungsreihenfolge, gleichbleibende Bezeichnungen (Küchenmagd vs. Stiefkind), kürzere Sätze

Decken- und Wandverkleidungen sehr effektiv (trittschallgedämmter Bodenbelag, Akustikdecken, Wandfriese, Wandpaneele, Akustikelemente).

In Gruppensituationen sollten Pädagogen zusätzlich folgende Merkmale beachten (u. a. Lindauer 2009; Böhme 2006):

- klare Raumordnung (gleiche Handlung am gleichen Ort: Bastelecke, Leseecke, Schrank für Material …)
- v. a. auditive Reizüberflutung vermeiden (nicht häufig Hintergrundmusik einsetzen)
- optimale Lichtverhältnisse für Mimik, Gestik, Mundbild: blendfreie und optimale Beleuchtung, zusätzlich gut erkennbares Gesicht (z. B. keine hereinfallenden Haare)
- Sitzordnung im Halbkreis anstelle eines ganzen Kreises, um das gegenseitige Absehbild der Kinder zu sichern
- günstige Sitzposition von Kindern mit auditiven Problemen: Platz mit gutem Überblick über die Gruppe, geringer Abstand zum Pädagogen, Blickkontakt zu allen Kommunikationspartnern, ruhiger Sitznachbar und möglichst wenig akustische Ablenkung
- Tragen von Hausschuhen, Filzgleiter unter den Stühlen, Unterlagen auf den Tischen

Einige dieser raumakustischen Maßnahmen (z. B. Filzgleiter unter den Stühlen, Anbringen von Molton, Schaumgummi unter Mülleimern) können auch mit den Kindern gemeinsam durchgeführt werden (Hagen et al. 2004).

Ein einheitliches pädagogisches Konzept mit gleichen Verhaltensregeln für alle Kinder trägt zusätzlich dazu bei, Störlärm zu verhindern und ein förderliches Kommunikationsklima zu schaffen:

- verbindliche, klare Kommunikationsregeln („ich spreche erst, wenn alle zuhören/ich höre gut zu/nur einer spricht …")
- Lärmprävention als Unterrichtsinhalt (z. B. „Lärm und Gesundheit" der Bundeszentrale für gesundheitliche Aufklärung [BzgA] mit Unterrichtsmaterialien)

Zuhörförderung

Zuhören, Aufmerksamkeit und Konzentrationsfähigkeit sind u. a. zentrale Voraussetzung für Sprachverstehen und Wissenserwerb. Viele gehen davon aus, dass Zuhören unter raumakustisch günstigen Bedingungen doch jeder kann. In unserer visuell geprägten Medienwelt fällt das Zuhören bzw. Hinhören jedoch nicht nur Kindern mit Sprachverständnisstörungen schwer. Zuhören ist ein aktiver Prozess und erfordert auditive Aufmerksamkeitszuwendung: Ein Kind muss auswählen, welche Reize es für wichtig empfindet und sich darauf fokussieren. Wichtige Reize müssen von unwichtigen getrennt und Störgeräusche ausgeblendet werden. Über die gesamte Lebensspanne hinweg benötigen wir in nahezu allen Lebensbereichen Zuhörfertigkeiten (Imhof 2004).

Aufgrund der hohen Bedeutung von Zuhören ist es nötig, Kindern Zuhörstrategien und somit Zuhören lernen zu vermitteln. In der Forschung versucht man hier zwischen effektiven und weniger effektiven Zuhörverhaltensweisen zu unterscheiden. Zu **Merkmalen des guten Zuhörens** gehören u. a. (Auswahl nach Imhof 2004):

- offenes Zuhörverhalten: Der Zuhörer ist ruhig, wendet sich aktiv zu, lässt sich nicht ablenken.
- soziale Signale: Der Zuhörer gibt klare Rückmeldungen, hält Blickkontakt, nimmt sich Zeit zum Zuhören, signalisiert Verständnis, reagiert nonverbal auf das Gesagte.
- Aufmerksamkeit: Der Zuhörer ist konzentriert, geduldig und aufmerksam.
- Fragen stellen: Der Zuhörer fragt nach, wenn nötig, stellt von sich aus Fragen.
- Verständnis: Der Zuhörer umschreibt das Gesagte nochmals, antwortet nicht vorschnell.
- Offenheit: Der Zuhörer ist offen für das, was gesagt wird, bewertet das Gesagte nicht sofort.
- Beziehung: Der Zuhörer zeigt Betroffenheit, Interesse, gibt zu erkennen, dass er bei der Sache ist.

Für ein gutes Zuhören reicht es nicht, den Kindern zu sagen: „Hör gut zu". Vielmehr geht es darum, Merkmale guten Zuhörens zu demonstrieren und zu erkennen. Nach Johnson (2005) gehören dazu folgende Bereiche:

- **gut sitzen** (im eigenen Bereich, ohne andere zu stören, gewisse Bewegung zur Erhaltung der Konzentration möglich)
- **gut hinschauen** (Blickkontakt zum Sprecher für Mimik/Gestik; Ausnahme: Hörspiele)
- **gut mitdenken** (Nachdenken über den Inhalt, Thema)

Für Gespräche mit mehreren Personen bzw. generell Situationen des turn taking gilt zudem:

- **gut warten** (im Gespräch: nur eine Person spricht; sprechen, wenn man dran ist, zuhören, wenn nicht)

Diese Merkmale können z. B. im Rollenspiel mit einer Handpuppe oder mit einem eingeweihten Kind in Gruppensituationen erarbeitet werden. Während der Therapeut spricht (z. B. eine Geschichte vorliest), demonstriert die Handpuppe bzw. das Kind schlechtes Zuhörverhalten: vom Stuhl aufstehen, aus dem Fenster oder in die Luft starren, unterbrechen und dazwischenreden, Störgeräusche produzieren, etwas ganz anderes antworten. Kinder erkennen hier oft sofort, warum die Handpuppe auf Fragen zur Geschichte nicht oder nicht richtig antwortet: „Sie hat nicht gut zugehört". Regeln für gutes Zuhören können anschließend auch mithilfe von Piktogrammen gesichert werden (➤ Abb. 3.3a, ➤ Abb. 3.3b, ➤ Abb. 3.3c).

Sind die Zuhörverhaltensweisen erarbeitet, müssen sie in weiteren Situationen (z. B. Hören von vorgelesenen Geschichten oder Hörspielen) eingeübt und zu Beginn von späteren Zuhör-/Verstehenssituationen immer wieder aufgefrischt werden. **Positive Verstärkung,** z. B. durch spezifisches Loben („Du hast mich gut angeschaut.", „Du hast gut mitgedacht.") dient zusätzlich der Sensibilisierung und vermehrten Anwendung des guten Zuhörens. Zuhörtagebücher mit differenzierten Fragen zum Zuhören (Wie habe ich bei der Geschichte zugehört? Was hat mir beim Zuhören geholfen? Was hat mich beim Zuhören gestört?) können eine zusätzliche Motivation und Langzeitbeobachtung sein (Albert et al. 2004).

Im Bereich „gut Sitzen" ist anzumerken, dass es sich nicht um eine statische, normgerechte Sitzposition handelt. Nebentätigkeiten, v. a. motorische, werden für gutes Zuhören häufig ausgeschaltet, z. B. ablenkende Materialien entfernt. Jedoch beeinträchtigen nicht alle motorischen Nebentätigkeiten, wie Dehnen, Strecken, Schaukeln oder mit dem Stift spielen, das Zuhö-

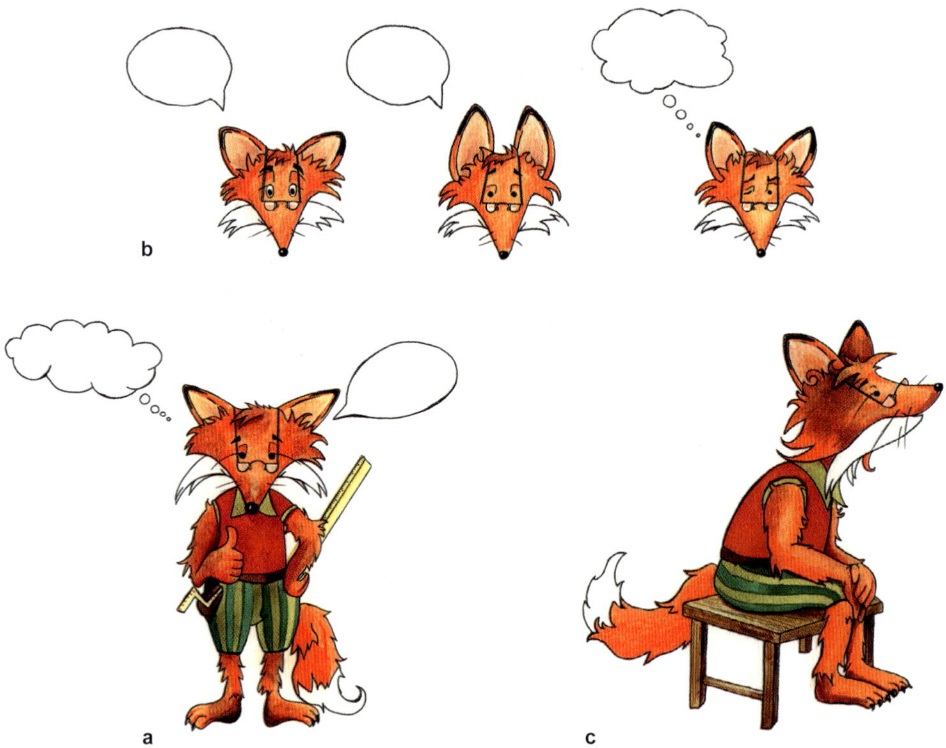

Abb. 3.3 Schlaufuchs zur Zuhör- und Verstehensförderung [L270]
a: Sprech- und Denkblase ausfüllbar z.B. mit Elementen ➤ Abb. 3.28 bis ➤ Abb. 3.30
b: Zuhörmerkmale: gut hinschauen, gut hinhören, gut mitdenken
c: Zuhörmerkmal: gut sitzen

ren. Kompatible Tätigkeiten können bei manchen, v. a. unteraktivierten Kindern die aktuelle Aktiviertheit erhöhen und somit die Konzentration aufrechterhalten (Imhof 1995). Diese Erhöhung der Aktiviertheit spricht zudem dafür, dass in Zuhörsituationen möglichst viele Sinneskanäle angesprochen werden, um eine Koaktivierung und Erhöhung der verfügbaren Kapazität für Konzentration zu erreichen.

Das „gut Mitdenken" ist nicht klar erkennbar und deshalb auch für manche Kinder schwer begreifbar. Da im Alltag Zuhören jedoch oft nebenbei (Radio/Fernseher läuft ständig) oder sehr sprunghaft (vgl. Zappen) abläuft, sind das Mitdenken bzw. Aufrechterhalten der Aufmerksamkeit besonders wichtig (Wersig 2002). Für die Erhöhung der Aufmerksamkeit und die Erleichterung des Mitdenkens kann der Therapeut Priming-Effekte nutzen: akustische und optische Markierungen oder Bildkarten als Strukturierungshilfen, um Kindern das Erkennen bzw. Wiedererkennen von zentralen Informationen/Zielstrukturen zu erleichtern (Imhof 1995).

Die Erarbeitung und Sicherung effektiven Zuhörens kann auch in weitere Höreinheiten eingebettet werden:

1. **Sensibilisierung** mit dem Ziel der Einstimmung auf das bewusste Zuhören, Ruhe, Lockerung:
   - Ohrenmassage/Ohrenspitzer-Übung: aus der pädagogischen Kinesiologie: mit dem Zeigefinger und Daumen den Rand beider Ohren nach außen ziehen, als ob man sie auseinanderfalten wollte; Beginn am oberen Rand des Ohres bis nach unten zu den Ohrläppchen, 5-mal wiederholen
   - Klangschale als Begrüßungsritual
2. **Hörspiele zur Förderung der akustischen Wahrnehmung und Konzentration,** genaues Hinhören (➤ Kap. 3.2.1):
   - Geräuscheschatzkiste: Gegenstände in einer Kiste, mit denen Geräusche erzeugt werden: Löffel in Tasse rühren, Buch blättern, Wasser eingießen… (Erwartungen aufbauen, Schlussfolgerungen ziehen)
   - Geräuschememory (Döschen mit je zwei gleichen Geräuschen, z. B. Filmdosen mit je 2-mal gleichem Inhalt wie Nüsse, Sand, Murmel)
   - Geräusche raten (Vormachen wie Flüssigkeit eingießen, Lichtschalter anmachen; mithilfe von Geräusche-CDs)
   - Richtungshören (Verstecken von Gegenständen, die immerwährende Geräusche von sich geben, z. B. tickender Wecker)
   - Herausfiltern bestimmter Wörter aus kurzen Geschichten (z. B. zu Wörtern entsprechende Gesten/Handlungen ausführen oder Bildkarten hochhalten, wenn diese in der Geschichte vorkommen [„Der *Indianer* hüpft vor seinem Zelt": Handlung „hu/hu" heulen oder Bildkarte mit Indianer]; Klanggeschichten: Vertonen bestimmter Wörter [z. B. Tiere, Wetterphänomene] mit Instrumenten)
3. **Hörspiele anhören:** Entscheiden über Zuhörhaltung, erkennen, wie man am besten zuhört
4. **Hörspiele selber machen:** Produktion von Geräuschrätseln, Klangcollage, eigenen Hörspielen (Bernius und Gilles 2004)

Weiterführende Literatur, Materialien und Spielideen zum Zuhören und zu Hörspielen finden sich u. a. bei der Stiftung Zuhören (www.zuhoeren.de: viele Materialien und Ideen, z. B. HörSpielBoxen) oder bei www.auditorix.de.

3.2 Therapie

Provokativ formuliert Kölliker-Funk (1994, 134) die These: „Es gibt keine Therapie des Sprachverständnisses". Studien belegen mangelnde Effektivität von Therapien sprachverständnisgestörter Kinder (➤ Kap. 3.4). Trotz hohem Risiko für Sekundärstörungen und Langzeitfolgen ist derzeit wenig erforscht, wie diesen Kindern geholfen werden kann. Häufig wurde angenommen, dass eine Therapie der produktiven Sprachfähigkeiten sich positiv auf das Sprachverständnis auswirkt. Forschungsergebnisse dazu sind widersprüchlich. Erfolgversprechend werden deshalb Interventionen eingeschätzt, die in der natürlichen Sprachlernumgebung des Kindes stattfinden und spezifische Kommunikationssituationen behandeln, die für das Kind relevant sind (Law et al. 2008).

Sprachverständnis ist zudem schwer beobachtbar und eine komplexe Fähigkeit. Was ist nun unter einer Therapie des Sprachverständnisses zur verstehen?

3

DEFINITION

Sprachverständnistherapie bei Kindern ist in Anlehnung an Baumgartner (2008) ein bewusster und geplanter Prozess, der
- auf Basis theoretischer Grundlagen zum Sprachverstehen und des rezeptiven Spracherwerbs konzipiert ist,
- aus einer Differenzialdiagnostik abgeleitet, sich auf ein definiertes sprachliches, kommunikativ bedeutsames Ziel richtet,
- das Verstehen von sprachlichen Äußerungen (Ebene Wort, grammatische Strukturen, Gespräche/Texte) positiv und messbar beeinflusst bzw. Kompensationsstrategien für Sprachverständnisprobleme vermittelt,
- personbezogen auf der Grundlage lernmotivierender, natürlicher Interaktionen stattfindet,
- mit lehrbaren, wissenschaftlich überprüften Methoden und Techniken geschieht,
- einzelfallbezogen in Form von Prozess- und Abschlussdiagnostik evaluiert wird.

In einer Sprachverständnistherapie wird das Sprachverständnis zum Gegenstand bzw. zum Objekt der Therapie. Kölliker-Funk gibt hier zu bedenken: „In allen anderen Situationen, die ich kenne, dient das Sprachverständnis als Mittel zum Zweck, nämlich einander zu verstehen, als Teil der Kommunikation" (Kölliker-Funk 1998, 124). Man muss sich also bei der Intervention fragen, was es bedeutet, das Verstehen zu verbessern. Wird Verstehen als Bedeutungskonstruktion oder Interpretation gesehen, dann müssen auch dabei involvierte Prozesse verbessert werden (Kamhi 1997). Im Sinne einer top-down- und bottom-up-Analyse (➤ Kap. 1.2) müssen Kinder trainiert werden, wann eine genaue grammatische (bottom-up-) Analyse nötig ist (v. a. Wortebene, grammatische Strukturen) und wann eine eher oberflächliche bzw. interpretative (top-down-)Analyse (v. a. Textebene) ausreicht.

Rein rezeptiv orientierte Sprachtherapieprogramme für Sprachverständnisstörungen sind derzeit noch kaum vorhanden. Im Folgenden werden deshalb Therapien bei Basisstörungen diskutiert und Therapiekonzepte vorgestellt, die rezeptive Anteile enthalten. Auf Grundlage der beschriebenen Theorie, der vorgestellten Konzepte und eigener Erfahrungen werden anschließend Therapiebausteine für Kinder mit Sprachverständnisstörungen abgeleitet.

3.2.1 Therapie bei Basisstörungen

Sprachverständnis hängt eng mit zahlreichen weiteren Faktoren bzw. Vorbedingungen zusammen, u. a. Gedächtnis, Aufmerksamkeit, Speicher- und Abruffähigkeit, auditive Differenzierungsfähigkeit, Lernstrategien im kognitiven Bereich (Kölliker-Funk 1994; Gillam 1997) (➤ Kap. 1.2). Sind bereits in diesen grundlegenden Bereichen Beeinträchtigungen vorhanden, wird von einigen Autoren (u. a. Tallal et al. 1996) angenommen, dass sich eine Therapie dieser Basisstörungen förderlich auf das Sprachverständnis auswirkt. Im Folgenden sind lediglich einige **Therapieansätze bei Basisstörungen** im Überblick beschrieben, da sie nicht im Mittelpunkt der Sprachverständnistherapie stehen und ihre Wirksamkeit nicht ausreichend nachgewiesen ist (➤ Kap. 3.4).

Gedächtnistraining

Einige Autoren vermuten bei Kindern mit Sprachverständnisstörungen generell Einschränkungen im Kurzzeitgedächtnis mit der Folge, dass expressive und rezeptive linguistische Einheiten schlechter gespeichert werden können (u. a. Nickisch und von Kries 2009). Als therapeutische Konsequenz müssten in diesem Fall allgemeine Gedächtnisfähigkeiten grundlegend trainiert werden. Die Kapazität des Kurzzeitgedächtnisses erweitert sich mit zunehmendem Alter. Vier- bis fünfjährige normal entwickelte Kinder können sich durchschnittlich etwa fünf Informationseinheiten merken, während Neunjährige durchschnittlich sechs und Erwachsene etwa sieben (+/−zwei) behalten (Lepach et al. 2003; Lauer 2006) (➤ Kap. 1.2.6). Zu diesen Informationen gehören u. a. visuelle Symbolfolgen, Farbfolgen, Geräuschfolgen (z. B. Morsezeichen) oder Bewegungsfolgen.

Zum Trainieren des Gedächtnisses können unterschiedliche Gedächtnisstrategien angebahnt werden, die sich auf Speicherung und Abruf von Inhalten beziehen. Eine für sprachentwicklungsgestörte Kinder wichtige Speicherstrategie ist das **verbale Wiederholen** (**rehearsal**). Dieses wird von Kindern meist im Alter von sechs bis sieben Jahren erstmalig genutzt und zunehmend flexibler eingesetzt sowie automatisiert (Hasselhorn und Werner 2000).

Eine weitere Speicherstrategie ist das **kategoriale Organisieren** (Hasselhorn 1996). Zunächst separate Gedächtnisinhalte können nach verschiedenen Kriterien sortiert werden, z. B. nach semantischen Beziehungen (Fahrzeuge, Spielsachen) oder äußerlichen Ähnlichkeiten (Farbe, Größe). Als Vorbereitung für Gedächtnisaufgaben werden Kinder hier gebeten: „Leg die Dinge zusammen, die zusammengehören." oder ein Modell zeigt ihnen verschiedene Arten der Sortierung (z. B. Farbe vs. Kategorie). Dieses kategoriale Organisieren in Form von **Clustern** wird spontan von etwa Sechsjährigen angewandt, es kann jedoch bereits bei Vierjährigen erfolgreich trainiert werden (Sodian et al. 1986).

Weitere Strategien sind für die Speicherung der Gebrauch externer **Merkhilfen,** wie Notizzettel, Schwimmsachen vor der Haustür für den Schwimmunterricht oder für den Abruf die **bildhafte Vorstellung (Imagination)**, die auch beim Textverstehen angewandt wird.

Konkrete Umsetzungsmöglichkeiten für derartige Strategien sind u. a. (Gillam 1997; Lauth und Schlottke 2002; Lepach et al. 2003):

- Förderung der Aufmerksamkeit durch Training von Basisfertigkeiten wie
  - genau hinschauen (z. B. Labyrinthaufgaben, Zahlen verbinden, Fehlersuchbilder)
  - genau hinhören (z. B. Audiokassette mit Geräuschen, Wörtern und Sätzen, die von Straßen- oder Kinderlärm überlagert sind: Heraushören einfacher Signale bis hin zu Heraushören von Sach- und Personenbeschreibungen)
  - genau zuhören und nacherzählen: Nacherzählen kurzer Geschichten
  - innehalten und prüfen (Einsatz von *Stopp*-Schild)
- Gedächtnisspiele wie Kofferpacken (auch mit Sortieren von Gegenständen/Bildkarten anstelle von Sprache möglich), Einkaufslisten merken, Ausführen von Aufträgen, Bewegungen
- Echospiele (z. B. mit Rhythmen anhand von Körper- oder Orffinstrumenten)
- Nachlegen/Nachzeichnen von Bauklotzanordnungen, Symbolfolgen, Kodieraufgaben (Geheimschriften erstellen oder auflösen)
- Kategorisieren von Begriffen (Zuordnen zu Oberbegriffen, weiteren Merkmalen wie Größe, Farbe ...)
- Loci-Technik: Auswahl eines bekannten Ortes wie Kinderzimmer mit Vorstellung der dort befindlichen Gegenstände in einer räumlichen Abfolge; Items, die das Kind sich merken soll, werden den einzelnen Objekten zugeordnet und anhand der räumlichen Anordnung abgerufen
- Chaining als „Ketten-Trick" (Lepach et al. 2003, 42): „Wenn du dir Dinge in einer Reihenfolge merken musst, kannst du die Sachen durch eine Geschichte miteinander verbinden."; evtl. mit Kombination von Visualisierungen
- Nutzen positiver Emotionen für die Steigerung von Gedächtnisleistungen, z. B. durch Verstärkersysteme, spezifisches Lob oder motivationsfördernde Leitfiguren

Trainieren des phonologischen Arbeitsgedächtnisses

Viele Kinder mit Sprachverständnisstörungen haben Einschränkungen im phonologischen Arbeitsgedächtnis, die sich auf das Sprachverstehen auswirken können (v. a. Wortverstehen/Wortschatzerwerb, Verarbeitung längerer und komplexerer Sätze) (u. a. Montgomery 1996) (➤ Kap. 1.2.6). Gathercole (1993) plädiert deshalb für ein grundlegendes Therapieprogramm, um die Hörmerkspanne der Schüler zu erweitern (nach Glück 2005):

1. einfaches Anwenden im Sinne von **Nachsprechen/ Wiedergeben** von Wortreihen/Pseudowörtern/ akustischen Stimuli: reines Benutzen des phonologischen Arbeitsgedächtnisses kann die Speicherfähigkeit für verbales Material erhöhen: z. B. Zahlenfolgen merken (Pseudo-Telefonnummern für Comicfiguren) oder Nachsprechen von Nichtwörtern (außerirdische Namen rufen, Reiseroute mit fremdländischen Namen oder Städte merken), Papageiensprache (Papageienhandpuppe plappert alles nach)
2. **Rehearsal-Training:** um eingehende Sprache aufrechtzuerhalten: Therapeut als Modell spricht Wörter/Sätze zunächst laut, dann immer leiser artikulierend vor
3. **Ausnutzen von vorhandenen Langzeitrepräsentationen:** Nonsense-Wörter, die echten Wörtern phonologisch ähnlich sind, werden besser erinnert: einfache Quasi-Minimalpaare: Stiefel – Kiefel

4. zusätzliches Anwenden: phonologisch korrekte Form eines Wortes differenziert im Langzeitspeicher repräsentieren, indem das Kind häufig imitiert und die Aufmerksamkeit auf die Wortform lenkt (➤ Kap. 3.3.1)

Ergänzend können im Sinne eines Basistrainings Methoden wie **Chunking** (Schaffen von prosodischen Einheiten gemäß Phrasen/Sätzen, um leichter handhabbare Informationseinheiten zu erhalten), **Rehearsal** oder **Paraphrasieren** (Gebrauchen eigener Worte) trainiert werden, um sprachlich umfangreiches Material in kleinere, fassbarere Einheiten zu zerlegen.

Für jüngere Kinder werden u. a. Reime und Geschichten empfohlen (Montgomery 1996). Vor allem durch das Hören und wiederholte Mitsprechen von Reimen scheint die phonologische Struktur der Sprache hervorgehoben zu werden. Dies könnte ermöglichen, phonologische Wortstrukturen besser zu verankern und zu speichern. In der Fachliteratur bestehen jedoch Zweifel, ob eine Steigerung des phonologischen Arbeitsgedächtnisses durch therapeutisches Training möglich ist (u. a. Montgomery 1996).

Nutzen akustisch modifizierter Sprache

Tallal et al. (1996) vermuten, dass Störungen beim Spracherwerb Folge einer verlangsamten auditiven Verarbeitungsgeschwindigkeit sein könnten. Die Probleme in der auditiven Verarbeitung werden dabei als grundlegend angesehen und sind somit in der Therapie, v. a. bei rezeptiven Sprachstörungen, mit zu berücksichtigen. Aus dieser Sichtweise entstand das **Interventionsprogramm Fast ForWord.** Es beabsichtigt, die auditive Verarbeitungsgeschwindigkeit mit Computerspielen zu trainieren. In diesen Spielen müssen die Kinder z. B. die Reihenfolge frequenzmodulierter Töne, die schnell hintereinander präsentiert werden, angeben (Ordnungsschwelle) und in ihrer Formanttransition veränderte Silben (Silbenidentifikation) erkennen. Ferner hören die Kinder Geschichten mit computertechnisch bearbeiteter Sprache (Dehnung und Verstärkung von Formanttransitionen), um auditive Zeitverarbeitungsprobleme zu kompensieren.

AVWS-Therapie als Basis- bzw. Ergänzungstherapie

Ähnlich wie Tallal et al. (1996) es vermuten, wird immer häufiger eine auditive Verarbeitungs- und Wahrnehmungsstörung als mögliche Ursache von Sprachverständnisstörungen diskutiert (Diskussion u. a. Gebhard 2008) (➤ Kap. 1.4). Auditive Teilfunktionen werden hier nicht-sprachlich und sprachlich trainiert und durch Kompensationsstrategien ergänzt (➤ Tab. 3.4).

Das Trainieren auditiver nicht-sprachlicher Teilfunktionen kann in Einzelfällen auch für Kinder mit rezeptiven Sprachstörungen erforderlich sein. Es werden deshalb im Folgenden exemplarisch Fördermöglichkeiten aufgezeigt (u. a. Lauer 2006). Die Förderung auditiver sprachlicher Teilfunktionen enthält viele Anteile der Förderung der phonologischen Bewusstheit. Diese sprachlichen, kognitiven Anteile (phonologische Bewusstheit) sind für das Konstrukt von AVWS umstritten (Brunner 2007) und werden deshalb im Weiteren nicht näher ausgeführt:

- **auditive Aufmerksamkeit:** Hinlenken der Aufmerksamkeit auf akustische Ereignisse, z. B. Lauschen auf Umweltgeräusche im Therapieraum, Erkennen von Instrumenten am Klang (zunächst klanglich verschiedene, dann ähnliche), Geschichte vorlesen und bei einem zuvor vereinbarten Wort ein Signal geben (➤ Kap. 3.1.2)
- **Selektion** (Figur-Grund): Herausfiltern von akustischen Signalen aus Störgeräuschen, z. B. Tierstimmen, Geräusche, Phoneme oder Melodien bekannter Kinderlieder aus Störlärm (Regenprasseln, Stimmengewirr, z. B. über AudioLog 4 [Flexoft 2011]) heraushören
- **Lokalisation:** Richtungshören: Erkennen einer Schallquelle (z. B. tickenden Wecker verstecken und suchen; das Kind schließt die Augen – der Therapeut wechselt den Ort und macht ein bestimmtes Geräusch – das Kind deutet auf die Richtung; das Kind sitzt auf einem Stuhl – der Therapeut macht vor/hinter/links/rechts neben dem Kind ein Geräusch – das Kind deutet darauf)
- **Diskrimination:** Unterscheiden von Klangereignissen auf Geräusch-, Klang- und Phonemebene, z. B. „Sind zwei Klangereignisse (Geräusche, Töne, Tonfolgen) leise/laut, hoch/tief, lang/kurz bzw. gleich/nicht gleich?“

Tab. 3.4 Grundlagen der Therapie bei auditiven Verarbeitungs- und Wahrnehmungsstörungen (leicht verändert nach Böhme 2006, 92)

Förderung auditiver Teilfunktionen	
• **nicht-sprachlich** • auditive Aufmerksamkeit • Selektion (Figur-Grund) • Lokalisation • Diskrimination: z. B. leise/laut, hoch/tief, lang/kurz • Speicherung und Sequenz (für auditive Signale) • Rhythmus	• **sprachlich** • auditive Aufmerksamkeit für Sprache • Selektion (Figur-Grund) • dichotisches Hören, binaurale Summation • Diskrimination, z. B. Lautdifferenzierung • Speicherung und Sequenz (Silben-/Wort-/Satzebene, Geschichten) • Analyse • Synthese • Ergänzung (Wort-/Satzebene, Geschichten)
Kompensatorische Strategien	
• Einbeziehen anderer Wahrnehmungskanäle (z. B. visuelle Hilfen) • Ausbauen und Nutzen von linguistischen Fähigkeiten (u. a. morphologisch-syntaktische Hinweise) • Lerntechniken (u. a. Hilfen zur Memorierung, ➤ Kap. 3.2.1, „Gedächtnistraining") • Einbeziehen von paraverbalen Elementen (Sprechtempo, -melodie, -rhythmus, Äußerungen wie Gähnen, Lachen)	
Verbesserung des akustischen Umfeldes	
• Überlegungen mit dem Kind (altersabhängig: „Was hilft dir, dass du besser verstehen/zuhören kannst?") • Zusammenarbeit mit den Bezugspersonen (Eltern, Erzieher, Lehrer): z. B. Aufklärung über akustisch förderliche Bedingungen, Fördermaßnahmen • Optimierung der Raum-Akustik (➤ Kap. 3.1.2)	
Ergänzende Therapieinhalte	
• tonusregulierende Übungen • interhemisphäres Training • Verbesserung der Konzentrationsfähigkeit • rhythmisch-musikalische Elemente • Koordinationsübungen • computergestützte Verfahren	

- **Speicherung und Sequenz** (für auditive Signale): z. B. Anzahl von Geräuschen oder Geräuschfolgen wiedergeben, Ton-/Geräusch-/Rhythmusfolgen nachklatschen oder auf Instrumenten nachspielen
- **dichotisches Hörtraining:** gleichzeitiges Darbieten verschiedener Schallreize (z. B. AudioLog 4 [Flexoft 2011])
- Übungen zur **binauralen Summation** (Frequenzen eines Wortes in hohe und tiefe Frequenzanteile aufgeteilt: zeitgleich erhalten je ein Ohr hohe und ein Ohr tiefe Frequenzanteile eines Wortes bei dichotischem Hören): Übungen aus z. B. miniLÜK Förderspiele Hörspaß (Coninx 2009)

Diskussion/Effektivität

Die Effektivität des Trainings von Basisfertigkeiten wird unterschiedlich diskutiert. In Effektivitätsstudien zu auditiven Teilfunktionen (Fast ForWord) konnten die Entwickler des Programms an kleinen Probandenzahlen signifikant bessere Sprachfortschritte erkennen (u. a. Tallal et al. 1996). Die Diagnostik des Forschungsdesigns ähnelte jedoch den Übungsaufgaben. Replikationen durch unabhängige Forscher gelangen bisher nicht.

Auch bei Praktikern herrscht häufig die Meinung, dass eine ganzheitliche, kognitive, emotionale oder allgemein auditive Förderung nicht-sprachlicher Basisfertigkeiten über Generalisierungseffekte zur Steigerung sprachlicher Fähigkeiten führen. Von Suchodoletz konstatiert (2010, 71): „Auf Generalisierungseffekte zu vertrauen ist aber fragwürdig", denn groß angelegte Untersuchungen (u. a. Cohen et al. 2005; Gillam et al. 2008) zum Training auditiver Basisfunktionen stimmen mit kognitionspsychologischen Erkenntnissen überein:

MERKE

Übungserfolge können nur in unmittelbar trainierten Bereichen erzielt werden. Nicht direkt einbezogene Funktionen (z. B. Sprachverständnis) werden dadurch nicht signifikant verbessert. Neuronale Netze sind funktionsspezifisch, sodass nicht trainierte Bereiche von deren Vorhandensein nicht profitieren.

Im deutschsprachigen Raum konnten u. a. Berwanger und von Suchodoletz (2007) in einer Studie mit 44 Kindern im Alter von 10–13 Jahren belegen, dass nur bei unmittelbar geübten Leistungen (v. a. Ordnungsschwelle) Trainingseffekte erzielbar waren, die auch z. T. bei einer untrainierten Kontrollgruppe auftraten. Hinsichtlich der phonologischen Bewusstheit und der Sprachkompetenz konnten rein auditive Übungen keine Therapieeffekte erzielen.

Nach Bishop et al. (2006) werfen Interventionsprogramme zu auditiven Teilfunktionen, v. a. in Form von Computertrainings, auch grundlegende Probleme auf. In **Computerinterventionen** wird häufig nach dem Prinzip des „errorless learning“ mit sehr einfachen Aufgaben begonnen, um fehlerhafte Antworten nahezu auszuschließen. Es folgt ein repetitives, eher drillartiges Üben mit Verstärkungslernen. Mehrere Prinzipien des Spracherwerbs (v. a. des Grammatikerwerbs) werden missachtet (Fey et al. 2003). Grammatische Strukturen sollten anstelle von wiederholt trainierten, oft isolierten Übungen in verschiedene natürliche Interaktions- und Lernsituationen eingebettet werden, um den Kommunikationserfolg in pragmatisch sinnvollen Situationen und somit den Transfer in den Alltag zu erreichen. Fehler sind hier wie im normalen Spracherwerb Lernchancen und notwendige Entwicklungsschritte, um Regeln und Erkenntnisse abzuleiten, nicht nur zu vermeidende Lernhemmnisse. Computergestützte Interventionen können somit nicht als alleinige Therapieform, aber im Sinne der Methodenvielfalt als Ergänzung eingesetzt werden.

Computergestützte Trainingsprogramme bieten häufig akustisch künstlich modifizierte Sprache an. Im ungünstigsten Fall könnte es sein, dass eingefügte Pausen in den Übungssätzen Erwerbsprozesse eher behindern als fördern, da sie von der natürlichen Satzprosodie abweichen. Untersuchungen hierzu stehen noch aus (Bishop et al. 2006).

FAZIT

Werner Gebhard wählte in einem Vortrag den Vergleich mit Windows (Basisvariablen) und Word (Sprachtherapie im engeren Sinn). Im Einzelfall kann es nötig sein, grundlegende Basisfertigkeiten aufzubauen, um eine Sprachverständnistherapie überhaupt erst zu ermöglichen, denn ohne Betriebssystem läuft kein Computer. Windows alleine befähigt jedoch nicht dazu, Wörter, Sätze oder Texte im Sinne von Word zu verfassen. Für die Verbesserung des Sprachverständnisses ist somit gezielte Sprachtherapie an den jeweiligen Strukturen nötig.

3.2.2 Rezeptiv orientierte Therapiekonzepte

Im deutschsprachigen Raum gibt es kaum explizite Therapiekonzepte für Kinder mit Sprachverständnisstörungen. Das Therapiemanual von Amorosa und Noterdaeme (2003) ist hier eine Ausnahme. Für viele Sprachtherapeuten bleibt somit die konkrete Vorstellung und Umsetzung einer Sprachverständnistherapie noch so vage, dass sie häufig die Sprachproduktion als Therapieziel wählen.

Für Sprachentwicklungsstörungen allgemein gibt es zahlreiche Konzepte, die auch rezeptive Anteile enthalten, diese jedoch nicht explizit für Kinder mit Sprachverständnisstörungen benennen. Im Folgenden wird zunächst das Therapiemanual von Amorosa und Noterdaeme (2003) beschrieben. Im Anschluss folgt für weitere Konzepte die Herausstellung der rezeptiven Inhalte und Methoden.

Therapiemanual: Rezeptive Sprachstörungen (Amorosa und Noterdaeme 2003)

Das Therapiemanual, herausgegeben von Amorosa und Noterdaeme (2003), entstand aus der Arbeit mit sprachentwicklungsgestörten Kindern an einer Spezialabteilung für teilleistungs- und verhaltensgestörte Kinder einer kinder- und jugendpsychiatrischen Klinik. Ausschlaggebend waren die konkrete Arbeit und Diskussion innerhalb eines multiprofessionellen Teams aus Sprachtherapeuten, Psychologen, Lehrern, Krankenschwestern, Heilpädagogen, Erziehern und Ärzten. Die einzelnen Inhalte beziehen sich v.a. auf das Vorschul- und Schulalter und sind von unterschiedlichen Autoren verfasst, bei denen teilweise die beruflichen Schwerpunkte erkennbar sind.

Die Therapie baut auf fundierte theoretische Grundlagen und zum Zeitpunkt des Erscheinens wenig vorhandene empirische Studien zur Effektivität auf (u.a. Effektivität des *comprehension monitoring* nach Dollaghan und Kaston 1986). In der Diagnostik spiegelt sich das multiprofessionelle Team wider (u.a. Ärzte, Psychologen, Sprachtherapeuten), da neben sprachspezifischen Verfahren auf Wort-, Satz- und Textebene zusätzlich Verfahren für nichtsprachliche Bereiche beschrieben sind, die Auswirkungen auf das Sprachverstehen haben können und differenzialdiagnostisch Abgrenzungen erlauben (z.B. Intelligenz, Kurzzeitgedächtnis, Aufmerksamkeit, psychiatrische Diagnostik).

Das Manual verfolgt einen umfassenden Therapieansatz: Grundlegend sind Beziehungsaufbau und

Motivation (z.B. konsequenter Einsatz positiver Verstärker) sowie pädagogische und schulische Interventionen, die einen förderlichen Umgang mit sprachverständnisgestörten Kindern in ihrem oft konfliktbehafteten Alltag bewirken können. Auch die Zusammenarbeit mit den Eltern und die Möglichkeiten der Behandlung begleitender Störungen bei den Kindern werden ausführlich erläutert.

Kernstück ist die sprachtherapeutische Intervention von Endres und Baur (2003). Sie bezeichnen als Grundelemente das Arbeiten am Bewusstsein über Sprache und Kommunikation und den Einsatz von unterstützenden Hilfsmitteln wie Gebärden oder Schriftsprache. Aufbauend auf einer gezielten Diagnostik werden spezifische Ziele auf Wort-, Satz- und Textebene behandelt:

- Die Wortebene ist eher knapp gehalten, es werden jedoch wichtige zu erarbeitende Begriffe aufgezeigt, die schnell zu übersehen sind, z.B. kleine Wörter wie „pro" und „zu" in der Äußerung „Der Lehrer benötigt pro Umschlag eine Briefmarke zu 0,56€" (Endres und Baur 2003, 52).
- Für die Satzebene sind die wichtigsten Satzstrukturen mit anschaulichen Beispielen aus dem kreativen und vielfältigen Therapiealltag der Autorinnen beschrieben (u.a. Passiv, Temporalsätze). Methodisch finden sich Beispiele für strukturierte Aufgaben und Regelspiele sowie freie Spiel- und Handlungsräume.
- Besonderes Augenmerk legen Endres und Baur auf die Textebene, da sprachverständnisgestörte Kinder oft über Jahre hinweg von Texten überfordert sind. Zunächst muss der Sprachtherapeut die Freude an Texten bei sprachverständnisgestörten Kindern wecken und aufbauen. Für die Arbeit mit Texten schildern die Autorinnen die Bereiche Wortschatzerweiterung, Inhaltserarbeitung und Hypothesenbildung, die an einer Beispielgeschichte anschaulich verdeutlicht werden.

FAZIT

Das Therapiemanual von Amorosa und Noterdaeme (2003) ist als erster Versuch zu würdigen, eine Therapie bei rezeptiven Sprachstörungen theoretisch fundiert und umfassend aufzuzeigen. Es enthält die wesentlichen Bereiche einer Sprachverständnistherapie: Wort-, Satz- und Textebene für das Vorschul- und Schulalter, jedoch nicht für junge Kinder. Das Monitoring des Sprachverstehens wird hier erstmalig für den deutschsprachigen Raum in den Effektivitätsstudien angesprochen. Die konkreten Therapievorschläge sind nachvollziehbar und von Sprachtherapeuten, die bereits viel Erfahrung mit sprachverständnisgestörten Kindern haben, leicht umsetzbar. Anfänger und Sprachtherapeuten mit wenig Erfahrung fällt es jedoch schwer, anhand der Beispiele eine konkrete Sprachverständnistherapie zu planen, da nur einige Zielstrukturen für Kinder mit rezeptiven Sprachstörungen exemplarisch beschrieben sind.

Kommunikativ-spielerische Ansätze

Schon seit den 1980er Jahren widmen sich Barbara Zollinger und Susan Mathieu dem Sprachverständnis im Rahmen ihrer Frühtherapie mit den Schwerpunkten Individuations-, Spiel- und Kommunikationsentwicklung. Zollinger konstatiert hier: „Der Schwerpunkt des therapeutischen Handelns im sprachlichen Bereich liegt immer auf dem Sprachverständnis." (Zollinger 1997, 114). Im Rahmen freier spielerischer Interaktionshandlungen soll ein Stillstand oder eine Störung bei der **Entdeckung der Sprache** aufgelöst werden. Die spontanen Tätigkeiten des Kindes sind der Orientierungs- und Anknüpfungspunkt.

Bei Zollinger steht die **Triangulierung** von „ich", „du" und der (Ding-)Welt im Mittelpunkt. Ziele sind (nach Kannengieser 2009; Zollinger 1997):

- Entwicklung einer Vorstellung/Entdeckung der Welt:
  - Übergang vom funktionellen zum Symbolspiel (vom Aufstellen/Aufreihen von Autos hin zu Situationen, in denen Autos in einer Reihe stehen: Ampel/Bahnschranke, Parkhaus)
  - Konzentration auf Handlungsresultate (Anschauen der gerade erstellten Zeichnung, des gebauten Turmes)
- Entwicklung des Ichs/Entdeckung des Du:
  - über triangulären Blickkontakt und gemeinsamen Objektsbezug: z. B. Kommentieren (Kind will Flasche öffnen – Th.: „Wer hat denn diesen Deckel wieder so fest zugeschraubt?") und Spiegeln von Tätigkeiten (z. B. Kind zeichnet allein – auch zeichnen/mitzeichnen)
  - Wahrnehmung des Gegenübers als Ich mit eigenen Vorstellungen und Meinungen: Gefühle verbalisieren (z. B. Protestieren gegen etwas nicht Gewolltes), „Nein" als Grenze
- Entwicklung der Sprache/Entdeckung von Sprache:
  - bei keiner Reaktion auf Sprache: Aufmerksamkeit z. B. durch Lautmalereien auf sich ziehen

- als Handlungsinstrument: Kind möchte eine Flasche, die oben auf Regal steht – Th.: „Nimm doch einen Stuhl!" ohne hinweisende Mimik/Gestik – Kind erkennt aus dem Blick nicht, was zu tun ist – möchte unbedingt Trinken haben – Th. erklärt: „Das ist der Stuhl." – „Wenn es hinaufklettert und selbstständig die Flasche runterholt, ist aus diesem Verstehen ein kleines Ereignis geworden." (Zollinger 1997, 115)

Das Vorgehen von Mathieu zeigt zahlreiche Überschneidungen (Mathieu 2000b). Sie geht davon aus, dass Sprachverständnisstörungen immer mit der Schwierigkeit, Vorstellungen aufzubauen, verknüpft sind. Das **Spiel im Hier und Jetzt** dient zusammen mit einer fragenden und abwartenden Haltung des Therapeuten dem Aufbau von Vorstellungen. Missverständnisse werden direkt in der konkreten Spielsituation geklärt. Probleme, die in den Spielsituationen entstehen, versuchen Therapeut und Kind zunächst sprachlich zu lösen, und erst darauffolgend in einer Handlung (s. o. Stuhl). Mathieu bezieht explizit nicht realisierbare oder **ungewöhnliche Aufforderungen** mit ein, um das Monitoring des Sprachverstehens zu schulen, z. B. „Gib der Puppe mit der Schere Medizin!" „Schneide ich da nicht die Puppe in den Mund?" oder „Leg die Puppe ins Bett", obwohl kein Bett da ist (Mathieu 2013, 214).

FAZIT

Das Konzept eignet sich v. a. für junge Kinder mit Sprachverständnisproblemen und betont die therapeutische Beziehung. Schwerpunkte sind die Triangulierung von Mutter/Kommunikationspartner – Kind – Objekt/Handlung, das Sprachverstehen in pragmatisch sinnvollen und für das Kind wichtigen Interaktionssituationen sowie das Spiel als Ausgangspunkt. Das Monitoring des Sprachverstehens wird explizit angesprochen.

Late-Talker-Therapie-Konzept

Das Late-Talker-Therapie-Konzept wurde von Schlesiger (2009) speziell für zweijährige Late Talker entwickelt. Prinzipiell ist das Konzept auf alle Kinder kurz vor oder in der Einwortphase anwendbar. Das Konzept gliedert sich in vier Bausteine:

1. kommunikative Fähigkeiten,
2. konzeptuelle und symbolische Fähigkeiten,
3. sprachrezeptive Fähigkeiten,
4. sprachproduktive Fähigkeiten.

Bestimmte Fähigkeiten auf der kommunikativen Ebene (gemeinsame Aufmerksamkeit, ein angemessenes Turn-Taking sowie intentionale Kommunikation) sowie auf der konzeptuellen und symbolischen Ebene (Funktionsspiel in der Protowortphase, Symbolspiel in der Einwortphase und dezentriertes Symbolspiel in der Zweiwortphase) sind Voraussetzung für die therapeutische Arbeit am frühen Sprachverständnis. Folgende Methoden schlägt Schlesiger (2009) in Abhängigkeit vom Entwicklungsstand des Kindes für die Therapie im Bereich rezeptiver Fähigkeiten vor:

- **Protowortphase:** In dieser sehr frühen Phase des Wortschatzerwerbs geht es insbesondere darum, die Aufmerksamkeit des Kindes durch **Prosodie** und eine geeignete **Wortstellung** (mit den Zielwörtern vorzugsweise am Satzende) auf wichtige Schlüsselwörter zu lenken. Hier geht es noch nicht um ein differenziertes Wortverstehen.
- **Einwortphase:** Sobald die Kinder einige Wörter situationsunabhängig verstehen, beginnt der konkrete (rezeptive) Wortschatzaufbau. Die Methode der **fokussierten Benennung** eignet sich für Substantive, die der **Vorbennenung** für Verben. In beiden Fällen geht es darum, das Zielwort in einer Situation der gemeinsamen Aufmerksamkeit prägnant zu benennen, um dem Kind so das Wortverstehen und -lernen zu erleichtern. Als Erweiterung und Sicherung des Wortverstehens eignet sich die **Aufforderung mit Verständnissicherung.** Diese Methode ähnelt einer individuellen und informellen Überprüfung des Sprachverstehens auf einfachem Niveau (➤ Kap. 2.3). Das Kind wird dazu aufgefordert, einen bestimmten Gegenstand zu geben oder eine bestimmte Handlung durchzuführen. Falls dem Kind dies nicht gelingt, werden ihm entsprechende Hilfestellungen gegeben, um das Verstehen zu sichern.
- **Zweiwortphase:** Sobald das Kind einen produktiven Grundwortschatz von mindestens 50–100 Wörtern erreicht hat, besteht das Ziel der Therapie darin, kurze Sätze zu verstehen. Als Methode eignen sich **semantische Expansionen,** also die Erweiterung der kindlichen Äußerung um ein Element, bzw. **Selbstexpansionen,** also die Erweiterung der eigenen Äußerung um ein Element. Auch das Verstehen von kurzen Sätzen kann durch Aufforderungen mit Verständnissicherungen überprüft bzw. gesichert werden.

Für die Sprachproduktion hat Schlesiger (2009) andere Methoden entwickelt. Das Ziel des Late-Talker-Therapie-Konzepts ist erreicht, wenn das Kind kurze Sätze versteht und Zweiwortäußerungen produziert. Das Late-Talker-Therapie-Konzept wurde von Schlesiger (2009) in einer randomisierten und kontrollierten Studie mit 34 Late Talkern evaluiert. Die Late-Talker-Therapie erweist sich als effektiv in der Förderung der Sprachentwicklung und Verminderung von Sprachentwicklungsstörungen insbesondere bei solchen Late Talkern, die nicht nur produktive, sondern auch rezeptive Wortschatzeinschränkungen aufweisen.

FAZIT

Das Late-Talker-Therapie-Konzept berücksichtigt verschiedene Entwicklungsbereiche (Kommunikation, symbolische Fähigkeiten, Sprachverstehen und Sprachproduktion) und gibt für jede Entwicklungsphase des frühen Wortschatzerwerbs (Protowort-, Einwort- und Zweiwortphase) konkrete Methoden vor. So ist eine passgenaue Entwicklungsorientierung, auch im frühen Wort- und Satzverstehen, gewährleistet. Die Evaluationsergebnisse der randomisierten Studie bestätigen die Effektivität des Late-Talker-Therapie-Konzepts, insbesondere für zweijährige Kinder mit rezeptiven Wortschatzeinschränkungen.

Wortschatzsammler und Wortschatzfinder

Motsch und Ulrich (2012) entwickelten und evaluierten zwei Therapiekonzepte für Vorschulkinder mit semantisch-lexikalischen Störungen, die derzeit auch für Schulkinder erprobt werden. Der **Wortschatzsammler** ist eine **lexikalische Strategietherapie** im Sinne einer Hilfe zur Selbsthilfe, in der das Kind explizit am Modell der Handpuppe Tom sowohl Strategien zur Selbstevaluation und zum verbesserten Einspeichern als auch Frage-, Abruf- und Kategorisierungsstrategien erwerben soll. In Therapiephasen nach einem festgelegten Ablauf sucht das Kind in einer Schatztruhe nach unbekannten Wörtern. Das Entdecken von lexikalischen Lücken wird hier als Erfolgserlebnis gewertet, da das Kind nur unbekannte Wörter in einen eigenen Schatzsuchersack stecken darf. Gleichzeitig wird das Kind zu Fragestrategien bei lexikalischen Lücken sowie zu Einspeicher-, Abruf- und Kategorisierungsstrategien ermuntert. Die Handpuppe des Zauberers als Kontrollinstanz verzaubert nun die gefundenen Schätze in kleine Bilder, wenn das Kind oder Tom die Bedeutung bzw. Funktion dazu erklären können (Ulrich und Schneggenburger 2012). In Elternberatungen lernen die Eltern die Grundprinzipien eines kommunikationsförderlichen Verhaltens kennen und werden dazu angeleitet, das Suchen nach unbekannten Wörtern und das Nutzen von Fragestrategien bei ihrem Kind zu unterstützen.

Der **Wortschatzfinder** ist eine **lexikalische Elaborations- und Abruftherapie** (vgl. auch Glück 2005), in der ein exemplarischer Wortschatz von der Therapeutin in thematischen Rahmenhandlungen (semantische Elaboration) hochfrequent und anhand von Sprechtechniken wie Silbenklatschen oder gedehntes Sprechen (phonologische Elaboration) angeboten werden. Im Anschluss werden auch produktionsorientierte Abrufspiele (Kim-Spiele, Pantomime etc.) durchgeführt. Die Eltern lernen ebenfalls Grundprinzipien eines kommunikationsförderlichen Verhaltens kennen.

In einer randomisierten und kontrollierten Interventionsstudie mit 82 Vierjährigen, aufgeteilt in drei Gruppen (Wortschatzsammler, Wortschatzfinder und Kontrollgruppe), kommen Motsch und Ulrich (2012) zu dem Ergebnis, dass sich alle Kinder in ihren rezeptiven und expressiven Wortschatzleistungen verbessern. Motsch und Ulrich (2012) betonen die Wirkung der Strategietherapie, also des Wortschatzsammlers, da sie hier nachhaltigere Therapieeffekte bezüglich des geübten Therapiewortschatzes und bessere Generalsierungseffekte bezüglich des Wortlernens festgestellt haben.

FAZIT

Insbesondere der Wortschatzsammler, also eine Strategietherapie, in der auch das Monitoring des Sprachverstehens bereits bei vierjährigen Kindern aktiviert wird, hat das Potenzial, Kinder zum eigenaktiven Wortlernen anzuregen. Im Gegensatz zur „klassischen" Elaborations- und Abruftherapie können so Generalisierungseffekte auf den Alltag und somit eine Vergrößerung nicht nur des Therapiewortschatzes, sondern auch des allgemeinen rezeptiven und expressiven Wortschatzes erwartet werden.

Kontextoptimierung

Kontextoptimierung (Motsch 2010) ist eine Unterrichts- und Therapiedidaktik, die sprachspezifisch den Erwerb grammatikalischer Kompetenzen von

Kindern und Jugendlichen anstoßen will. Mit Fokus auf kritische Merkmale einer Zielstruktur wird hier systematisch der Kontext sprachlicher Interaktionen (Sprachmaterial, Sprechweise des Therapeuten, die Situation, die Hilfen) optimiert. Nach einer genauen Diagnostik (z. B. ESGRAF-R, Motsch 2009) werden vorrangig **drei Therapieziele** verfolgt:

- Therapieziel 1: Subjekt-Verb-Kongruenz und Verbzweitstellung im Hauptsatz
- Therapieziel 2: Kasusmarkierung in Akkusativ- und Dativkontexten verbunden mit der Überwindung von Artikelauslassungen respektive der Vervollständigung der Nominalphrase
- Therapieziel 3: komplexe Syntax (Verbendstellung in subordinierten Nebensätzen)

Die Kontextoptimierung ist als sprachspezifische und produktionsorientierte Therapie zu bezeichnen. Im Folgenden werden jedoch anhand der grundlegenden Prinzipien die rezeptiven Anteile des Konzepts herausgearbeitet, die auch in eine spezifische Sprachverständnistherapie integriert werden können:

Zu Beginn einer Therapiesequenz werden die Zielstrukturen rezeptiv angeboten. Motsch fordert für dieses **rezeptive Inputmanagement** (2010):

- konsequente Reduktion von situativen und sprachlichen Ablenkern
- Berücksichtigung von Einschränkungen im Bereich der Wahrnehmungs- und Verarbeitungsfähigkeit
- konsequente Ergänzung des rezeptiven „Nährens" durch sprachbewusstseinsnähere (Gespräche, Schrift, Strukturhilfen) und auch produktionsfördernde Elemente

Kick-off (Startschuss)

- Kind entdeckt ein Geheimnis, eine neue sprachliche Struktur, die es vorher noch nicht bewusst wahrgenommen hat. Auch für sprachverständnisgestörte Kinder können kleine Geschichten, in denen die Kinder die in den Handlungen eingebetteten grammatischen Regeln handlungsmäßig erfahren, ein emotional verankertes „Aha-Erlebnis" sein.

Ursachenorientierung

- „Hör genau hin."
- kürzest mögliche Zielstruktur: weniger für Kinder mit Sprachverständnisstörungen
- Sprechweise: klare Segmentierung der Sätze, sinnvoll gesetzte Pause vor dem Nebensatz in Verbindung mit einer klaren, herausgehobenen Betonung der Konjunktion

Ressourcenorientierung

- „Finde selbst heraus, was dir hilft.": Formate des Kindes finden, wahrnehmbare Strukturen (Visualisierung), Schrift
- fokussierende Gespräche: z. B. Arbeitsblatt mit Strukturierungshilfen; wahrnehmbare Strukturangebote und Schrift: farblich unterschiedliche Markierung der Konjunktion

Modalitätenwechsel

- rezeptiv, reflexiv, produktiv: u. a. Rollenspiel; zwingende Kontexte schaffen

FAZIT

Viele Prinzipien und Methoden der Kontextoptimierung eignen sich auch für die Therapie rezeptiver Sprachstörungen, werden jedoch vorrangig für die Therapie expressiver Sprachstörungen beschrieben. Zu diesen gehören u. a. rezeptive Inputtherapie mit kick-off als Einstieg, Ressourcenorientierung (Schrift, Symbole), fokussierende Gespräche (Metasprache) sowie Modalitätenwechsel mit zwingenden Kontexten. Vor allem für die Sprachverständnistherapie auf Satzebene finden sich praktische Beispiele in den rezeptiven Sequenzen der Kontextoptimierung (v. a. Kasus/Präpositionen, Konjunktionen bzw. komplexe Sätze). Wort- und Textverständnis werden nicht behandelt.

Patholinguistische Therapie

Die patholinguistische Therapie richtet sich vorrangig an Kinder mit umschriebenen Sprachentwicklungsstörungen. Ihr Ziel ist es, durch Erhöhung der Frequenz und Intensität eines informativen und kontrastiven **Inputs,** das unreife Sprachsystem des Kindes weiterzubringen oder ein verfestigtes Sprachsystem zu dynamisieren (Siegmüller und Kauschke 2006). Die Autorinnen stellen für die Ebenen der Phonetik-Phonologie, Semantik-Lexikon und Syntax-Morphologie verschiedene Bausteine zur Therapie dar, wobei auch die Textgrammatik mit aufgenommen wurde.

Zunächst werden in der patholinguistischen Therapie grundlegende Fähigkeiten wie Sprechfreude, triangulärer Blickkontakt oder Symbolfähigkeit (Symbolspiel) aufgebaut, die auch eine Voraussetzung für Sprachverständnistherapie sind. Im Vordergrund der folgenden sprachspezifischen Therapie stehen nun eher expressive Fähigkeiten. Der Ansatz betont jedoch die grundlegende Bedeutung des Sprachverständnisses, u. a. durch die Methode der

Inputspezifizierung und durch rezeptive Übungen: Auf jeder Ebene wird zunächst für die Wahrnehmung sprachlicher Strukturen rezeptiv gearbeitet.

Folgende **Prinzipien** der patholinguistischen Therapie sind auch für rezeptive Interventionen handlungsleitend:

- sprachspezifische Intervention
- Entwicklungsorientierung
- Aktivierung
- dialogische Einbettung
- Methodenvielfalt:
  - **Inputspezifizierung** (z. B. Abgrenzung „schälen" – „schneiden" in einer Inputsequenz als Erzählung oder mit Spielhandlung) (nach Siegmüller und Kauschke 2006, 30: „Anna kocht gerne mit ihrer Mutter. Meistens schneidet Anna das Gemüse, manchmal schält sie das Gemüse auch vorher. Schälen ist für Anna sehr schwierig. Darum schält Mama das Gemüse oft und Anna schneidet es dann lieber hinterher …")
  - **Modellierung**
  - **Übungen** (Ausagieren von Sätzen mit bestimmten grammatikalischen Strukturen)
  - **Kontrastierung** (z. B. Vorfeldbesetzung: „Den Mann schubst dic Frau." vs. „Der Mann schubst die Frau.")
  - **Metasprache** (z. B. Symbolkarten für thematische Rollen wie Agens)
- Flexibilisierung: Das Prinzip der Flexibilisierung kann bei Kindern mit Sprachverständnisstörungen nicht uneingeschränkt verwendet werden: ständig variierender Wortschatz und wechselnde Satzstrukturen verwirren. Flexibilisierung kann hier auf Wortebene als Variation bei der Begriffszuordnung („fressen": verschiedene Tiere, die fressen) oder auf Satzebene als Variation (einer kleinen Auswahl) von Handelnden oder Verben förderlich sein.

FAZIT

Das Konzept kann v. a. anhand der rezeptiven Anteile, der Methoden und Prinzipien auf Wort-, Satz- und Textebene auf Kinder mit Sprachverständnisstörungen übertragen werden, wobei die Textebene nur knapp angesprochen wird. Die Methode der Flexibilisierung ist jedoch mit Vorsicht zu gebrauchen, da viel Variation v. a. zu Beginn der Therapie bei sprachverständnisgestörten Kindern eher zur Verwirrung führt.
Das Konzept ist nicht pädagogisch, sondern vorrangig linguistisch, sprachspezifisch angelegt, d. h. es orientiert sich an linguistischen Zielen (abgeleitet aus den Symptomen) und weniger an den Interessen des Kindes. Für Kinder mit Sprachverständnisstörungen fehlt somit die pragmatische, personbezogene Ausrichtung.

Entwicklungsproximale Therapie

Die Konzeption der entwicklungsproximalen Sprachtherapie ist keine übertragbare Methode mit einfachen Lösungen und Rezepten, sondern eher ein **Denkgerüst** (Dannenbauer 1997). Unter den erschwerten Bedingungen einer eingeschränkten Verarbeitungskapazität benötigen Kinder für die rezeptive Verarbeitung grammatikalischer Einheiten **prägnante Form-Funktionsbeziehungen** und sprachliche Kontraste. Für Dannenbauer stehen jedoch die **Beziehungsbasis** sowie die vorrangig **dialogische Vermittlung** einer sprachlichen Zielstruktur in möglichst natürlichen, für das Kind motivierenden Interaktionen im Mittelpunkt. Etablierte Spiel- und Handlungskontexte dienen als Transportsystem für Sprachstrukturen, z. B. Puppenhaus aufräumen für Präpositionalphrasen oder Standardfiguren mit bestimmten Funktionen (z. B. verneinendes Krokodil: Negation; neugieriger, fragender Bär: Fragesätze). In dieser Konzeption beginnt die Strukturvermittlung rein rezeptiv und erst später expressiv im dialogischen Einüben.

FAZIT

Das entwicklungsproximale Vorgehen, das pädagogische und sprachspezifische Anteile enthält, kann v. a. bei jüngeren Kindern als Sprachverständnistherapie für grammatische Strukturen eingesetzt werden, wobei Wort- und Textebene nicht behandelt werden. Als Gedankengerüst stellt es jedoch hohe Anforderungen an den Therapeuten und bietet wenig konkrete Hilfen im Sinne von praktischen Beispielen. Methoden wie Metasprache, die vor allem ab dem Vorschulalter immer wichtiger werden, sind nur kurz erwähnt.

Handlungsorientierter Therapieansatz (HOT)

Der Handlungsorientierte Therapieansatz (HOT, Weigl und Reddemann-Tschaikner 2002) entstand auf Grundlage von Therapieerfahrung und ist theoretisch interdisziplinär verwurzelt (entwicklungspsychologisch, psycholinguistisch und handlungstheore-

3

tisch). Er eignet sich nach Aussagen der Autoren v. a. für Kinder mit Problemen bei der Sequenzierung von Handlungen und Textentwürfen sowie mit Problemen im Wortschatz und in der Wortfindung (Weigl und Reddemann-Tschaikner 2002). Das Therapiekonzept ist **multidimensional** angelegt (Kognition, Wahrnehmung, Motorik, Emotionen, Motivation, Kreativität) und geht von einer Wechselwirkung von Grammatik und Pragmatik aus (Form-Funktion).

Therapieziele erstrecken sich sowohl auf den **verbalen Bereich** (z. B. Erweiterung des Wortschatzes im Bereich Verben, Verbesserung des Sprachverständnisses durch korrektes Ausführen einfacher Aufträge) als auch auf die **Handlungskompetenz** (z. B. Aufbau von Serialität unterschiedlicher Handlungen, Antizipationsfähigkeit). Im nonverbalen Bereich zielt das Konzept u. a. auf die Verbesserung der Aufmerksamkeit, z. B. durch Verlängerung der auditiven Merkspanne im Rahmen einer Handlungsfolge.

In der Therapie werden **Skripte** als „Drehbücher" für alltägliche Handlungsabläufe erarbeitet (z. B. „Wie mache ich einen Obstsalat? Wie mache ich einen Kartoffelstempel?"). Dabei erarbeiten Therapeut und Kind kategoriale („Was brauchen wir?") und seriale Handlungsteile („Was müssen wir tun?").

Das methodische Vorgehen orientiert sich an Bruner (1974) und entspricht dem **EIS-Prinzip:** Vom **enaktiv**-handelnden (E) zum **ikonisch**-bildhaften (I) hin zum **symbolisch**-sprachlichen (S). Ein Handlungs- und ein Denktisch trennen Handlungen von Planungen:

1. Vorstellen der Zutaten/Materialien/Geräte (Denktisch), anschließend Legen der Materialien auf den Arbeitstisch
2. Übertragung der Begriffe auf Bildebene (Bildmaterial ins Heft, Bilden von Kategorien: Denktisch)
3. Handlungsplanung: Festlegen der Einzelschritte (Denktisch)
4. Durchführung der Handlung (Handlungstisch)
5. Versprachlichung auf Bildebene (Denktisch)

Für Kinder mit Sprachverständnisstörungen kann hier z. B. vorrangig auf der rezeptiven Ebene gearbeitet werden: der Therapeut benennt Zutaten, Materialien und Geräte und das Kind wählt dementsprechend aus. Für die Handlung gibt der Therapeut Anweisungen, evtl. mit bestimmten grammatikalischen Strukturen, z. B. Präpositionalphrasen, Passiv, Kausalsätze: „Wir können Sahne nicht im Becher schlagen, weil er zu klein ist." (Weigl und Reddemann-Tschaikner 2002, 76) und das Kind agiert.

FAZIT

Anteile des HOT eignen sich für etwas ältere sprachverständnisgestörte Kinder zur Wortschatzerweiterung und zur Verbesserung des Anweisungsverständnisses. Handlungs- und Kommunikationsfähigkeit können in pragmatisch sinnvollen Kommunikationssituationen erweitert werden. Für Schulkinder sind Querverbindungen zu curricularen Inhalten möglich (z. B. Vorgangsbeschreibungen im Deutsch- oder Sachunterricht). Des Weiteren betont der Ansatz das EIS-Prinzip (Ausgangspunkt konkrete Handlung) und fordert kleinschrittiges Vorgehen, beides Prinzipien, die für sprachverständnisgestörte Kinder wichtig sind. Nachteile sind die fehlende Sprachspezifität und der geringe Fokus auf bestimmte sprachliche Strukturen (z. B. Passivsätze). Ein Transfer nicht-sprachlicher Fortschritte (z. B. in der Handlungsplanung) auf Sprachleistungen ist nicht zu erwarten (➤ Kap. 3.2.1 und ➤ Kap. 3.4).

Kon-Lab

Kon-Lab ist ein Programm zur „Frühen Sprachförderung" mit der Hauptzielgruppe der Kindergartenkinder, die Defizite im Spracherwerb des Deutschen aufweisen, d. h. Kinder mit Spracherwerbsstörungen und mit Migrationshintergrund (Penner o. J.). Als ursächlich für diese Spracherwerbsdefizite nimmt Penner eine **Störung sprachrhythmischer Regeln** und der zugrundeliegenden Prinzipien des Bedeutungserwerbs an. Das Programm enthält deshalb in festgelegter Reihenfolge drei aufeinander aufbauende **Interventionsstufen:**

- Stufe 1: Erwerb der sprachrhythmischen Regeln und der zugrundeliegenden Prinzipien des Bedeutungserwerbs
- Stufe 2: Erwerb der Grammatik: Artikel und Satzbau
- Stufe 3: Erwerb der „formalen Semantik": Frageverstehen, Nebensätze, Zeitstruktur, Mengen

Für das Programm stehen zahlreiche Materialien (u. a. Bildkarten, Geschichten, Computerprogramme) zur Verfügung, welche die jeweiligen Strukturen aufzeigen, z. B. Raumpräpositionen: „Der Knopf liegt auf dem Würfel."/„Der Knopf liegt unter dem Würfel.". Das Kon-Lab-Programm enthält somit Übungen und Spiele zu Strukturen, die für Kinder mit rezeptiven Sprachstörungen relevant sind (z. B.

Plural, Präpositionen, Frageverstehen, Nebensätze), legt den Schwerpunkt jedoch sehr stark auf Sprachrhythmus, Betonungsmuster und Silbenstruktur. Positive Auswirkungen dieser rhythmisch-prosodischen Förderung auf das Sprachverstehen konnten derzeit von unabhängigen Forschern noch nicht nachgewiesen werden (Roos et al. 2010).

Das Programm soll möglichst flächendeckend als Gruppentraining durchgeführt werden. Einzelfallorientiertes individuelles Vorgehen angepasst an die Symptomatik und Ausprägung der Störung des jeweiligen Kindes ist nicht vorgesehen.

FAZIT

Anteile des Kon-Lab, vor allem aus den Stufen 2 und 3, können auch bei Kindern mit Sprachverständnisstörungen eingesetzt werden. Insgesamt fehlen dem Programm jedoch das Beachten individueller und spezifischer Störungsausprägungen sowie pädagogische Anteile, u. a. die Erwähnung der therapeutischen Beziehung.

Therapie nach Edith Schlag (Duogramm)

Edith Schlag entwarf ein **Therapiespiel** (Duogramm) zur Behandlung von Grammatikerwerbsstörungen mit den Bereichen der frühen als auch späteren Morphologie- und Syntaxentwicklung (u. a. Verbzeitstellung im Hauptsatz, Subjekt-Verb-Kongruenz, Haupt-Nebensatzkonstruktionen, Numerus, Partizip Perfekt, Kasus, Genus). Das Spiel dient als Ergänzung zum strukturierten Freispiel (Inputspezifizierung) in der Grammatiktherapie. Es besteht aus einer **Bildsammlung grammatischer Minimalpaare** (ca. 440 Bildkarten), die vorrangig rezeptiv zur Auslösung von Spracherwerbsprozessen eingesetzt werden. Minimalpaare unterscheiden sich durch minimale sprachliche Kontraste, die jedoch zu unterschiedlichen Bedeutungen führen (z. B. phonologisches Minimalpaar: Kasse – Tasse). Grammatische Minimalpaare machen die Bedeutung und Struktur sprachlicher Formen durch die Kontrastierung direkt erfahrbar und liefern u. a. Informationen über:

- Bedeutungsunterscheidung, z. B. Präpositionalphrasen mit Akkusativ/Dativ: „Der Frosch springt in die Schüssel." vs. „Der Frosch springt in der Schüssel."
- Geltungsbereich: z. B. Finitheit („Karotten kochen" vs. „Du kochst Karotten.")
- Form: z. B. Singular – Plural: „Haus – Häuser"; Präsens – Perfekt: „schmelzen – geschmolzen"
- Erweiterung: Elemente neben dem Verb: z. B. „Peter singt." – „Peter singt leise."

In der Intervention legt der Therapeut den Kontrast (z. B. Präsens/Perfekt: „Der Frisör schneidet. – Der Frisör hat geschnitten.") bildlich mit den Minimalpaarkarten vor das Kind und äußert einen der Sätze. Das Kind soll auf das zugehörige Bild zeigen. Eigenproduktionen des Kindes werden hier nicht explizit gefordert. Die Arbeit mit Minimalpaaren sollte je nach Alter des Kindes höchstens 10–20 Minuten pro Sitzung betragen und mit strukturiertem Freispiel kombiniert werden (Schlag 2003).

FAZIT

Das Therapiespiel Duogramm kann in der Therapie rezeptiver Sprachstörungen gezielt als Ergänzung bei der Behandlung einzelner grammatischer Strukturen eingesetzt werden und diese visualisieren und kontrastieren. Als alleiniges Vorgehen kann es, wie der Autor bereits selbst betont, jedoch nicht verwendet werden. Vor allem bei jüngeren Kindern muss auch stets die Handlung der bildlichen Darstellung vorausgehen.

3.2.3 Therapeutische Grundlagen

Grundlage für die Therapie einer Sprachverständnisstörung ist die differenzierte und umfassende Diagnostik (➤ Kap. 2). Daraus leitet der Therapeut unter Berücksichtigung von Alter, Kognition, Entwicklungsstand und Interessen des Kindes verschiedene sprach- und kommunikationsbezogene Therapieziele ab.

In einer Befragung von Sprachtherapeuten zur Umsetzung rezeptiver Sprachtherapie ergaben sich folgende Therapiebereiche (Law et al. 2008): Wortschatz, Satzverstehen (z. B. Anweisungsverständnis), Hörgedächtnis, Zuhören und Aufmerksamkeit, Erzählungen verstehen, Pragmatik (z. B. Inferenzen bilden, Vorhersagen treffen) und soziale Kommunikation (z. B. Blickkontakt, Hörer-Sprecher-Wechsel). Mit zunehmendem Alter der Kinder änderte sich der Therapiefokus von spezifischen linguistischen Zielen hin zu Kompensationsstrategien, um im schulischen Alltag und in Kommunikationssituationen mit Gleichaltrigen erfolgreicher zu agieren.

3

Im deutschsprachigen Raum finden sich folgende **Grundbereiche für rezeptive Sprachtherapie** (u. a. Dannenbauer 1997; Kannengieser 2009; Endres und Baur 2003):

- Sicherung der Therapiegrundlagen: Gestaltung der Beziehungsbasis, Motivation zur Veränderung, Etablierung von Interaktionsstrukturen, unspezifische Therapiearbeit (Aufmerksamkeit, Spielverhalten)
- Sicherung von Grundlagen des Sprachverstehens: Aufmerksamkeit für Sprache und deren Repräsentationsfunktion
  - Sprache als Informationsträger: exaktes Erfassen der Information
  - Sprache als Kommunikationsmittel: Absicht, Austausch, Mitteilen
- Arbeit an spezifischen Sprachstrukturen auf Wort-, Satz-, Textebene (z. B. Emotionswörter, Passivsatz)
- Erarbeitung und Einsatz von kommunikativen und metasprachlichen Strategien bzw. von Kompensationsmöglichkeiten (z. B. Monitoring des Sprachverstehens)

Folgende spezifisch sprachlichen Strukturen sind vorrangig **Therapieziele** für die Sprachverständnistherapie (u. a. Kannengieser 2009; Fox 2006). Dabei verbessert die Klarheit der Zielformulierung die Erfolgsprognose (Baumgartner 2008). Wichtig ist, dass die ausgewählten spezifischen Sprachstrukturen Kindern helfen sollten, auch außerhalb der Intervention effektiver zu lernen und zu kommunizieren. Grammatisches bzw. formales Verstehen darf niemals das Hauptziel einer Therapie sein (Bishop et al. 2006).

- **Wortverstehen**
  - Nomen
    - Wörter mit abstraktem Bedeutungsgehalt (Liebe, Freundschaft, Diskussion)
    - Oberbegriffe (Möbel, Lebensmittel, Werkzeug)
    - Teilbedeutungen: *Bank* als Sitzbank und als Geldinstitut
  - Verben
    - semantisch und/oder phonologisch ähnliche Verben (schütten – schütteln)
    - abstrakte Verben (überlegen, vorstellen)
    - Präfixverben (ablaufen, unterstreichen)
    - morphologisch veränderte Verbformen: Vergangenheitsformen (aß, trank, lief)
  - Adjektive (u. a. Emotionsbegriffe, Steigerungsformen)
  - Präpositionen (unter, auf, zwischen …)
  - Pronomina (ihm, ihn, es …)
  - Fragewörter (wann, wo, wie, wen/wem …)
  - Schulkinder: Fachbegriffe (Laut, Silbe, Wort, mathematische Begriffe wie plus/minus)
- **Satzverstehen**
  - zunehmende Länge der Äußerung
    - attributive Erweiterung (Gegenstände mit verschiedenen Eigenschaften: „ein kleiner Ball")
    - Satz mit zwei Konstituenten („Der Junge schwimmt.")
    - Satz mit drei Konstituenten („Der Junge spielt Ball.")
  - morphologische Markierung am Nomen
    - Plural
    - Kasus
  - Satzvorfeld (topikalisierte Komplemente passenden Personen zuordnen lassen)
  - Tempus (Gegenwart vs. Vergangenheit)
  - Negation (nicht, keine, alle außer, weder-noch …)
  - Passiv
  - Koordinationen (mehrschrittige Aufträge)
  - Subordinationen:
    - Kausalsätze
    - Finalsätze
    - Konditionalsätze
    - Temporalsätze
    - Relativsätze
- **Textverstehen**
  - Geschichten/narrative Strukturen
  - Sachtexte/Informationstexte
  - kommunikatives Verstehen: Sprechhandlungen/Sprechakte
  - Verstehen von figurativer Sprache, Witzen, Ironie

Für die Planung und Durchführung der Therapie gelten grundlegend allgemeine **heilpädagogische methodische Grundsätze** (Baumgartner 2008):

- Abstimmung auf den individuellen Entwicklungsstand
- Berücksichtigung der kindlichen Interessen
- Schaffung eines gemeinsamen Aufmerksamkeitsfokus
- Einbeziehung mehrerer Sinnesmodalitäten

- Vorgehen in kleinen strukturierten Schritten
- Schaffen von Erfolgserlebnissen und Lob/Ermutigung
- häufiges Wiederholen

MERKE

Insbesondere das Schaffen von **Erfolgserlebnissen** und **viel spezifisches Lob** sind für Kinder mit Sprachverständnisstörungen außerordentlich wichtig. Wird in der Therapie häufig der Begriff „falsch" verwendet (z. B. beim Überprüfen von Hypothesen zu Geschichten: „Was hast du falsch vermutet?"), kann dies bei einem Kind mit geringem Selbstwertgefühl zu weiteren Versagensängsten führen, weil es wieder etwas falsch gemacht hat. In diesem Fall sind Formulierungen wie z. B. „anders" zu bevorzugen.

Neben den allgemeinen Grundsätzen muss der Therapeut **spezielle Therapiemethoden** für Sprachverständnisstörungen berücksichtigen (Kannengieser 2009; Kölliker-Funk 1994; Bishop et al. 2006):

- **Ausblenden des Situationsverstehens bzw. Weltwissens** (➤ Kap. 1.1.3), um die Wesenselemente der Sprache bewusst zu machen, d. h. Schaffen von sprachlich künstlichen Experimentiersituationen:
  - sprachliche Zweideutigkeit als Thema ohne situative Hilfen
  - Arbeit mit Unsinnswörtern/Unsinnssätzen (z. B. „Der Bär trinkt Gras.")
  - bewusstes Lenken auf das Nichtverstehen
- **Modellieren und Stimulieren (spezifizierter Input):** Vorstrukturierung der Situation, Interaktionssequenzen mit hoher Intensität, Kontrastivität, Prägnanz und Wiederholung der modellierten sprachlichen Zielstruktur
- Vorgehen nach dem **EIS-Prinzip:** vom Konkreten zum Abstrakten
  - Präsentation der Zielstruktur mit entsprechender konkreter Handlung (**e**naktiv)
  - Präsentation der Zielstruktur mit einer entsprechenden Abbildung (**i**konisch)
  - Präsentation der Zielstruktur mit Symbolkarten/metasprachlicher Erklärung/sprachlichem Kontrast (**s**ymbolisch)
- **Kontrastieren:** Unterschiede benennen und erklären; Kontraste auf Bildern oder in Handlungen zeigen lassen (z. B. „Die Katze jagt den Hund – Die Katze wird von der Maus gejagt.")
- **Übung** und vielfältige Sicherung (mit den Methoden Imitation, Elizitation, Einschleifen von Sprachroutinen), z. B. Gegenstände/Abbildungen zeigen, Szenen nachspielen (Regie-Spiel), Bilder einer Geschichte zu ordnen
- Unterstützung durch Gestik/**Gebärden, Farben, Formen und Schrift**
- **Nutzung metasprachlicher/metalinguistischer Strategien** (Reflexion, Merkplakate)
- **kommunikatives Handeln:** Anbieten von Lernmöglichkeiten in natürlichen und pragmatisch sinnvollen Situationen

Diese Methoden sind je nach Kind (Alter, Fähigkeiten …) und sprachlichen Zielstrukturen unterschiedlich zu gewichten. In der Praxis ist kaum der Einsatz einer eindeutig definierten Methode zu finden. Es herrschen eher Mischungen von Bausteinen verschiedener Verfahren und Methoden vor (von Suchodoletz 2010). In der Sprachverständnistherapie ist dies meist eine Ergänzung von strukturiert-übenden Anteilen und naturalistischen alltäglich gestalteten Kommunikationssituationen (z. B. Rollenspiele).

3.3 Therapiebausteine

Anhand der aus der Diagnostik abgeleiteten Therapieziele plant der Therapeut schließlich sein therapeutisches Vorgehen bezüglich Wortverständnis, Verstehen grammatischer Einheiten und Strukturen, Textverstehen (oder Verstehen von Texten und längeren Einheiten) sowie metasprachlicher Therapie (Monitoring des Sprachverstehens). Für diese Bereiche sind im Folgenden Therapiebausteine mit konkreten, anschaulichen Umsetzungsmöglichkeiten erläutert.

3.3.1 Wortverstehen

Grundsätze/Vorgehen

Die Erweiterung des rezeptiven Wortschatzes bzw. des Wortverstehens ist ein entscheidender Therapiebaustein, da Wortverständnis die Voraussetzungen für ein Satz- bzw. Textverständnis liefert. Zudem erreichen Kinder in diesem Bereich oft schnelle Fortschritte, was die weitere Therapiemotivation erhöhen kann (Endres und Baur 2003). Die Erweiterung des Wortschatzes bzw. Wortverständnisses wird auch in der Wissenschaft als Erfolg versprechend angesehen (Boyle et al. 2010).

Die Therapie gleicht auf Wortebene einem aktiven Wortschatzaufbau und enthält viele Elemente einer semantisch-lexikalischen Therapie, wobei der Fokus auf dem Verstehen von Wörtern (z. B. Gegenstände zeigen, Lebensmittel verkaufen) anstelle der Produktion (Benennen) liegt. Wortschatzerwerb ist zudem eine lebenslange Aufgabe (➤ Kap. 1.1). In der Therapie kann deshalb kein allumfassendes Lexikon aufgebaut werden. Vielmehr geht es einerseits um eine individuelle Wortschatzerweiterung innerhalb exemplarischer semantischer Felder sowie andererseits um die Vermittlung von Strategien zum selbstständigen Worterwerb.

Wortschatzauswahl

Die Auswahl eines geeigneten und motivierenden Therapiewortschatzes ist nicht immer leicht. Ausgangspunkt ist stets die Diagnostik (➤ Kap. 2), d. h. welche Wortarten besonders betroffen und welche begrifflichen Besonderheiten dem Kind nicht verständlich sind (z. B. Oberbegriffe, Vergangenheitsformen). Thematisch kann man sich an Interessen und Alltagsbedingungen des Kindes oder an wichtigen Themen aus dem Kindergarten-/Schulalltag orientieren, die einen Kommunikations- und Lernerfolg erhöhen (Parsons et al. 2005). Bei Kindern in der Ein- bis Zweiwortphase sollten die Kontraste zwischen den Therapiewörtern möglichst groß sein, da die Kinder in diesen Entwicklungsphasen Wortbedeutungen noch stark übergeneralisieren. Am besten eignen sich thematisch assoziierte Wörter aus unterschiedlichen semantischen Feldern. Bei sprachlich weiter fortgeschrittenen Kindern ist es sinnvoll, Begriffe in nur einem semantischen Feld (z. B. Tiere, Obst, Fahrzeuge) exemplarisch zu behandeln. Innerhalb dieses Themas sollten Inhaltswörter (Nomen, Verben, Adjektiv), aber auch Funktionswörter erarbeitet und gesichert werden. Vor allem bei Inhaltswörtern gelten die Auswahlkriterien Konkretheit, Bezug zum Erwerbsalter und Einbettung in eine Handlung bzw. bildliche Darstellbarkeit (vom Konkreten zum Abstrakten). Bei Nomen ist zu beachten, dass diese stets mit Artikel angeboten werden, um das Genus zu verknüpfen.

Zudem sollten die Begriffe in einem sinnvollen, funktionalen Kontext vermittelt werden können.

MERKE

Auswahl geeigneter Begriffe

Thema: Bauernhoftiere

- junge Kinder:
  - bekannt: Lautmalereien wie „wau", „muh", …
  - Auswahl: Kuh, Gras, trinken, Milch, …
- ältere Kinder:
  - bekannt: Hund, Kuh, …
  - Auswahl: Schäferhund, Dackel, Milch, melken, …

Vorgehen

Bei der Einführung neuer Begriffe bietet es sich an, diese entsprechend der kognitiven Entwicklung von Kindern (Bruner 1974) zunächst **e**naktiv (handelnd: Realgegenstände, Handlungen nachmachen), dann **i**konisch (bildlich: Bildkarten, Bilderbücher) und je nach Alter **s**ymbolisch (formal: z. B. Piktogramm, Schrift, rein verbale Klärung von Begriffen) mit kindgerechtem, möglichst prototypischem Material zu präsentieren und zu sichern **(EIS-Prinzip).**

Neue Wortbedeutungen sollte der Therapeut in prägnanter und kontrastiver Form darbieten und erklären. Prägnant bedeutet, dass prototypische Gegenstände oder Bildkarten eingesetzt werden, z. B. Fluss ohne Wasserfall oder Spatz/Rotkehlchen für Vogel statt Pinguin. Bei Inhaltswörtern können Kontraste in eine kleine Handlung eingebettet werden, z. B. „schälen" – „schneiden" in der Puppenküche mit verschiedenem Obst, das mit oder ohne Schale gegessen wird: „Meistens schneide ich das Obst (Th. schneidet Apfel), manchmal schäle ich das Obst auch vorher (Therapeut schält Banane)."

Die Kunst besteht darin, auch komplexe Begriffe und Inhalte auf das Wesentliche reduziert sowie möglichst knapp und in einfachen Sätzen zu erklären (z. B. „Was heißt Freundschaft?" – „Freundschaft heißt zusammen spielen und sich mögen. Zwei Freunde haben eine Freundschaft."). Ist ein Begriff rezeptiv eingeführt, so muss er im Sinne einer semantisch-lexikalischen Therapie vertieft werden. Begriffe werden im mentalen Lexikon eingetragen. Ein Eintrag ist umso weiter ausdifferenziert, je mehr Informationen er zu phonologischen (Wortform, Klang des Wortes), morphologischen (Zusammensetzung des Wortes), syntaktischen (Wissen zum Satzbau), prozeduralen (Handlungswissen), episodischen (persönliche Erinnerungen, emotionale Bezüge) und vor allem semantischen (Wissen zur Wortbedeutung) Aspekten des Wortes enthält (Luger 2006) (➤ Kap. 1.2.3). Zwei Einzelfallstudien (Parsons et al. 2005) weisen darauf hin, dass eine Vernetzung semantischer und phonologischer Merkmale eines Begriffs besonders wirksam zu sein scheint. Zusätzlich ist es nach dem Modell der multimodalen Markenmixe (Hermann 1992) wichtig, motorische und sensorische Informationen einzubeziehen. Erst in der Synthese der verschiedensten Teilbedeutungen der einzelnen Wissensebenen und Sinneskanäle entsteht Bedeutung, d.h. ein Wort wird umfassend verstanden.

BEISPIEL

Multimodale Sicherung am Beispiel „Giraffe"

- **semantisch:** Tier im Zoo, langer Hals, gelb mit braunen Flecken
- **phonologisch:** kann man dreimal klatschen, beginnt mit [g], steckt der „Affe" drin; reimt sich auf „Affe"/ „Karaffe"
- **morphologisch:** Plural: die Giraffen; Wortbildung: Giraffenkäfig, Giraffenhals
- **syntaktisch** (Stellung im Satz): Die Giraffe hat einen langen Hals.
- **prozedural:** Nachspielen einer Giraffe: Hochrecken des Halses
- **episodisch:** Betrachten einer Giraffe beim Fressen/ Geschichte zu einer Giraffe
- Bei Schulkindern zusätzlich **graphemisch:** Schriftbild mit orthografisch schwierigen Stellen

Diese differenzierten Informationen zu neuen Begriffen müssen mit sprachverständnisgestörten Kindern wiederholt gesichert werden, denn Kinder mit Sprachstörungen benötigen generell einen quantitativ höheren Input. Begriffe müssen häufiger präsentiert werden, da die Kinder oft Schwierigkeiten haben, diese Wörter im Langzeitgedächtnis zu verankern (Rice et al. 1994). Weist ein Kind vorrangig Schwierigkeiten im Wortverstehen auf, ist diagnostisch weiter abzuklären, ob Speicher- und/oder Abrufprobleme im semantisch-konzeptuellen bzw. phonologischen Wortwissen vorherrschen. Diese sind anschließend vielfältig in mehrdimensionaler Vorgehensweise zu elaborieren (➤ Kap. 3.3.1, „Spielformate").

Vorwissen

Wortverstehen spiegelt das individuelle Wissen und Konzeptvorstellungen eines Kindes im jeweiligen Gebiet wider, d.h. das Vorwissen spielt eine tragende Rolle. Es ist deshalb wichtig, besondere Interessensgebiete des Kindes mit hohem Vorwissen abzufragen und diese in die Therapie zu integrieren (z.B. Autos mit Automarken). Angrenzende Gebiete (z.B. weitere Fahrzeuge) können als nächster Schritt erweitert werden.

Spielformate

Ausgangspunkt für die Elaboration und Sicherung auf Wortebene sind **Handlungsformate mit Realgegenständen.** Motivierende Settings können Bauernhof, Ritterburg, Kaufladen, Puppenhaus, Autoteppich, Bastelaktionen usw. sein. Als Input bietet der Therapeut den Wortschatz rezeptiv mit entsprechenden Objekten und Handlungen an und modelliert verschiedene Aspekte des Wortwissens, z.B. wie in folgendem Bauernhofspiel mit dem Zielwort „Kalb".

BEISPIEL

Handlungen mit dem Zielwort „Kalb"

Der Therapeut stellt eine Kuh (bekanntes Wort) und ein Kalb in den Stall: „Schau mal, eine Kuh (deutet auf die Kuh) und ein Kalb (deutet auf das Kalb). Das Kalb ist eine kleine, junge Kuh." Th. stellt ein zweites Kalb dazu: „Da kommt noch ein Kalb. Das Kalb will mit dem anderen Kalb spielen. Die Kälber hüpfen herum. Schau, wie lustig die Kälber herumspringen. Nimmst du auch ein Kalb?"

Weiterführungen auf **Handlungsebene** sind folgendermaßen möglich (Reber und Schönauer-Schneider 2014; Endres und Baur 2003):

- **Gegenstände auf Anweisung suchen** (z.B. beim Verkaufen von Lebensmitteln im Kaufladen; beim Holen von Gegenständen für Basteleien; beim Einräumen der Ritterburg oder des Piratenschiffs)
  - z.B. Herrichten auf die Bitte „Ich brauche x", „Hole x", „Nimm x" oder „Wo ist x?" (Vorsicht vor zu komplexen Anweisungen, wie z.B. „Räume x auf …", da hier die Trennung des Präfixverbs zusätzliche Schwierigkeiten bereiten könnte und nicht mehr das Wortverstehen des Nomens im Vordergrund steht)

- **Sortieren** (und evtl. Benennen) von Gegenständen nach bestimmten Kriterien
  - z. B. Kategorien: Wasser- und Landtiere: „Gib mir alle Wassertiere"
  - Eigenschaften in Kombination mit Adjektiven: „Gib mir alle großen Tiere/Was ist essbar/ nicht essbar"
  - Fähigkeiten in Kombination mit Verben: „Wer kann schwimmen, hüpfen, fliegen, kriechen?"
- **Verstecken und Suchen von Gegenständen** nach Anweisung: „Verstecke X/Suche X"
- **Erfühlen von Realgegenständen** oder Blinde-Kuh-Figuren im Tastsack: „Gib mir X/Suche X"
- **sprachliches Begleiten von Alltagssituationen** (Geschenk einpacken, aufräumen, anziehen als Modell: „Ich hole deine Regenjacke. Dann hole ich deine Gummistiefel." oder Aufforderung: „Hol deine Regenjacke. Hol deine Gummistiefel. Hol deinen Regenschirm.")
- **gestisch-motorische Assoziationen:** typische Bewegungen und Handlungen pantomimisch darstellen, z. B. durch Vorführen verschiedener Verben im Wortfeld gehen (hinken, schleichen, schlurfen, rasen) auf Anweisung oder durch Rollenspiele für Begriffe wie „diskutieren", „überrascht"
- **Aufbau eines emotionalen Bezugs,** Erleben mit allen Sinnen (z. B. Herstellen eines Obstsalats, Eigenschaften des Begriffs erfühlen, erschmecken)

Anschließend oder ergänzend folgen **Spielformate auf bildlicher Ebene:**

- **Such-/Sortier-/Versteckspiele** wie auf der Handlungsebene, nur mit Bildkarten
- **dialogisches Bilderbuchlesen:** Anschauen und Besprechen von Bilderbüchern/Wimmelbildern: „Zeig mir die Taucherbrille, das Spiegelei, einen Regentropfen." (➤ Abb. 3.4b); „Zeig mir den Leuchtturm, den Wasserhahn." (➤ Abb. 3.4a)
- **Wörterrätsel** anhand von Bildern oder Gegenständen: „Es ist rot, du kannst es essen, es schmeckt süß, es hat einen Kern, es wächst am Baum."
- **Faltbilderbuch** für unterschiedliche Bedeutungen eines Wortes erstellen (z. B. „Birne": Frucht/ Glühbirne/Kopf mit Bildern aus der Suchmaschine „google Bilder")
- **Memoryspiele:** Was gehört zusammen und warum (z. B. Stuhl – Sessel: Sitzgelegenheit)
- **Herstellen von Visualisierungen:** Plakate (Wasser- und Landtiere, Möbel, Lebensmittel – evtl. aus Bildmaterial von Versandkatalogen), Mindmaps (Wissen zu einem bestimmten Thema sammeln), Mobiles zum Aufhängen (v. a. bei Ober- und Unterbegriffen), Thementische (z. B. zum Herbst),
- **visuelle Vorstellung** durch eigene Zeichnungen oder Bilder (z. B. „durchqueren" vs. „überqueren") bzw. Realgegenstände unterstützen

Als Steigerung des Abstraktionsgrades gelten **Spielformate auf sprachlich/symbolischer Ebene:**

- **erklären, definieren und umschreiben** von Begriffen; evtl. mit Anlegen von Karteikarten oder Wörterbüchern mit eigenen Definitionen („Was ist/Was heißt …?")
- **ähnliche Begriffe** finden (Synonyme: „Was ist so ähnlich wie *heiß?*")
- freie Assoziationen zum Begriff sammeln (z. B. Mind Mapping: „Was fällt dir alles zu *Feuerwehr* ein?")
- **Kategorisierungen** verwenden, z. B. Zielwort „Stuhl": Über- (Hyperonyme: Möbel) und Unterbegriffe (Hyponyme: Stuhl), nebengeordnete Begriffe (Kohyponyme: Stuhl und Sessel), Teil-Ganzes-Beziehungen (Meronymie: Stuhl und Stuhlbein/Sitzfläche)
- **Funktion** klären („Was kann man mit einem Stuhl machen?")
- **eigene Erfahrungen** zum Begriff erzählen („Hast du schon einmal einen Stuhl zusammengebaut/ geputzt/mit einem Stuhl gespielt?")
- **Vorkommen und Ort** klären („Wo gibt es überall Stühle?")
- **Eigenschaften** klären („Wie fühlt sich der Stuhl an? Aus welchem Material ist er gebaut?")
- Kombination mit Satzverständnis: **Satzergänzungsübungen** („Auf dem Stuhl kann man …"), Lernen von Wörtern in Sätzen, Löchergeschichten
- für Schulkinder: **Schriftbild** als zusätzliche Visualisierung (Wortkarte, Wörterheft etc.)

BEISPIEL

Satzergänzungsübungen durch Löchergeschichten nach Tüddelsen (Hörcompany 2003)

Tüddelsen ist ein Erfinder, der Begriffe oft nicht benennt, sondern umschreibt. Er erfindet besondere Maschinen, wie z. B. den „Pizzanachwunschautomat". Bei der Erläuterung der Maschine verwendet er für bestimmte Begriffe semantische und phonologische Umschreibungen, z. B.

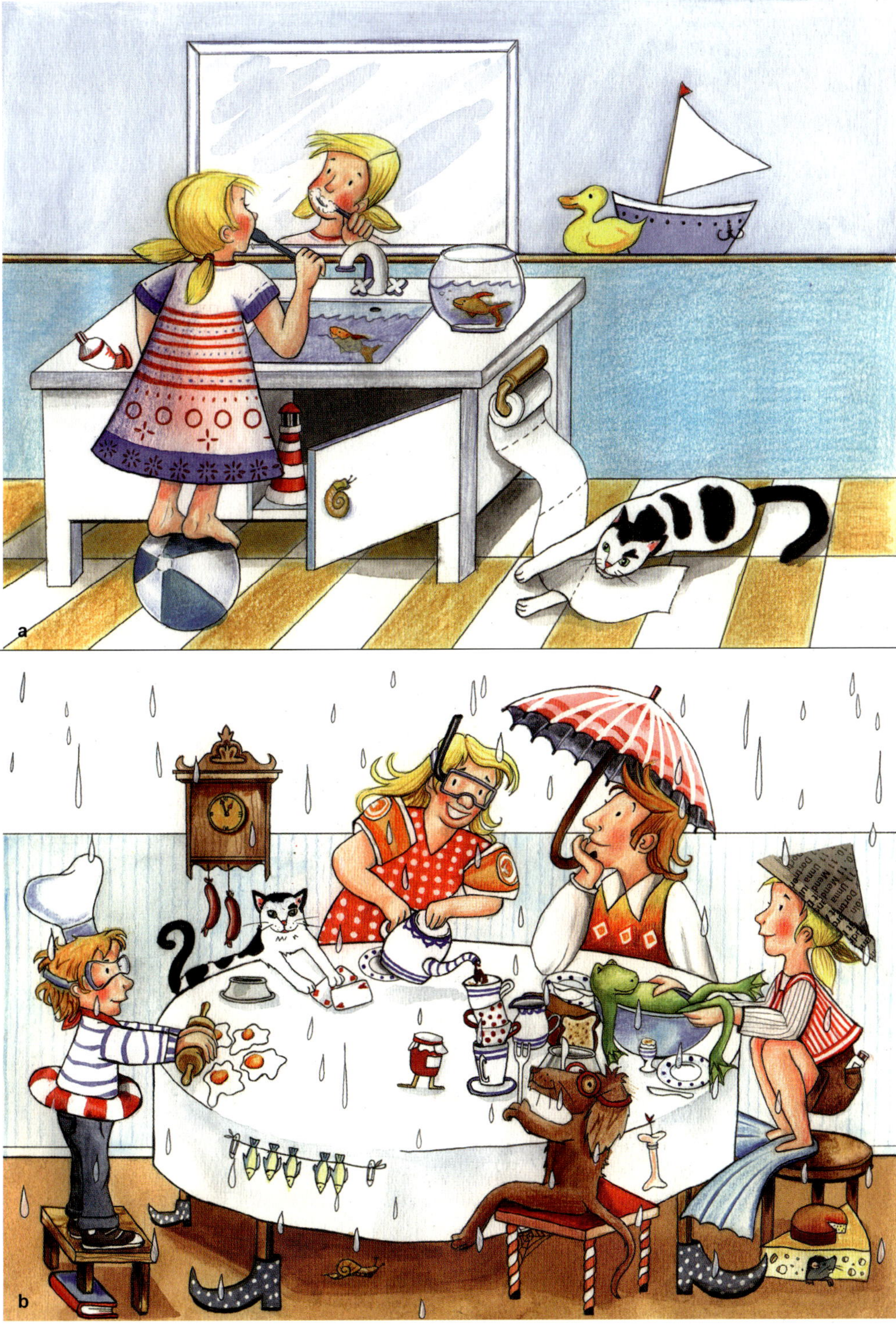

Abb. 3.4 Lustige Wimmelbilder [L270]
a: Zähneputzen; b: Das Frühstück

„Das, was meine Maschine da zubereitet, kommt ursprünglich aus Italien, wird aber längst überall gegessen. Es ist meistens rund, unten knusprig, oben weich und bunt und alle Kinder essen es gern. Es heißt so ähnlich wie die südfranzösische Hafenstadt Nizza, nämlich …".
In den Löchergeschichten ergänzt zu Beginn jeder Geschichte die kleine Toni die Begriffe, anschließend finden sich hier Lücken zum Mitmachen.
Je nach Wortfeld kann der Therapeut kleine Geschichten selbst erfinden und das Kind darf die Lücken ergänzen. Der Pizzanachwunschautomat enthält bereits viele Begriffe aus dem Bereich Lebensmittel.

Neben der Wortbedeutung muss im Sinne der Elaborationstherapie stets auch die **Wortform** (phonologischer Aspekt) gesichert werden. Folgende Übungen eignen sich dazu (u. a. Reber und Schönauer-Schneider 2014):

- **langsame, gedehnte Sprechweise** („Schneckensprache", „Kaugummisprache"), mehrfach wiederholt in verschiedenen Lautstärken (kleine oder große Schnecke) und prosodischen Gestaltungsweisen (alte oder junge Schnecke).
- Übungen zur **Silbensegmentation** (Robotersprache): Silbenklatschen, Abzählen der Silben
- **Reimübungen** (Teller – Keller), wobei diese bei sprachverständnisgestörten Kindern zu Verwirrungen führen können, da sie semantisch oft nichts miteinander zu tun haben
- Sortieren nach **Anfangslauten**
- **metasprachliches Reflektieren:** „Das Wort klingt __/klingt wie __", „Der Laut vorne knallt/reibt."

Weitere Beispiele dieser Elaborationstherapie finden sich bei Glück (2003; 2005) und Reber und Schönauer-Schneider (2014).

Strategietraining

Mit zunehmendem Alter steigen die metasprachlichen Fähigkeiten der Kinder an. Bereits im Vorschulalter verfügen viele Kinder über die grundlegende Fähigkeit, über Sprache nachzudenken und gezielt Strategien anzuwenden. Aber auch bei jüngeren Kindern lassen sich **Strategien zum Wortschatzerwerb** vermitteln (vgl. auch Wortschatzsammler (Motsch und Ulrich 2012)). Auf **Wortebene** zählen zu den wichtigsten Strategien Speicher- und Abrufstrategien, das gezielte Nachfragen nach unbekannten oder ungenau verstandenen Begriffen, das Nachschlagen der Begriffe in Lexika oder im Internet sowie Strategien zur Vernetzung von Begriffen und Memostrategien.

Das Erkennen von unbekannten Wörtern und das entsprechende Nachfragen fallen jedoch Kindern mit Sprachverständnisschwierigkeiten besonders schwer. Durch bestimmte Rituale können die Kinder allgemein auf ein spezifisches Nachfragen aufmerksam gemacht werden. Häufig fragende Modellfiguren animieren zudem, selbst Fragen zu stellen:

- Begriffsklärung und Nachfragen durch eine nachfragende Handpuppe oder Figuren symbolisiert durch:
  - Requisiten wie einen Fragehut, ein Fragemikrofon
  - Figuren oder Handpuppen wie ein neugieriger Bär, der alles wissen will und immer wieder Nachfragen stellt oder ein Schlaufuchs, der viel nachfragt, sodass er noch mehr weiß und noch schlauer wird (➤ Abb. 3.3a)
- Aufgreifen fragender Charaktere aus Geschichten: z. B. Piggeldy und Frederick: Piggeldy verkörpert in kurzen Geschichten das lernbegierige kleine Schwein, das seinen großen Bruder Frederick mit Fragen löchert. Zu Beginn jeder Folge stellt Piggeldy eine ganz konkrete Frage, z. B. „Frederick, was ist Langeweile?" Frederick antwortet darauf stets: „Nichts leichter als das, komm mit." Mit mehr oder weniger großem Erfolg erklärt ihm Frederick den Begriff (z. B. als Film unter www.sandmaennchen.de/freunde/beitraege/piggeldy_und_frederick.html oder als Buch: Loewe und Loewe 2008).

Hat ein Kind einen unbekannten Begriff erkannt, kann es v. a. im Schulalter anstelle von Nachfragen diesen auch selbstständig nachschlagen. Das Nachschlagen in Lexika (z. B. Bilderlexika, Kinderlexika) stellt jedoch etliche Kinder vor eine große Hürde, da sie Schwierigkeiten mit dem Alphabet oder der visuellen Wahrnehmung bzw. Orientierung haben. Die Suche gestaltet sich schnell frustrierend und wenig effektiv. Motivierender ist hier vor allem als Einstieg in das Suchen nach Bedeutungen die **Recherche im Internet:** Beispielsweise können Begriffe in die Suchmaschine „google Bilder" eingegeben werden. Bei falscher Schreibweise schlägt der Computer andere Möglichkeiten vor („Meinten Sie …") und bietet zahlreiche Bilder an, häufig auch für begriffliche Mehrdeutigkeiten (z. B. Bank: Geldinstitut/Sitzgelegenheit, Kiwi: Vogel/Frucht).

Weitere Möglichkeiten v. a. für ältere Kinder und Jugendliche sind Wörterbücher in leichter Sprache. Diese Wörterbücher bzw. Internetseiten haben den Anspruch, Informationen und Begriffe verständlich zu erläutern und weiterzugeben, denn niemand soll ausgegrenzt werden:

- Hurraki: Wörterbuch für leichte Sprache. (weitere Informationen unter: www.hurraki.de/wiki/index.php?title=Hauptseite)
- Mensch zuerst: Netzwerk People First Deutschland e. V.: Herausgabe von Tipps zu „leichter Sprache“, u. a. Wörterbuch für leichte Sprache (weitere Informationen unter: www.people1.de/index.html)

Wortarten mit Beispielen

Wie bereits mehrfach erwähnt, ist es wichtig, nicht nur Inhaltswörter (Nomen, Verben, Adjektive), sondern auch Funktionswörter (z.B. Präpositionen, Konjunktionen, Fragewörter, Pronomina) (➤ Kap. 1.1) zu behandeln. Diese lassen sich nicht isoliert auf Wortebene erarbeiten und sichern, sondern nur in größeren Zusammenhängen wie Satzteilen und kurzen Sätzen. Die Trennung zwischen Wort- und Satzebene bzw. für Pronomen auch Textebene ist hier deshalb teilweise aufgehoben. Im Folgenden werden für die einzelnen Strukturen Beispiele zur praktischen Umsetzung gegeben.

Nomen

Nomen betragen in der Wortverwendung, aber auch im deutschen Gesamtwortschatz mehr als die Hälfte aller Wörter (Günther 1991). Für Kinder mit Sprachverständnisstörungen ist es zunächst wichtig, dass sie einen Grundwortschatz verstehen. Daneben bereiten häufig Oberbegriffe, mehrdeutige Begriffe und abstrakte Begriffe besondere Schwierigkeiten. **Oberbegriffe** können z. B. in Sortierspielen erarbeitet und gesichert werden: In der Autowerkstatt muss der Mechaniker aufräumen. Der Therapeut bittet das Kind zu helfen. Alle Werkzeuge kommen in eine Kiste, wobei sowohl passende (z. B. Hammer, Schraubenzieher, Zange) als auch nicht passende nahe (z. B. Nadel, Messer) und weite (Auto, Schwamm) Ablenker vorhanden sind.

Bei der Therapie älterer Kinder und Jugendlicher sind evtl. auch gezielt Begriffe des Jugendjargons zu erarbeiten, um eine Gruppenzugehörigkeit zu gewährleisten. Gemeinsam mit dem Jungendlichen können hier z. B. Begriffe aus dem Wörterbuch der Jugendsprache (z. B. Pons) ausgewählt werden.

Im Folgenden werden einige Spielmöglichkeiten (ohne Anspruch auf Vollständigkeit), die im Handel erhältlich sind, in ihrer Einsatzmöglichkeit für Nomen näher erläutert.

Spiele

- **Unser kleiner Wörterladen** (Finken-Verlag): z. B. Angelspiel mit magnetischen Bildkarten: „Fange/Angle/Nimm die Taschenlampe“ bzw. Einräumen von Gegenständen auf Anweisung mit themenspezifischer Orientierung, z. B. Spielwaren/Sportwaren/Mode und Kleidung …
- **Wortschätzchen** (ProLog): Quartett mit 32 Spielkarten zu 8 Oberbegriffen (z. B. Gemüse, Obst, Geschirr, Tiere, Blumen etc.): „Gib mir X“
- **Spiel-/Quatschhaus** (ProLog): Ziehen von Bildkarten mit Anweisung: „Gehe zur Birne“ oder „Ich sage dir, wohin du gehen darfst: Birne“
- **Blinde Kuh** (Ravensburger): Auswahl bestimmter Fühlkärtchen in einem semantischen Feld: „Hast du ein x?“ oder Zuordnen zu Oberbegriffen: „Ist es ein Werkzeug/ein Tier/Spielzeug?“
- **Memory** zu speziellen Themen, z. B. Ravensburger: Natur-Memory, Fahrzeuge (Fahrzeug + Einsatzort), Berufe (Wer arbeitet wo?) oder Loewe: **Tierkinder-Memo** als Memory mit jungen und erwachsenen Tieren: Für rein rezeptive Arbeit sagt der Therapeut oder eine Handpuppe, welches Bild genommen werden soll: „Nimm das Kalb“ oder es werden Sortieraufgaben gestellt: „Suche alle jungen Tiere im Wasser“
- **Plappersack** (trialogo): Das Kind soll Begriffe nach Anweisung finden und z. B. einen Muggelstein darauf legen (z. B. Themenbereich Zoo: „Finde eine Ziege/eine Giraffe …“). Alternativ kann das Kind beurteilen, ob ein Begriff auf dem Bild vorhanden ist: „Siehst du eine Giraffe?“
- **TwinFit Hyponyma** Was hat den gleichen Oberbegriff? (ProLog): „Gib mir Fische/Besteck …“
- **MiniLük** (Westermann) z. B. „In der Stadt“: 12 Sach- und Wortfelder zum Themenbereich „In der Stadt“: „Zeige mir X/Welche Dinge sind aus Holz?“

- **Kartenspiele zu Doppelbegriffen** (Schubi): Fotos mit Wörtern, die unterschiedliche Dinge bezeichnen, z. B. anspruchsvoll (Tau – Tau), mittel (Fliege – Fliege), einfach (Birne – Birne)

Quatschbilder in Kombination mit Vorwissen

Quatschbilder sind generell gut geeignet, Vorwissen und Weltwissen in die rezeptive Begriffsarbeit mit einzubeziehen. Die dargestellten Begriffe befinden sich häufig an falschen Orten oder werden falsch verwendet. Der Therapeut kann die Fragen „Gibt es das?/Ist das möglich?" auch im Sinne von Monitoring verwenden.

- **Quatschwimmelbilderbücher:** z. B. Bilderbuch „Hier stimmt ja fast gar nichts!" (Butschkow 2010), CD-ROM zu den Wimmelbilderbüchern (Butschkow o. J.): „Vernäht und zugeflixt! – Das Kinderwimmelbildspiel"
- **Bildkarten** zur Sprachförderung: „Was stimmt hier nicht?" (Verlag an der Ruhr): z. B. Schneemann am Meer/Gabel bei der Suppe ...
- Spiel „**Quatschhaus**" (ProLog)

Kleine Auswahl an Bilderbüchern für thematische Wortschatzarbeit

- **Wimmelbilderbücher,** z. B. von Mitgutsch (Ravensburger) oder Berner (Gerstenberg): „Suche X/Was ist essbar/Was kann fliegen?"
- **Magnetbilderbücher,** z. B. der magnetische Bauernhof (Scheffler 2004): „Nimm das Schwein/Zeige das Ferkel/Lege das Schwein zum Ferkel ..."
- Serie **Licht an!** (Meyers kleine Kinderbibliothek 2006): Band 16 „Tiere im Zoo" (Suchen bestimmter Objekte mit einer Taschenlampe): „Suche das Krokodil/den Pinguin/den Gorilla"

Software/Internet

Verschiedene Software und Internetseiten beinhalten Möglichkeiten der Wortschatzelaboration. Zur Erstellung von Spielen bietet sich das Computerprogramm „zabulo" (Reber und Steidl 2011) an. Es ermöglicht, schnell und einfach Materialien für den Lernbereich Sprache (Arbeitsblätter, Spiele wie Memory/Domino) selbst zu erstellen. Zabulo ist eine strukturierte Bildersammlung und umfasst derzeit 1.400 Bilder, linguistische Suchfunktionen (z. B. Suche nach semantisch-lexikalischen Kategorien) und vorgefertigte Layouts für oft benötigte Übungsformen.

Weitere Möglichkeiten bieten Kindersuchmaschinen, z. B. blinde Kuh (www.blinde-kuh.de/). Hier finden sich z. B. für den Bereich „Tiere" Tierlexika mit Bildersammlungen oder Tiersteckbriefe.

Verben

Bei Verben ist semantisches und syntaktisches Wissen sehr eng verknüpft. Bereits im Spracherwerb werden Verben mithilfe von syntaktischen Einstiegshilfen erworben (u. a. Naigles et al. 1987; Naigles 1990) (➤ Kap. 1.2). Der rein sprachliche syntaktische Rahmen reicht für Kinder mit Sprachverständnisstörungen jedoch oftmals nicht aus. Vielmehr muss die Bedeutung von Verben zunächst durch Handlungen, visuelle Darstellung oder Eselsbrücken vermittelt werden.

Bei Kindern mit Sprachverständnisstörungen sind einige Verbformen besonders zu beachten:

- **semantisch ähnliche Verben**
- **abstrakte Verben**
- **Präfixverben**
- **morphologisch veränderte Verbformen,** v. a. Präteritum

Semantisch ähnliche Verben wie schlendern – wandern, schneiden – zerreißen erlernen Kinder mit Sprachverständnisstörungen nicht von selbst. Sie benötigen eine gezielte und wiederholte Erklärung gekoppelt mit Handlungen, visuellen Hinweisen, Beispielsätzen und evtl. Eselsbrücken. Für semantisch ähnliche Verben können auch gezielt Wortfelder wie gehen/sagen/sehen erarbeitet werden, die für das Verstehen und Verfassen von Texten wichtig sind. Im Wortfeld „gehen" (➤ Abb. 3.5) kann der Therapeut den spezifischen Begriff nennen, z. B. hüpfen, tanzen, schleichen und das Kind bewegt sich entsprechend oder wählt das zugehörige Bild aus. Für einen genauen Handlungsvollzug ist oftmals das gezielte Herausarbeiten der Besonderheit am „Gehen" wichtig, z. B. bei schleichen: sich leise und langsam bewegen. Bei fußballbegeisterten Kindern kann hier auch thematisiert werden, wie sich Fußballer auf dem Fußballfeld fortbewegen (rasen, springen, rennen) bzw. nicht fortbewegen (tanzen, schleichen, spazieren gehen).

Sind die Begriffe in der Handlung erfasst, z. B. in einer kurzen gemeinsamen Interaktion zum „schneiden" – „zerreißen" beim Basteln einer Papierfigur, können **bildhafte Materialien** eingesetzt werden, z. B.:

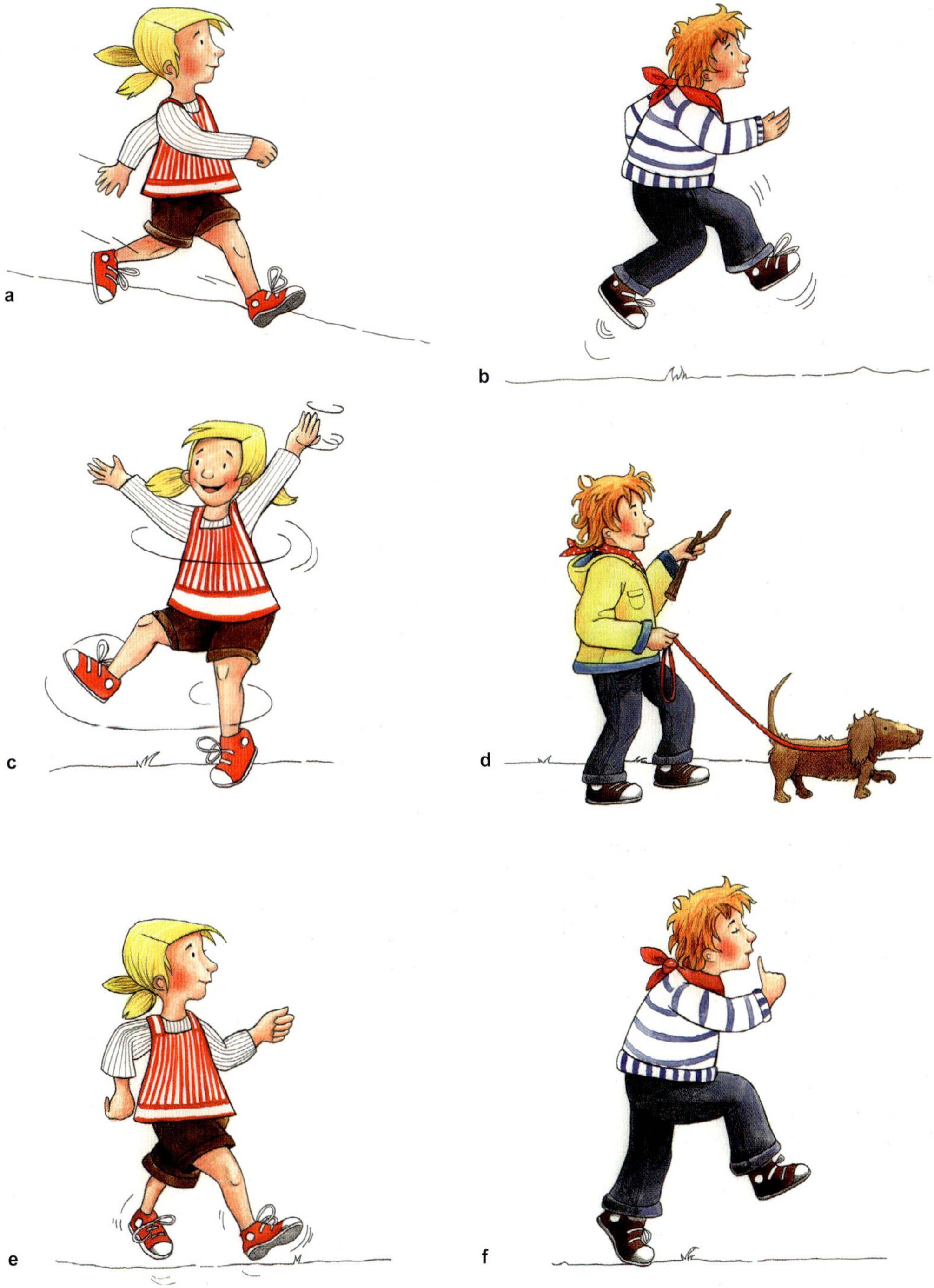

Abb. 3.5 Bildkarte zum Wortfeld gehen [L270]

a: rennen b: hüpfen
c: tanzen d: spazieren
e: schlendern f: schleichen

- Steinbach und Wildegger-Lack (2010): Lebensmittel im semantischen Kontext (z. B. Terzett zu Verben wie „schneidet/streicht/belegt Brot" oder „trinkt aus/schüttet ein/verschüttet")
- Bildkarten aus der patholinguistischen Therapie (Kauschke und Siegmüller 2006) für das Verbverständnis auf einfacher Ebene: „Zeige mir: Der Hund läuft/springt/schwimmt …"
- Sprechen und Verstehen. 2 Minimalpaarspiele zum Sprach- und Leseverständnis (z. B. lesen – schreiben) (Lingoplay)

Abstrakte Begriffe wie „analysieren/diskutieren/formulieren/kommentieren/appellieren" sind besonders schwer verständlich. Sie lassen sich bildlich, in Rollenspielen oder Videoausschnitten oft nur in Teilaspekten darstellen. Eine vielseitige Erarbeitung, Präsentation und Demonstration im Kontext ist deshalb äußerst wichtig, z. B. „diskutieren":

- als **Beschreibung:** „Wenn man über eine bestimmte Sache spricht. Jeder sagt, was er über die Sache denkt. Du kannst etwas dafür und dagegen sagen."
- als **bildliche Darstellung oder Piktogramm** (z. B. „Diskussion" aus dem Wörterbuch für leichte Sprache von Netzwerk people first)
- als **Vorführung/Video** (z. B. Diskussionsrunden als Video)
- als **Rollenspiel** (selbst über ein Thema diskutieren) usw.

Bei Verben ändert sich häufig durch die **Vorsilbe** die Bedeutung. Der Unterschied von ähnlich klingenden Verben kann durch Vormachen der Handlung oder Zeichnungen zusätzlich zu metasprachlichen Erklärungen vertieft werden (z. B. durchstreichen vs. unterstreichen). Bei Verben mit vielen verschiedenen Vorsilben können wesentliche Begriffe auch in eigenen Wörterbüchern angelegt werden. Einige Präfixverben haben zudem je nach Kontext verschiedene Bedeutungen, z. B. verlaufen (im Wald, Farben), ablaufen (Stoppuhr, Sanduhr, Jogger seine Bahn) oder auslaufen (Getränketüte, Schiff aus Hafen) (➤ Abb. 3.6a, ➤ Abb. 3.6b und ➤ Abb. 3.6c). Insbesondere das Auslaufen eines Schiffes aus einem Hafen wird für viele Kinder unbekannt sein, kann hier jedoch gezielt der Wortschatzerweiterung dienen.

Zur Vertiefung ist es wichtig, Präfixverben im Satzkontext zu gebrauchen, da diese innerhalb des Satzes zerlegt werden und die präzise Bedeutung erst nach der Analyse des ganzen Satzes erkennbar wird (z. B. „Die Uhr läuft ab."; „Die Milch läuft aus."). Der Therapeut kann auch unterschiedliche Sätze zu einem Präfixverb präsentieren und die entsprechende Bedeutung auf der Bildkarte mit einer Lupe zeigen lassen, z. B. „Ich verlaufe mich oft/Das Rot ist mit dem Grün verlaufen."

Bei **unregelmäßigen Verben** ändert sich im Präteritum des Öfteren der Wortstamm, sodass viele Kinder das Grundwort nicht mehr erkennen und verstehen können. Der Zusammenhang von z. B. essen/aß, schwimmen/schwamm, lesen/las muss wiederkehrend aufgegriffen werden und in vielfältigen Bezügen gesichert werden, z. B. Ausführen der Handlungen „ich saß, ich lag, ich aß" oder Zuordnen der entsprechenden Bildkarten (➤ Abb. 3.7a, ➤ Abb. 3.7b). Bilderbücher und sprachlich vereinfachte Märchen bieten weitere vielfältige Möglichkeiten, unregelmäßige Verben im Kontext zu analysieren und zu verstehen (➤ Kap. 3.1.2, „Vereinfachung von Texten"). Der Therapeut liest einen Abschnitt mit vereinfachter Sprache, jedoch im Präteritum vor. Das Kind ordnet dem Präteritumverb die Grundform bzw. eine entsprechende Handlung oder Bildkarte zu.

Weitere Bildkarten zu unregelmäßigen Verben finden sich u. a. in Duogramm (Schlag 2003) oder Bildkarten zur Sprachförderung (Vergangenheit – Gegenwart – Zukunft, Verlag an der Ruhr).

Adjektive

Bei Adjektiven unterscheidet man **absolute Adjektive** (z. B. Farbbezeichnungen) mit einer umschriebenen, konstanten Bedeutung und **relative Adjektive,** die ihre Bedeutung in Relation zum Bezugswort entwickeln können (z. B. kaltes Wetter vs. kalte Nudeln). Man geht davon aus, dass relative Adjektive im mentalen Lexikon häufig bipolar, d. h. in Form von **Gegensätzen** gespeichert sind (Glück 2005). In vielen therapeutischen Übungen kommt deshalb diese Relation zum Tragen:

- Gegensatzpaare finden, z. B.:
  - Spiel: TwinFit Contraria – Was ist das Gegenteil wovon? (ProLog): Bildkarten mit Gegensatzpaaren zuordnen, z. B. als Memory spielbar
  - Kartenspiel: dick und dünn (Lingoplay)
- Bilderbücher mit Gegensätzen: „Gegensätze" (Hill o. J.) oder „Groß und Klein und andere Gegensätze" (Meyers kleine Kinderbibliothek 1993)

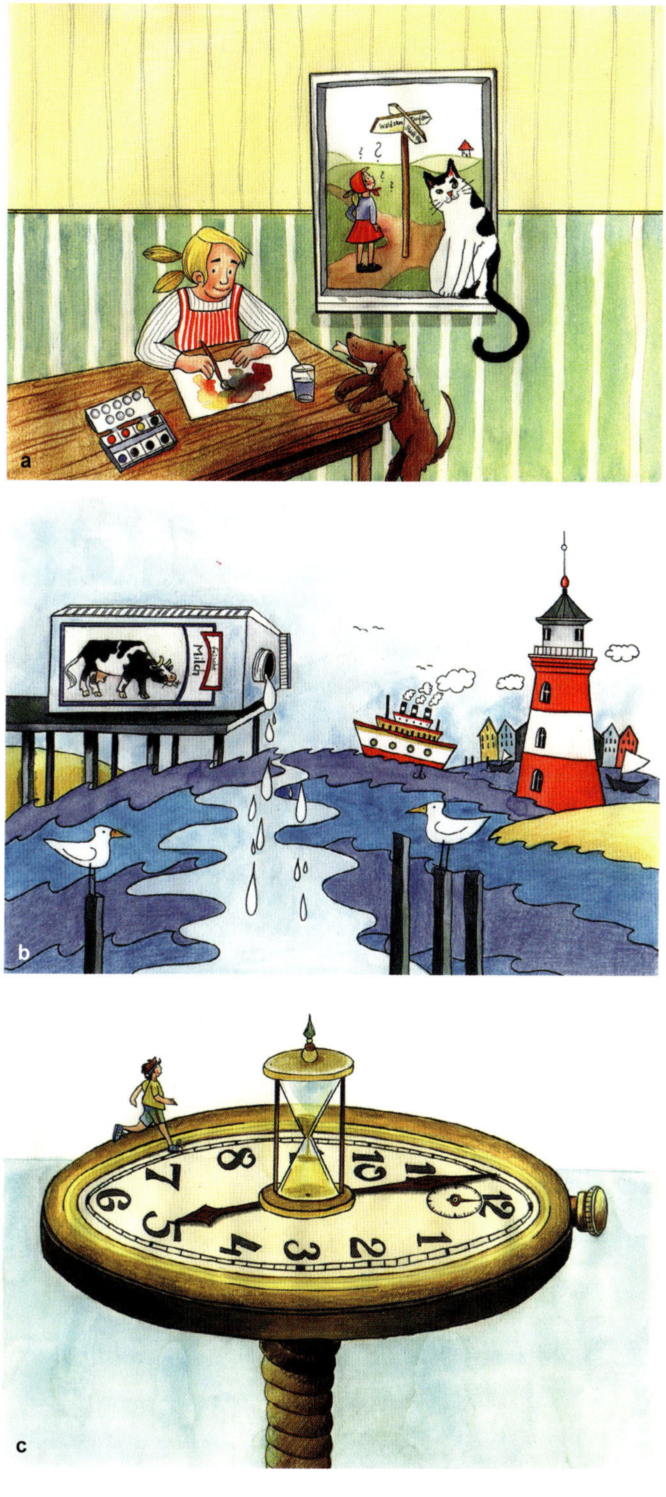

Abb. 3.6 Unterschiedliche Bedeutungen von Präfixverben [L270]
a: verlaufen
b: auslaufen
c: ablaufen

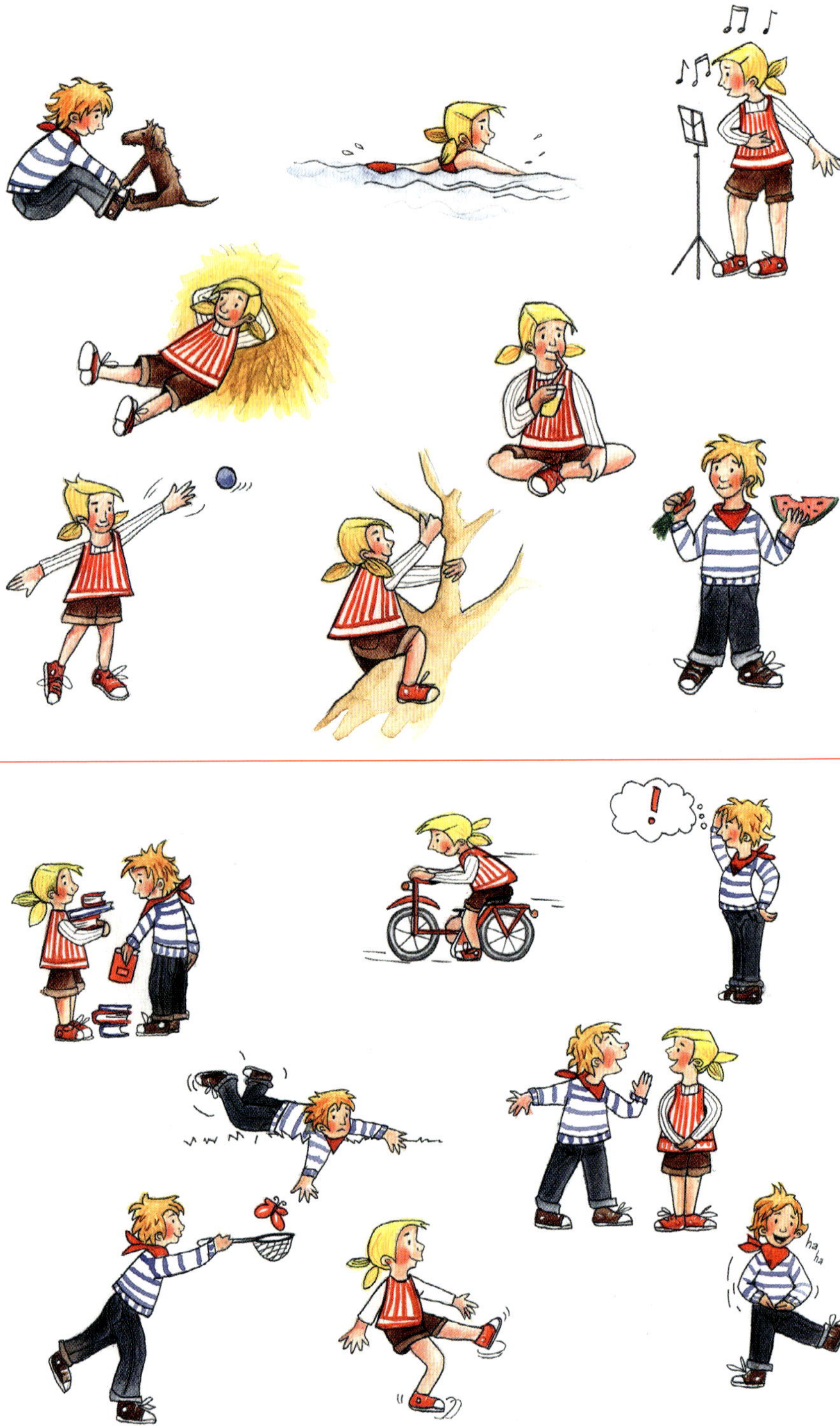

a

b

Abb. 3.7 Unregelmäßige Verben und wenige regelmäßige Verben als Kontrast [L270]
a: sitzen – schwimmen – singen – liegen – trinken – werfen – (klettern) – essen
b: helfen – fahren – denken – fallen – sprechen – fangen – (tanzen) – (lachen)

Schwierigkeiten bereiten ferner Steigerungsformen wie „höher als/tiefer als/größer als". Viele Kinder verstehen dabei oft grundlegend Adjektive falsch, wie folgendes Beispiel zeigt (Nolte 2000, 77):

BEISPIEL

Falsches Verstehen von Adjektiven im Bereich Mathematik

Th.: Was ist das Doppelte von 3?
Kind: 4.
Th.: Von 6?
Kind: 7.
Th.: Was bedeutet „das Doppelte"?
Kind: Was nach die 9 kommt.

Diese Probleme vervielfachen sich in vielen mathematischen Aufgabenstellungen: Während „doppelt so teuer" für die Multiplikation/Vervielfachung mit dem Faktor 2 steht, bedeutet „zweimal so billig" die Division/Teilung durch 2. Das grundlegende Verstehen von „doppelt" und „zweimal" reicht für diesen mathematischen Sachverhalt bei weitem nicht aus.

Für die Erarbeitung und Sicherung von **Steigerungsformen** sind zunächst konkrete Handlungsformate zu wählen. Der Therapeut hat z. B. verschieden große Tiere (Maus, Hund, Elefant). Der Tierarzt misst die Tiere und sortiert sie nach der Größe. Während der Therapeut eine Geste für größer macht, deutet er auf die Tiere und verbalisiert: „Der Hund ist größer als die Maus.", analog: „Der Elefant ist größer als der Hund." Der Tierarzt fragt: „Wer ist der Größte?". Weitere Tiere werden gemessen, sortiert und in größer/kleiner/der Größte/der Kleinste eingeteilt. Anschließend sichert der Therapeut die Begriffe auf bildhafter Ebene, indem Bildkarten sortiert, Tiere gezeigt („Zeige mir das größte Tier.") oder Gegenstände selbst gezeichnet werden (➤ Abb. 3.11: „Zeichne an den ersten Kleiderhaken einen Pulli. Zeichne an den zweiten Haken einen größeren Pulli. Zeichne an den dritten den größten Pulli. Zeichne an den vierten den kleinsten Pulli").

Besonderer Therapieschwerpunkt im Bereich Adjektive sind **Emotionswörter.** Kinder mit Sprachstörungen können Emotionen schlechter ableiten und sprachlich verstehen. In einer Untersuchung von Ford (in Milosky und Skarakis-Doyle 2007) konnten Kinder mit Sprachstörungen gesprächsbasierte Erwartungen über emotionale Reaktionen von Charakteren kaum aufbauen, auch wenn die Geschichte visuell präsentiert wurde. Verstehen von Emotionen ist dabei kritisch für die Entwicklung von Gesprächsverstehen und sozialer Kompetenz (Milosky und Skarakis-Doyle 2007).

Der Therapeut lenkt deshalb z. B. die Aufmerksamkeit von etwas älteren Kindern mit Sprachverständnisstörungen auf kritische Merkmale einzelner Gefühle, wie Stellung der Mundwinkel oder der Augenbrauen (➤ „Einführung/Sicherung von Emotionen").

BEISPIEL

Einführung/Sicherung von Emotionen

Der Therapeut zeichnet auf eine Folie am Overheadprojektor ein Oval für ein Gesicht auf oder legt eine entsprechende Folie auf. Er hält zusätzlich zwei Muggelsteine, einen ausgeschnittenen Halbkreis, einen kleinen Gummiring, eine Büroklammer und Streichhölzer bereit. Nun legt er die Muggelsteine als Augen und den Halbkreis gebogen nach unten als Mund auf das Gesicht mit der Frage: „Wie fühlt sich der Mensch/Mann/das Kind?" – „Froh, glücklich". Der Therapeut dreht nun den Halbkreis nach oben mit der Frage: „Wie fühlt sich der Mensch jetzt?" – „Traurig …". Weitere Gefühlsausdrücke können durch den Gummiring als geöffneten Mund (erstaunt), durch die Streichhölzer als Augenbrauen (verärgert) ausgedrückt und versprachlicht werden (nach Brown 2004).

Bei Handlungsfiguren von Bildergeschichten, Bilderbüchern oder speziellen Emotionsbildern (➤ Abb. 3.8) ist diese ausgeprägte Mimik auch häufig zu erkennen. In solchen Emotionsbildern können wesentliche Elemente von traurig, wütend, neidisch usw. differenzierter herausgearbeitet und auf das jeweilige Kind übertragen werden: „Wenn du traurig bist, wie siehst du dann aus?"; „Wann bist du traurig?"

Daneben gibt es spezielle **Bilderbücher,** die Gefühle thematisieren:

- „Ein Dino zeigt Gefühle" (Löffel und Manske 2003), Umsetzungsmöglichkeiten bei Fraas & Deyringer-Köhler (2014)
- „Ich und meine Gefühle: Emotionale Entwicklung für Kinder ab 5" (Kreul 2010)

Für jüngere Kinder bietet es sich an, Gefühle in Rollenspielen zu erarbeiten und zu sichern, denn Gefühle können nicht konkret mit Objekten dargestellt werden. Der Therapeut oder eine Handpuppe muss die Emotionsbegriffe in der jeweiligen Situation benutzen: „traurig" passt, wenn ein Kind sich wehgetan hat

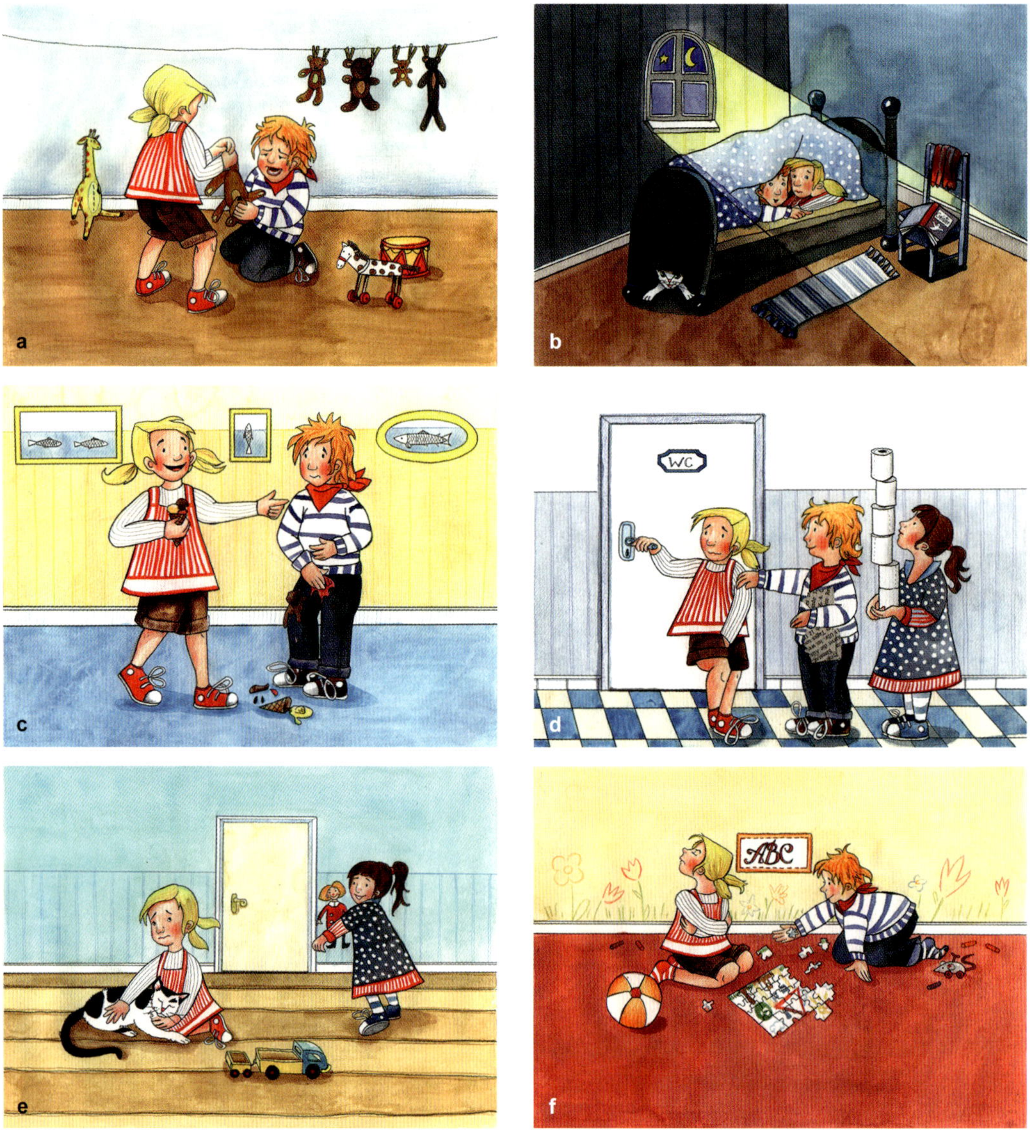

Abb. 3.8a–f Emotionsbilder [L270]
a: wütend
b: ängstlich
c: peinlich
d: nervös, hibbelig
e: neidisch
f: beleidigt

oder „wütend“ passt, wenn einem Kind etwas nicht gelingt und es wütend reagiert (Mathieu 2000b).

In Kombination mit dem Textverstehen (➤ Kap. 3.3.3) können Gefühle für Handlungsfiguren in kleinen Geschichten ergänzt werden: „Anna wollte eine Puppe zu ihrem Geburtstag. Sie öffnete ein Geschenk mit einer großen Puppe. Anna war ___“ (Milosky und Skarakis-Doyle 2007). Der Therapeut stellt eine Auswahl von Emotionsbildern (➤ Abb. 3.8) zur Verfügung.

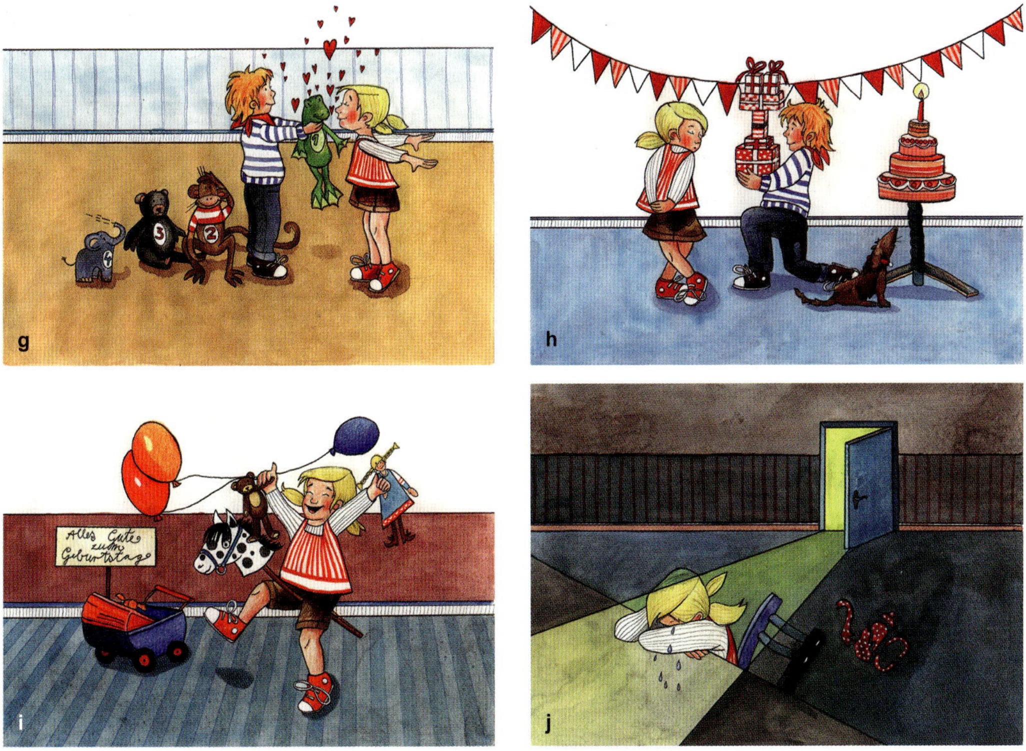

Abb. 3.8g–j Emotionsbilder [L270]
g: verliebt
h: schüchtern
i: fröhlich
j: traurig

Präpositionen

Als Funktionswörter bereiten Präpositionen Kindern mit Sprachverständnisproblemen große Probleme. Frühe Präpositionen wie „auf" und „in" sind dabei etwas leichter, während vor allem „neben", „zwischen", aber auch „hinter/vor" einiger Übung bedürfen (➤ Kap. 1.2). Zu Beginn benötigen die Kinder eine handlungsmäßige Erfahrung der Raum-Lage-Beziehungen von Objekten mit den zugehörigen Präpositionen. Erst im weiteren Verlauf kann der Therapeut auf symbolhafte Darstellungen einzelner Präpositionen zurückgreifen.

Zur Einführung der Präpositionen bietet sich als erste handlungsmäßige Erfahrung ein **Versteckspiel** an, in dem sich das Kind selbst nach Aufforderung des Therapeuten versteckt und eine Handpuppe das Kind sucht: z. B. „unter/auf/hinter dem Tisch". Alternativ fragt der Therapeut: „Bist du hinter/auf/unter dem Tisch?" und das Kind bejaht/verneint entsprechend.

In einem **Sortier-/Aufräumspiel** (z. B. Einräumen des Kaufladens) kann der Therapeut anschließend verschiedene Präpositionen vertiefen (z. B. hinter/vor). Er modelliert handlungsbegleitend: „Ich lege die Tomaten vor die Kasse. Die Kartoffeln lege ich hinter die Kasse, den Käse hinter die Kartoffeln …". Allmählich fordert der Therapeut das Kind auf, selbst Lebensmittel einzuräumen: „Leg bitte die Äpfel vor die Tomaten."

Als Hinführung zu Bildkarten führt der Therapeut eine lustige Katze ein. Die Katze springt gerne an einem Stuhl herum. Der Therapeut lässt eine Spielzeugkatze nun verschiedene Orte anspringen und begleitet dies sprachlich: „Die Katze springt vor den Stuhl. Sie sieht einen Hund. Jetzt springt sie schnell hinter den Stuhl." Das Kind kann für diese Situationen die entsprechende Bildkarte auswählen (➤ Abb. 3.9).

Weitere **Spielideen** für den Einsatz von Präpositionen sind:

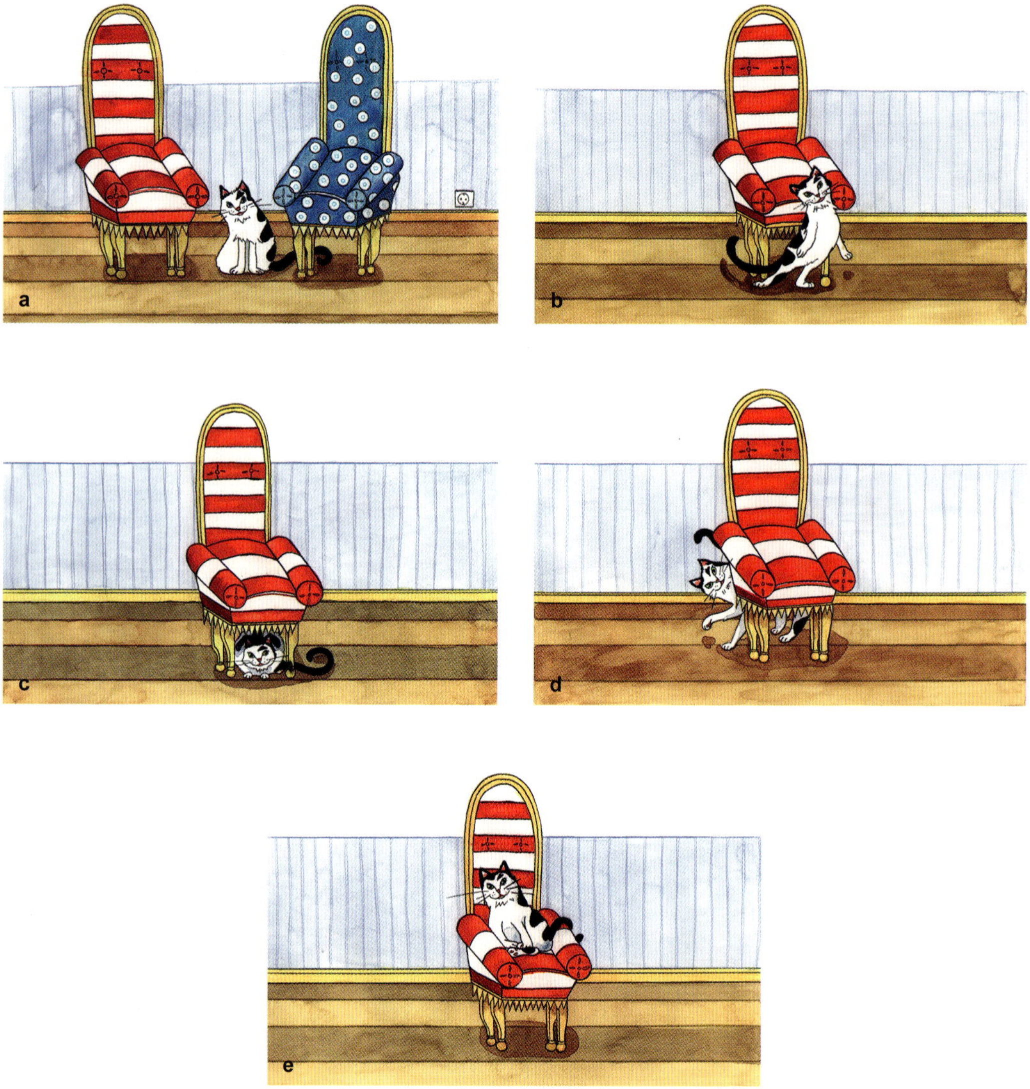

Abb. 3.9 Symbolkarte [L270]
a: zwischen
b: vor
c: unter
d: hinter
e: auf

- **Einräumspiele:** z. B. Puppenhaus: „Stell den Tisch neben den Schrank/das Buch auf den Tisch/den Besen unter den Stuhl!“
- **Bauen nach Anweisung:**
  - z. B. mit Trennwand zwischen Therapeut und Kind oder zwei Kindern mit anschließendem Vergleich
  - **Regiespiel** in einem motivierenden Setting (z. B. Aufbauen einer Indianerszene): Aufstellen von Figuren nach Anweisung des Regisseurs: „Stelle den Indianer vor das Zelt/Tipi!“
- Anweisungen mit **Smarties:** „Nimm ein rotes Smartie und lege es auf den Würfel. Nimm ein gelbes Smartie und lege es vor das rote Smartie!“

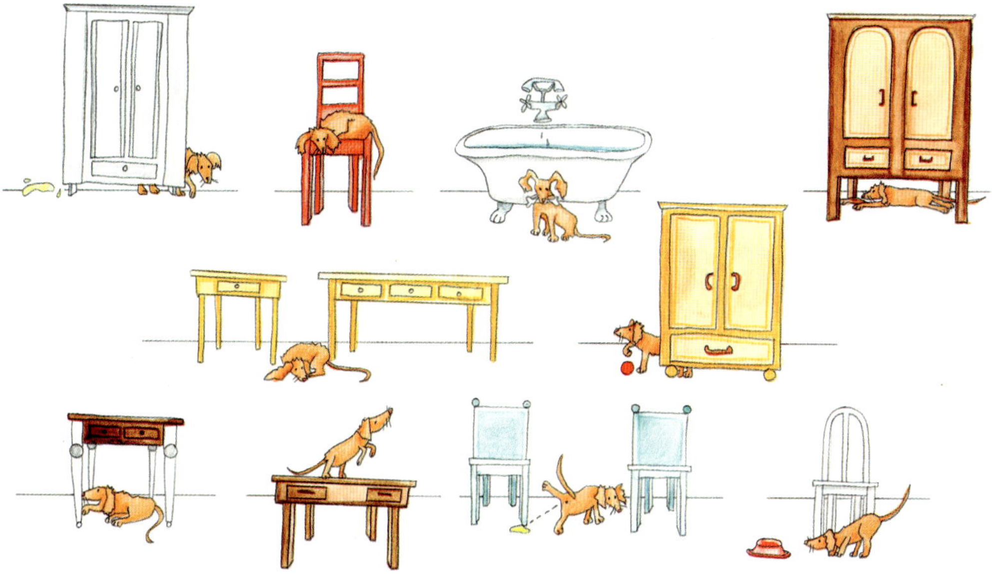

Abb. 3.10 Präpositionen: Der Hund versteckt sich [L270]

- **Entscheidungsübungen** zu (v. a. Quatsch-)Bildern/lustigen Wimmelbildern (➤ Abb. 3.4b): „Ist die Schnecke unter dem Tisch? Ist die Katze zwischen der Mutter und dem Jungen? Ist der Frosch in der Schüssel?“
- **Suchübungen** in Wimmelbilderbüchern/Wimmelbildern, als Motivation mit der Lupe: „Suche X zwischen Y und Z“, „Zeige: Der Hund ist unter dem Tisch“ (➤ Abb. 3.10).
- **Quartettspiele/Dominos** mit Präpositionsabbildungen (z. B. Lingoplay Präpofix)
- **Malaufgaben:** „Zeichne ein Bild über die Haken. Zeichne eine Bank unter die Haken. Zeichne ein Kleid am ersten Haken und eine Hose am dritten Haken. Zeichne einen Hut zwischen das Kleid und die Hose …!“ (➤ Abb. 3.11)

Pronomen

Bei Pronomen haben Kinder mit Sprachverständnisstörungen Schwierigkeiten, den Referenten zuzuordnen bzw. grammatische Formen zu unterscheiden (ihm, ihn …). Zunächst muss der Therapeut mit dem jeweiligen Kind erarbeiten, auf wen sich das Pronomen bezieht: er – der, sie – die, es – das bzw. ob es eine oder mehrere Personen/Dinge sind. Als spieleri-

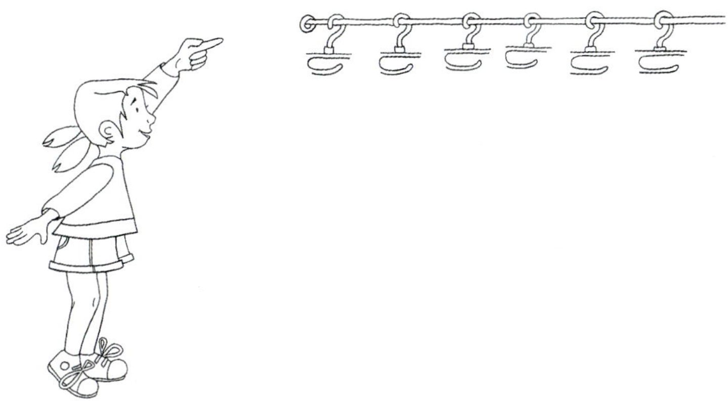

Abb. 3.11 Malaufgabe („Zeichne weiter!“): Das Mädchenzimmer [L270]

sche Umsetzung eignen sich **Zuordnungen:** Der Therapeut hat Tiere im Wasser mit verschiedenen Genusmarkierungen, z. B. die Ente, der Fisch, das Krokodil. Das Kind darf jeweils das benannte Tier schwimmen lassen: Die Ente und der Fisch schwimmen. Sie schwimmt schnell, er schwimmt langsam. Für grammatische Markierungen kann der Therapeut die Sätze steigern bis hin zu „Er schwimmt hinter ihr her."/„Es schwimmt ihr davon." (➤ Kap. 2.3.2).

Weitere Übungsmöglichkeiten bieten sich auf Textebene an (➤ Kap. 3.3.3). Bei Schulkindern können die referenziellen Bezüge auch mit Pfeilen und farbigen Markierungen an schriftlichen Sätzen und Texten hergestellt werden.

Fragepronomen

Manche sprachverständnisgestörte Kinder setzen unterschiedliche **Fragepronomen** gleich (wo = was) oder interpretieren Sätze mit W-Fragen als Entscheidungsfragen, auf die sie mit Nicken oder Zeigen reagieren. Sie wissen nicht, auf welche Konstituente das Fragepronomen abzielt. Eine **farbliche Markierung** und **kategoriale Zuordnung** kann hier helfen. Symbolkarten für folgende Fragepronomen finden sich u. a. bei Duogramm (Schlag 2003), wobei die benannten Farben als Vorschläge für die Markierung zu verstehen sind:

- **Wer** – Person, z. B. Strichmännchen (orange)
- **Was** – Objekt, z. B. Schachtel (grün)
- **Was macht** …? – Verb, z. B. Hand für Tätigkeit (rot)
- **Wo** – Ort, z. B. Haus (braun)
- **Wann** – Zeit, z. B. Uhr (gelb)
- **Warum** – Grund, z. B. Feuerwehr (lila)
- **Wie** – u. a. Eigenschaft, z. B. Emotionskarte (blau)

Fragepronomen, die nach dem Subjekt/Ort fragen (Wer, Was, Wo), gefolgt von Fragen nach dem Objekt (Wen, Wem) werden dabei früher verstanden als Fragepronomen, die nach adverbialen Bestimmungen oder kausalen Zusammenhängen fragen (Wie, Warum, Wann) (Siegmüller et al. 2005) (➤ Kap. 1.3.2).

Für die Erarbeitung kann der Therapeut in einer Spielinteraktion die Fragen (Wer, Was macht, Wo) modellierend einführen, z. B. beim Bauernhofspiel: „Wer ist denn das? (deutet auf Bauer). Das ist der Bauer. Was macht der Bauer? Er füttert die Tiere (füttert die Tiere). Wo ist der Bauer? Im Stall (deutet auf Stall). Wo ist der Bauer denn jetzt? (stellt Bauer auf die Wiese) – auf der Wiese. Wer kommt denn jetzt? …". Allmählich kann das Kind miteinbezogen werden und auf die Fragen die jeweilige Person/Handlung/Ort zeigen. Für etwas ältere Kinder können entsprechende Symbolkarten eingeführt werden.

Weitere Spielmöglichkeiten zu Fragepronomen sind:

- **Faltspiele:** Ein Blatt wird in mehrere Spalten gefaltet. Jeweils auf die erste Spalte wird auf die Frage „Wer?" eine Person gemalt bzw. geschrieben (z. B. „der Junge"). In die zweite Spalte folgt auf die Frage „Tut?" ein Verb mit einer Handlung (z. B. „spielt"). Die dritte Spalte „Was?" enthält ein Objekt (z. B. „Ball"). Als Steigerung können Spalten zum Ort, zur Zeit und zum Grund integriert werden.
- **Themenkärtchen** (z. B. der Igel als Bildkarte und weitere Ergänzungskarten, z. B. Lebensraum, Nahrung, Eigenschaften) und Fragekärtchen (Was, Wo, Wie): Der Therapeut legt die Bildkarten auf den Tisch und stellt Fragen mit den jeweiligen Fragekärtchen: „*Wer* ist das/*Was* frisst der Igel/*Wo* lebt der Igel/*Wie* fühlt sich der Igel an?". Das Kind antwortet bzw. deutet auf die entsprechenden Bildkarten als Antwort.
- **Turmspiel** mit Frage-Antwort: Fragepronomen bzw. -symbole auf einzelne Holzklötze eines hohen Holzturms (z. B. Jenga von MB) kleben: Therapeut bzw. Kind ziehen ein Klötzchen heraus und stellen mit dem jeweiligen Fragepronomen zu einem bestimmten Themenbereich (z. B. Tiere) eine Frage, der andere antwortet. Es werden so lange Klötzchen gezogen, bis der Turm einstürzt.
- **Arbeit mit Bilderbüchern:** z. B. „*Wer* versteckt sich?" (Onishi 2010) oder „He Duda" (Blake und Scheffler 1992): He duda weiß nicht, was er war. Die Fragen im Bilderbuch können jeweils in die direkte Rede verwandelt werden: „Wer bin ich/Wo soll ich wohnen/Was soll ich essen/Warum habe ich so große Füße?" Nach einiger Zeit trifft He Duda den Lange Luda. Er stellt wiederum ähnliche Fragen: „Wer bist du/Wo wohnst du/Was frisst du?"
- **Arbeit mit Geschichten** (➤ Kap. 3.3.3): Der Therapeut erzählt eine kurze Geschichte und

stellt W-Fragen zur Geschichte. Die Fragen können gezielt entsprechend des Geschichtenschemas auswählt werden (Wer, Wo, Wann, macht was?). Das Kind antwortet oder malt die Antworten, gegebenenfalls in ein Geschichtenschema.

- Verbindung mit **curricularen Inhalten** (Mathematik, Sachunterricht): z. B. „Wie oft/Wie viele/Wie schwer/Wie groß …?": Der Therapeut kann in einem Themengebiet (z. B. Tiere) verschiedene Antworten zuordnen lassen (➤ „Fragen zum Sachunterricht")

BEISPIEL

Fragen zum Sachunterricht

Thema: Der Kaiserpinguin

Der Therapeut legt verschiedene Abbildungen als Antwortmöglichkeiten vor das Kind: Abbildung mit 18 Strichmännchen oder Pinguinen, Abbildung einer Messlatte mit roter Markierung bei 1 m, Abbildung einer Waage oder eines Gewichts mit roter Markierung bei 40 kg sowie Abbildung mit einer Uhrzeit oder Nahrung als Ablenker. Als Steigerung kann der Therapeut für die einzelnen Fragen auch richtige und falsche Angaben dazulegen:

- *Wie viele* Arten von Pinguinen gibt es? – 18
- *Wie groß* ist ein Pinguin – Abbildung einer Messlatte (evtl. mit roter Markierung für „bis zu"): bis zu 1 m
- *Wie schwer* ist ein Pinguin? – Abbildung einer Waage/eines Gewichts (evtl. mit roter Markierung für „bis zu"): bis zu 40 kg (vgl. www.kidsnet.at/sachunterricht/tiere/pinguine.shtml)

Fachbegriffe

In der Alltagssprache sind unbekannte Begriffe oft durch zusätzliche Hinweise gestischer, mimischer und situativer Art (u. a. Kontext) verständlich. Mit zunehmendem Alter, v. a. nach Schuleintritt, ist ein Kind vermehrt gefordert, abstrakte und weitgehend kontextunabhängige Fachbegriffe zu verstehen.

Einen Sonderfall stellt die **Mathematik** dar: Hier werden Begriffe verwendet, die eine klare Definition beinhalten, die aber nicht notwendigerweise von den Schülern gleichermaßen verstanden werden (Nolte 2000). In der Grundschulzeit kommen hier teilweise über 500 neue oder erweiterte Begriffe (u. a. Multiplikation, Einer[zahl], Operator, Rechenpyramide, Maschine, Rechenbaum, Quadrat, Rechteck, Zahlenstrahl, Hunderterfeld, Wendeplättchen) hinzu (Lorenz 2010). Zudem müssen alltägliche Bedeutungen um mathematisch abstrakte Bedeutungen erweitert werden. Es kann beispielsweise eine Straße gerade sein – eine Zahl auch, obwohl sie krumm aussieht. Im weiteren Beispiel könnte ein Schüler die mathematischen Begriffe sehr wohl im alltäglichen Sinn verstehen: Bruch als Arm- oder Beinbruch und kürzen als Verkleinern einer Hose oder eines Rockes: „Einen Bruch kann man mit jeder natürlichen Zahl (außer 0) erweitern. Einen Bruch kann man nur mit den gemeinsamen Teilern von Zähler und Nenner kürzen" (Lorenz 2010, 56).

Die mathematische Sprache ist zudem in der Regel stark verkürzt, sodass keine überflüssige Information (z. B. situationale, kontextuelle Hinweise) hinzugefügt wird. Deshalb ist es wichtig, für Kinder mit Sprachverständnisstörungen mathematische Situationen zu gestalten, denen diese einen Sinn bezogen auf den mathematischen Kontext entnehmen können, z. B. die Einführung von „plus" mit einer großzügigen Prinzessin, die immer etwas dazugibt und „minus" mit einem diebischen Räuber, der immer etwas wegnimmt.

Neben dem Schaffen einer Fragekultur (➤ Kap. 3.3.4), häufiger Verständnissicherung mit Rückfragen („Was verstehst du unter …") sollte v. a. im Schulalter auch in der Therapie das Verstehen mathematischer sowie weiterer Fachbegriffe (u. a. Deutsch: Satz, Silbe) unterstützt werden.

3.3.2 Satzverstehen

Grundsätze/Vorgehen

Für Kinder mit Sprachverständnisstörungen können je nach Alter und Sprachstand nahezu alle grammatikalischen Einheiten und Strukturen problematisch sein. Im späten Kindergarten- und Schulalter verharren Kinder mit Sprachverständnisstörungen häufig auf den pragmatischen und Wortreihenfolgestrategien und verfügen noch nicht über grammatische Strategien (➤ Kap. 1).

Grundlegend für die Therapie auf dieser Ebene sind zunächst die Erweiterung der Merkspanne – so weit möglich – (➤ Kap. 3.2.1), der Aufbau und die Sicherung des verwendeten Wortschatzes (➤ Kap. 3.3.1) sowie die Anbahnung einer Fragehaltung (➤ Kap. 3.3.4).

Für die darauf aufbauende spezifische Erarbeitung grammatischer Einheiten und Strukturen, häufig in Form von Sätzen, gelten folgende **Gestaltungsprinzipien** (vgl. Dannenbauer 1997; Endres und Baur 2003; Eiber 2010a):

- **Entwicklungsorientierung** z. B. in der Therapie von Nebensätzen (nach Motsch 2010):
  - Beginn mit frühen Nebensatztypen (z. B. Kausal-, Konditionalsätze)
  - zuerst voran- und nachgestellte Nebensätze („Wenn das Chamäleon auf das Blatt klettert, wird es grün."), dann eingeschobene Nebensätze („Der Mann, den die Mutter abholt, sitzt auf einer Bank.") benutzen
  - v. a. bei Relativsätzen: zunächst kasusfordernde Satzanschlüsse vermeiden, d. h. Beginn mit Subjektsätzen („Da kommt der Hund, der die Schafe in den Stall jagt.") mit Steigerung zu Objektsätzen („Da kommt der Hund, den die Katze jagt.")
- **spezifische Gestaltung des Inputs:**
  - Auswahl einer Zielstruktur, die dem Kind mit erhöhter Frequenz und deutlicher Betonung präsentiert wird
  - Therapeutensprache: langsame, deutliche Sprache mit Betonung grammatikalischer Zielstrukturen zur Fokussierung der Aufmerksamkeit
  - Modellierungstechniken (Wiederholung des Satzes mit richtiger Handlung bzw. Erklärung, d. h. oft in Kombination mit Metasprache)
  - Vereinfachung des dargebotenen Inputs: zunächst einfacher Wortschatz und kurze Sätze mit allmählicher Steigerung, wobei gerade Passiv- oder Nebensätze automatisch mit einer gewissen Äußerungslänge verbunden sind. Hier werden v. a. überflüssige Elemente wie ausschmückende Adjektive oder Satzergänzungen vermieden.
  - trotz Vereinfachung auch Flexibilität und Variabilität (Siegmüller und Kauschke 2006): flexible Anwendung der Zielstruktur, keine starren Satzmuster und Verwendung eines variablen Wortschatzes, um ein lexikalisiertes, begrenztes Verstehen zu verhindern
  - Steigerung der Komplexität von Anweisungen (vgl. dazu Informelles Verfahren zur Einschätzung der Komplexität der Anweisung nach Schelten-Cornish und Jahn 2010) und der grammatischen Strukturen (Passiv: zunächst entsprechend des Weltwissens, dann entgegen)
  - Bündeln von Informationen in leicht erkennbaren Speichereinheiten (Chunking), v. a. bei Sätzen mit steigendem Informationsgehalt, um das phonologische Arbeitsgedächtnis zu entlasten: z. B. durch Betonung und begleitende Gestik/Mimik („Geh bitte zum *Kaufladen* – und *schau* – in die *Kasse*") (Endres und Baur 2003)
  - Verwenden von Kontrastierungen (z. B. Aktiv vs. Passiv; entsprechend oder gegen das Weltwissen; „in die Schüssel" vs. „in der Schüssel")
- **Einbetten** der grammatikalischen Einheiten und Strukturen **in sinnvolle Kommunikationshandlungen** (z. B. Möbel nach Anweisung im Puppenhaus aufstellen), d. h. „strukturierte Situationen, in denen Sach- und Handlungskontext, Interaktionsformen und Strukturvermittlung sinnvoll aufeinander abgestimmt sind" (Dannenbauer 1997, 188)
- zunächst **gleichbleibende Handlungsformate** (z. B. ein bis zwei Formate wie Ausagieren von Bewegungs-/Spielanweisungen durch das Kind selbst oder mit Figuren, Ausmalsätze, Bildersuchrätsel, Wörterrätsel, Aussortieren von Unsinnssätzen) als Bestand von Prototypen, die wiederholt und allmählich variiert und erweitert werden, um dem Kind Erfolgserlebnisse zu vermitteln und Handlungssicherheit zu gewähren
- **Erweitern und Vertiefen** von Handlungen, v. a. wenn Kinder sehr häufig von einer Handlungssequenz zur nächsten springen, d. h. Auswahl von interessanten Inhalten, bei denen man verweilen kann (z. B. Bauernhof: Der Bauer bringt die Tiere in den Stall: in die jeweiligen Abteilungen bringen, Bäuerin rufen und ihr Anweisungen geben, melken, Tiere schreien lassen, Fressen und Trinken bringen, füttern, Futter aufräumen, schlafen legen …). Zu viele neue Themen und Aktionen vermindern die Prägnanz, Intensität und Orientierung in der Therapie (Dannenbauer 1997).
- **metasprachliche Methoden** zur Sensibilisierung für ein sprachliches Problem bzw. eine sprachliche Struktur bzw. als Kompensationsmöglichkeit: explizite Informationen und Reflexionen über sprachliche Strukturen

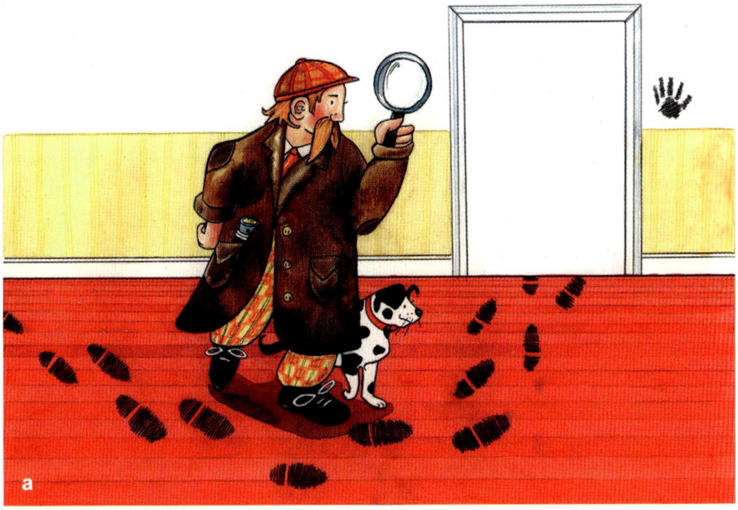

Abb. 3.12a Satzdetektiv (Türrahmen als Leerstelle zum Einfügen für Symbol der jeweiligen Satzstruktur) [L270]

   - Metagespräche: z. B. bei Passiv „Im normalen Satz ist der Täter vorne. Im Detektivsatz ist der Täter hinten.“ (Koschinski 2010, 15)
   - bei Schulkindern: Einsatz von Schriftsprache mit Hervorhebung relevanter linguistischer Merkmale durch Fett- und Farbdruck, größere Schrift oder Einkreisen (z. B. „von/vom“ bei Passiv)
- **Visualisierungen:**
  Gesten (z. B. Verneinen bei Negation, Fingerabdruck für den „Täter“ bei Passiv) und Symbole (z. B. Verbotsschild bei Negation; Symbol für kurzen vs. langen Satz), wobei Symbole die Struktur möglichst transparent, nachvollziehbar und konstant repräsentieren sollten. Symbole können auch mit Kindern selbst entworfen und gezeichnet werden.
- Verwenden von **positiven Identifikationsfiguren** zum Entdecken grammatikalischer Einheiten:
   - z. B. „Satzdetektiv“ als Figur oder Abbildung (➤ Abb. 3.12a) mit der Aufforderung: „Sei ein Detektiv und entdecke X“, z. B. den Täter beim Passiv oder den zuerst auszuführenden Satz bei Temporalsätzen. Die Person des Detektivs

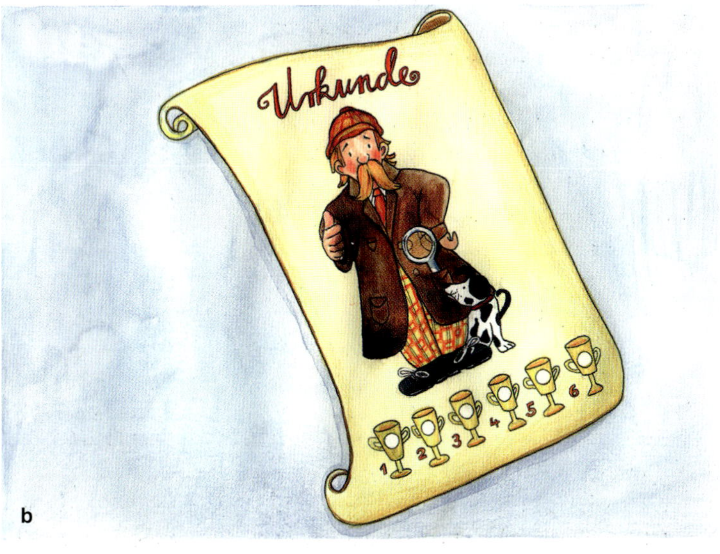

Abb. 3.12b Urkunde [L270]

ist besonders geeignet, da ein Detektiv die Aufgabe hat, präzise hinzusehen und zuzuhören, um auch Kleinigkeiten zu entdecken (Koschinski 2010). Sind dem Kind andere, in der Literatur vorhandene Detektive wie Benjamin Blümchen oder Kalle Blomquist bekannt, können diese motivierend als Identifikations- und Handlungsfigur dienen. Hat ein Kind eine bestimmte sprachliche Struktur durchdrungen, kann für diese Struktur auf einer Detektivurkunde z. B. ein Stempel oder Vermerk als Belohnung und Visualisierung des Erfolgs angebracht werden (➤ Abb. 3.12b).
  - Schlaufuchs, der bestimmte Regeln für das Verstehen anwendet (➤ Abb. 3.3a), z. B. zum Monitoring des Sprachverstehens bei nicht verstandenen Sätzen
- **Hilfenhierarchie** bei rezeptiven Übungen für falsch ausagierte Sätze oder falsch gezeigte Bilder (Siegmüller und Kauschke 2006):
  - Wiederholung einzelner Phrasen oder Nebensätze mit Handlung des Therapeuten, um kritische Zielstrukturen zu verdeutlichen (Modellieren)
  - Verdeutlichung von Fehlreaktionen: Kind und Therapeut agieren beide und vergleichen ihre Versionen (Einsatz von Metagesprächen in Kombination mit Handlungen)
  - weitere metasprachliche Hilfen: Symbolkarten als Hinweis (z. B. Deuten auf Negationssymbol)
  - Überprüfen der Zielstruktur im Hinblick auf Entwicklungsangemessenheit und gegebenenfalls Vereinfachung der Struktur (z. B. Vereinfachung des Wortschatzes, Reduzieren weiterer linguistischer Anforderungen, Verkürzen der Struktur)
  - Erhöhung des Schwierigkeitsgrades: Steigerung der Anforderungen durch komplexeren Wortschatz, längere Sätze oder zusätzliche Pausen zwischen Satzvorgabe und Ausagieren, sodass höhere Gedächtnisleistung nötig ist

Spielformate

In der Therapie grammatischer Einheiten und Strukturen ist es sinnvoll, zunächst die Bedeutung der Zielstruktur (z. B. Negation oder Passiv) durch den Therapeuten modellierend zu präsentieren oder v. a. bei älteren Kindern gegebenenfalls durch Erklärungen zu verdeutlichen (Modellieren, handlungsbegleitendes Sprechen, Metasprache).

BEISPIEL

Inputsequenz/Modellieren bei jüngeren Kindern

Therapieziel zunehmende Anzahl von Informationen

Der Therapeut hat einen Zirkusdirektor und einen Löwen. Der Zirkusdirektor gibt Anweisungen, die der Therapeut als Modell ausführt: „Löwe, hüpfe hoch (Handlung), dreh dich im Kreis (Handlung), brülle laut (Handlung)." mit Steigerung hin zu „hüpfe hoch und brülle laut (Handlung), dreh dich im Kreis, laufe zu mir und brülle laut (Handlung)."

Inputsequenz/Modellieren in Kombination mit Metasprache bei etwas älteren Kindern

Therapieziel Passiv in ergänzend metasprachlicher Darbietung

In einer Tierparksequenz, bei der verschiedene Tiere erarbeitet wurden, spielt der Therapeut dem Kind Aktiv- und Passivsätze vor – evtl. als Tierwärter, der die Tiere beobachtet: z. B. „Der Wolf fängt den Tiger." Jetzt sage ich den Satz ein bisschen anders: „Der Wolf wird von dem Tiger gefangen." Da muss ich genau hinhören: Das „von" sagt mir, wer etwas tut. Also: „Der Tiger fängt den Wolf …"

Therapieziel Negation

In einer Sequenz mit Kasperlfiguren: (zuvor wurden Ober- und Unterbegriffe wie Gemüse, Gewürze gesichert) Kasperl und Gretel kochen Suppe. Es liegen Karotten, Kartoffeln, … Salz, Pfeffer, Kräuter… auf dem Küchentisch. Gretel sagt zu Kasperl: Alles Gemüse, außer den Kartoffeln, muss in den Topf. – Kasperl schüttet die Kartoffeln in den Topf. Gretel meint: Aber ich habe doch gesagt alles, außer den Kartoffeln, das heißt doch alles – nur die Kartoffeln nicht. Kasperl nimmt die Kartoffeln wieder heraus. Gretel bittet Kasperl: Alle Gewürze, außer dem Salz, kommen in den Topf. Kasperl schüttet das Salz in den Topf …

Erst anschließend sichern die Kinder das Verstehen der Struktur in einer Vielzahl von Übungen: zunächst im Spiel mit Realgegenständen, dann mit visuellen Darstellungen und schließlich rein verbal oder mit Schrift gekoppelt (➤ Kap. 3.3.1, „EIS-Prinzip").

Als Handlungsformate bieten sich v. a. Situationen an, bei denen Anweisungen gestellt und Sätze sinnvoll ausgeführt werden können:

- **Regiespiel/Filmszene:** Ausführen von Handlungen nach verbaler Vorgabe der Zielstruktur, z. B.

- beim Einräumen eines Puppenhauses, Kaufladens, Möbelhauses …
- beim Aufstellen von Playmobilfiguren nach Anweisung eines Regisseurs, z. B. Anweisungen mit Präpositionen für das Filmen einer Indianerszene oder Konditionalsätze bei der Hundedressur („Wenn du Männchen machst, bekommst du ein Leckerli.")
- bei einem Unfallgeschehen: Warnschilder aufstellen, Notarzt verständigen, Feuerlöscher betätigen, Zufahrt frei machen …

- **Befolgen von Anleitungen, Beschreibungen:**
  - Herstellen und Aufführen von Zaubertricks, die nur nach genauem Befolgen der Anleitung funktionieren (z. B. Fruth 2011: Vorlesen der Anleitungen für Zaubertricks anstelle von Lesesinnverständnis)
  - Bastelanleitungen, Koch-/Backrezepte (u. a. Materialien aus dem Handlungsorientierten Therapieansatz HOT, Weigl und Reddemann-Tschaikner 2002)
  - Wegbeschreibungen zum Finden bestimmter Orte, z. B. eines Verstecks von einem Schatz
- **Bewegungsspiele** (z. B. Konditional: „Wenn ich mich umdrehe, stehst du auf einem Bein.")

Sind die Strukturen bereits handelnd „begriffen", setzt der Therapeut Bildmaterial ein:

- **Bilderrätsel,** z. B. in Wimmelbilderbüchern (manchmal bereits Sätze zum Zeigen vorhanden, leider nicht auf eine Zielstruktur beschränkt; z. B. Enders und Wolters [2001]: Konditional „Joschua findet es ekelig, wenn das Auto die Luft verpestet."; Negation: „Endlich darf Serina ohne Stützräder fahren."; „Stella will nicht von Fred geküsst werden.")
- lustige **Ausmalbilder** (z. B. Butschkow 2010) mit Anweisungen (Negation: „Male alle Tiere außer der Katze an.")
- (Lese-/)**Hör-Malaufgaben** (z. B. Sätze mit Präpositionen in einer Malaufgabe: „Male: Auf dem Schrank stehen zwei Bücher/Hinter dem Schrank schaut ein Ball heraus/Zwischen dem Flugzeug und dem Zug ist eine Fliege.") (➤ Abb. 3.13).
- Arbeit mit **Fotomaterial,** z. B. mit den Kindern anhand der Handlungsszenen selbst erstellen (anhand eines Regiespiels): Fotografieren und Ausdrucken der Szene „Die Katze wird von dem Hund gejagt."

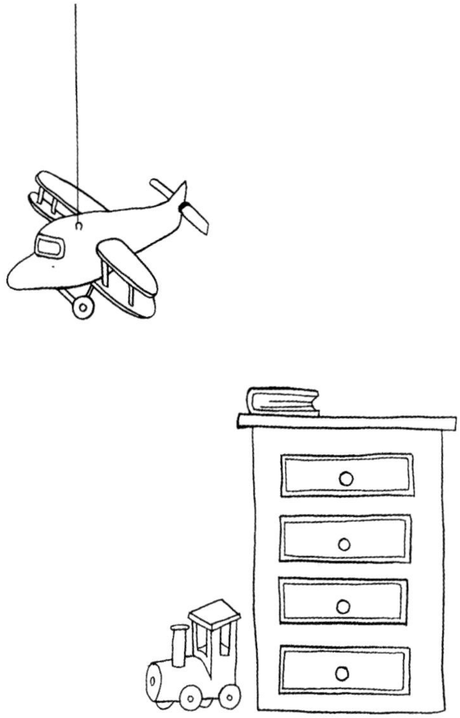

Abb. 3.13 Malaufgabe („Zeichne weiter!"): Das Jungenzimmer [L270]

- **Auswahl** einer zur Zielstruktur passenden Abbildung aus einer Ablenkermenge, z. B. Grammatische Minimalpaare (Duogramm, Schlag 2003): Bilder zu Kasus: „Der Frosch springt in die Tasse/in der Tasse."; Bilder zu Perfekt/Negation: „Der Frisör schneidet/hat geschnitten/hat nicht geschnitten."
- **Richtig-Falsch**-Entscheidungsübung anhand von Bildkarten, in der das Bild mit dem Inhalt einer Zielstruktur verglichen werden muss: „Das Fahrrad hat keine Klingel (richtig). Alle außer dem Jungen haben einen Helm (falsch). Der Junge hat die Füße auf den Pedalen (falsch)." (➤ Abb. 3.14)
- ab Schulalter/Schriftspracherwerb: Kombination des Hörverstehens mit Lesesinnverstehen, z. B. Zuordnen von Sätzen zu Bildern
- für eine rein **verbale/metasprachliche** Arbeit eignen sich:
  - **Ratespiele,** in denen mit der Zielstruktur Beschriebenes erraten werden soll: „Welches Tier ist das?" Der Therapeut gibt Hinweise mit der entsprechenden Zielstruktur, z. B. Passiv: „Das Tier wird von der Katze gejagt (Maus)/Das Tier

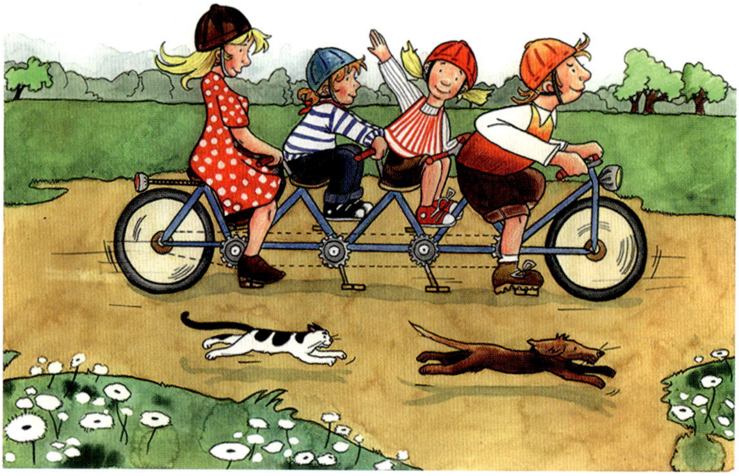

Abb. 3.14 Richtig-Falsch-Entscheidungen: Das Tandem [L270]

wird vom Bauern gemolken (Kuh)/Das Tier wird von der Kuh berührt/geküsst (Ente).“; Negation: „Das Tier kann nicht wiehern/Das Tier gibt keine Milch/Das Tier kann knurren (Hund).“ (➤ Abb. 3.15a und ➤ Abb. 3.15b).

- **Entscheidungsfragen:** Das Kind soll entscheiden: „richtig oder falsch?“ (z. B. Final: „Elefanten haben Flügel, damit sie in die Luft fliegen können.“ oder Negation: „Elefanten haben keine Stoßzähne.“)
- Ergänzen von **Lückentexten**/Zusammensetzen von Sätzen (Haupt- und Nebensatz)/metasprachliche Erklärung
- **logische Ausmalrätsel** (Logicals) (➤ Abb. 3.16a): Drei noch schwarz-weiße Hähne gehören drei Bauern (Peter, Otto, Hans). Das Kind soll herausfinden: Welche Farbe hat der Schnabel von Ottos Gockelhahn? Dazu gibt der Therapeut jeweils logische Hinweise (Schwerpunkt Konditional): „Peters Gockel hat rote Krallen und einen gelben Lappen. Ottos Gockel hat blaue Krallen. Wenn ein Gockel blaue Krallen hat, hat er rote Federn. Wenn ein Gockel gelbe Lappen hat, hat er einen grünen Kamm. Wenn ein Gockel rote Federn hat, hat er einen orangenen Schnabel. Der Gockel von Hans hat einen blauen Schnabel. Wenn ein Gockel einen blauen Schnabel hat, hat er einen roten Kamm. Wenn ein Gockel einen grünen Kamm hat, hat er einen roten Schnabel …“ (Auflösung: Ottos Gockel hat einen orangenen Schnabel). Als Hilfestellung sind die Details eines Hahns nochmals großformatig abgebildet und können vor dem Rätsel erarbeitet und gesichert werden (➤ Abb. 3.16b).

Einsatz von Computerprogrammen

Im heutigen Medienzeitalter können auch **Computerspiele** in die Sprachverständnistherapie auf Satzebene ergänzend integriert werden. Im Spiel können Anweisungen am Computer durchgeführt werden. In einigen Spielen sind bereits innerhalb des Spielformats geeignete Anweisungen vorhanden, in anderen muss diese der Therapeut gezielt selbst stellen. Beispielsweise muss Michel in der CD-ROM Apselut Spunk (Die große Astrid-Lindgren-CD-ROM, Oetinger) Männchen schnitzen. Bei der ersten Durchführung dieses Spiels werden die Anweisungen meist im Konditional („Wenn …“) gegeben. Im Computerprogramm: „Hexentanz und Firlefanz – Das verflixte Hexen-Suchspiel“ (Tivola) können verschiedene sprachliche Zielstrukturen aufgegriffen werden. In dem Spiel haben sieben Hexen den Prinzen Freddy in einen Frosch verwandelt. Nur wenn diese sieben Hexen unter vielen anderen herausgefunden werden, wird der Fluch aufgehoben. Dazu kann der Therapeut Hilfestellung geben, z. B. in Form von Temporalsätzen: „Bevor du auf Freddy klickst, suche den Raben./Klick auf die Hexe mit dem Bauchladen, nachdem du auf die Hexe in der Telefonzelle geklickt hast.“ (nach Fruth 2010, 36).

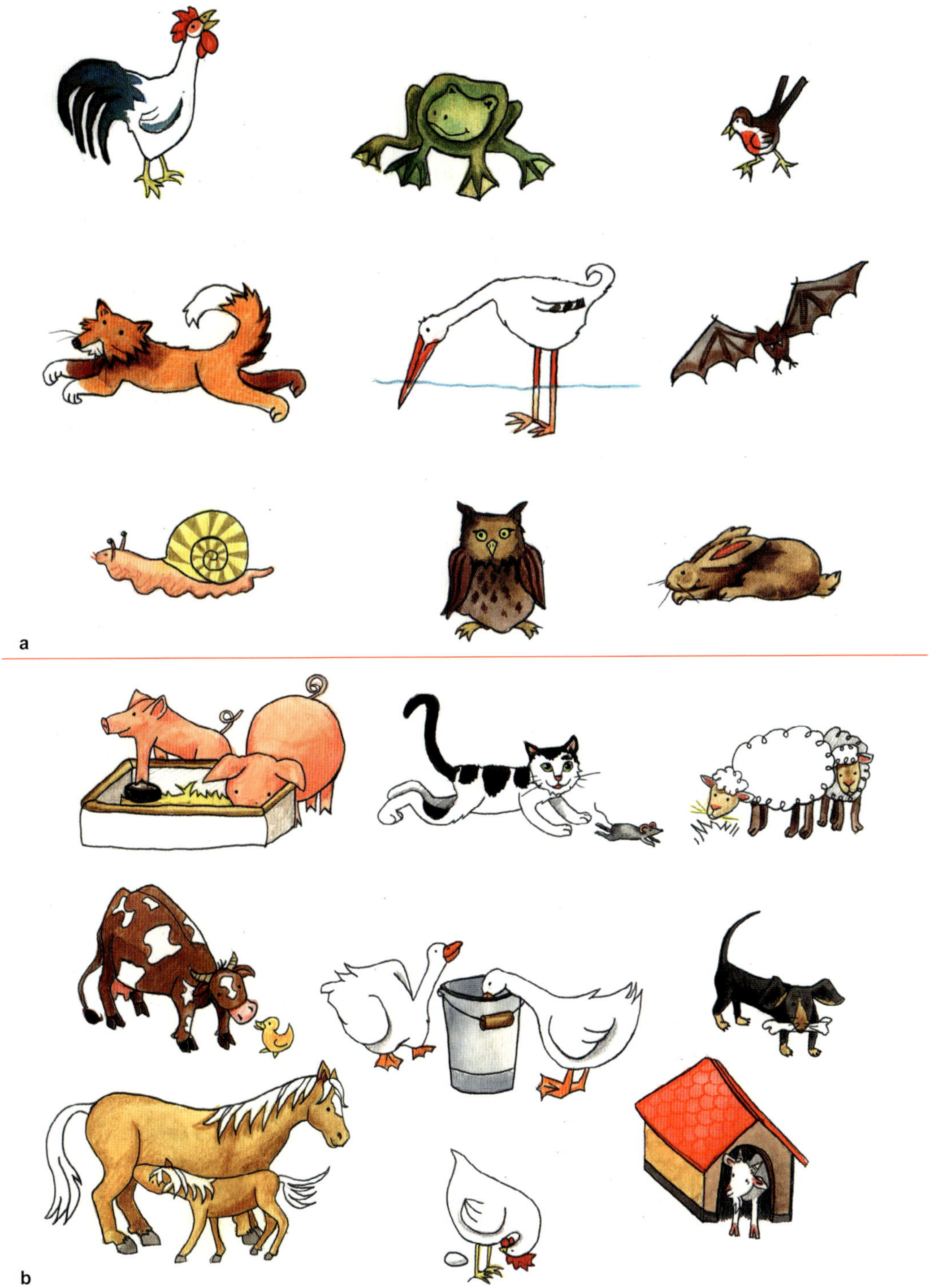

Abb. 3.15 Welches Tier ist es? [L270]
a: einfache Tierrätsel
b: komplexe Tierrätsel

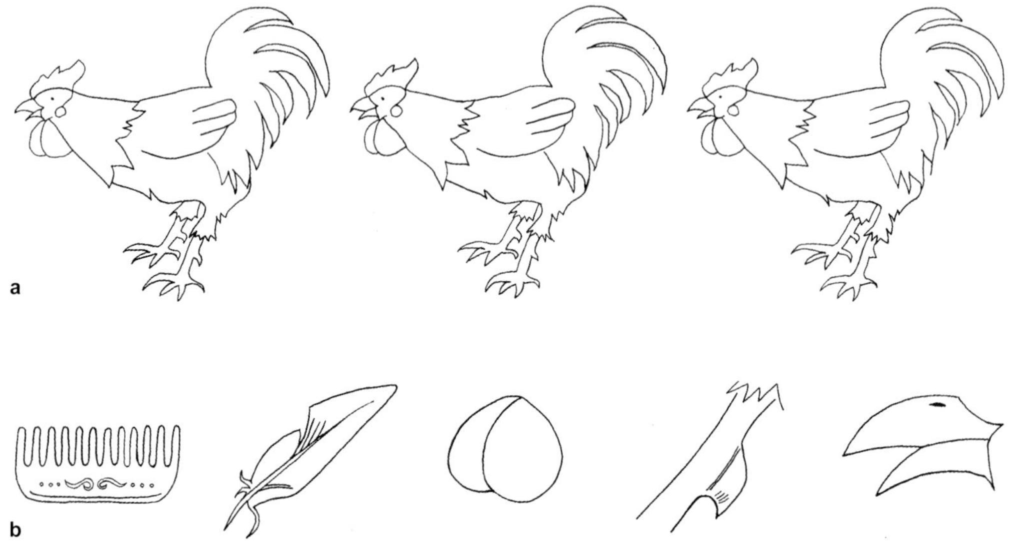

Abb. 3.16 a: Minilogical Hahn, b: Details [L270]

Grammatische Einheiten und Strukturen mit Beispielen

Für die häufigsten Therapieziele (➤ Kap. 3.2.3) im Bereich grammatische Einheiten und Strukturen finden sich im Folgenden praktische **Beispiele zur Intervention.**

Zunehmende Anzahl relevanter Informationen

Insbesondere bei geringen sprachlichen Fähigkeiten und bei kleinen Kindern muss das Verstehen von Sätzen in kleinen Einheiten vorbereitet werden. Ausgehend vom Wort erarbeitet der Therapeut mit dem Kind zunächst **Zwei-Element-Sätze** (Subjekt-Prädikat-Konstruktion; Nominalphrase mit Artikel und Adjektiv), dann **Drei-Element-Sätze** (Subjekt-Prädikat-Objekt) und später verbundene Sätze (Koordination mit „und“), die in Länge und Komplexität weiter gesteigert werden.

Vom Wort zum Satz

Der Therapeut agiert beispielsweise mit einer Handpuppe (z. B. Affe im Zirkus) Anweisungen wie „Gib mir das Auto/Gib mir die Puppe/Wirf das Auto/Wirf die Puppe.“ aus. Nach dieser Modellierung wird das Kind aufgefordert, in die Rolle des Affen zu schlüpfen und die Anweisungen auszuführen. Auf bildlicher Ebene ordnet das Kind den Anweisungen des Therapeuten Bildkarten zu (z. B. Bilder aus Siegmüller und Kauschke 2006):

- Zwei Elemente: „Der Hund läuft/Der Hund springt/Die Katze läuft/Die Katze springt …“
- Drei Elemente: „Die Mutter backt Kuchen/Die Mutter isst Kuchen/Der Vater backt Kuchen/Der Vater backt Brot/Der Vater isst Brot …“

Steigerung der Satzlänge

Zur Steigerung der Satzlänge weitet der Therapeut ein Bewegungsspiel beliebig aus: „Gehe zur Tür. Klatsche in die Hände. Dreh dich. Gehe zum Fenster. Leg dich auf den Boden …“. Als Motivationssteigerung kann der Therapeut auch einen Geschicklichkeitsparcour oder eine Dschungelwanderung mit Hindernissen, Geräuschen oder Tieren gestalten, die das Kind auf Anweisung durchläuft.

Im Schulalter kann die steigende Anzahl von Informationen auch visuell unterstützt werden, z. B. durch Muggelsteine/Punkte/Smarties als Merkhilfe für die Anzahl der Informationen oder Symbole bzw. selbst erstellte Spickzettel für einzelne Handlungen (Tür gehen – klatschen – drehen …). Gerade für lange Aufträge im schulischen Kontext ist dieses Vorgehen eine Verständnis- und Merkhilfe.

Flexion von Nomen

Voraussetzung für eine Therapie im Bereich Numerus (Plural) und Kasus (Akkusativ, Dativ) ist die richtige Genusverwendung des Kindes, die bei der Erarbeitung von Nomen bereits gesichert werden sollte (➤ Kap. 3.3.1, „Nomen").

Plural

Das Pluralsystem des Deutschen ist äußerst komplex. Im ungestörten Spracherwerb beherrschen Kinder die Pluralbildungsregel oft schon mit 22 Monaten (Penner o. J.), während Kinder mit Sprachstörungen eher Übergeneralisierungen der -s oder -e Markierung zeigen. Nach Penner liegt dem Plural eine abstrakte sprachrhythmische Regel zugrunde, bestehend aus Betonungsmuster und Silbenstruktur. Es lassen sich jedoch nur unter Berücksichtigung von Sonderregeln und Ausnahmen alle Pluralformen dadurch begründen, sodass nach Motsch (2010, 222) „vielleicht die Ausnahme die Regel ist".

Für Kinder mit Sprachverständnisstörungen helfen rhythmische Übungen für das Verstehen des Plurals, v. a. des endungslosen Plurals ohne Umlaut (z. B. bei Mädchen, Roller, Kissen, Sessel, Spiegel, Bagger, Kuchen) keinesfalls. Der Plural ergibt sich hier rein durch den Artikel und muss anstelle des Nomens auch diesen fokussieren. Es geht therapeutisch viel mehr darum, die Kinder auf Pluralformen (Artikel + Pluralform) zu sensibilisieren, sodass sie diese im Input leichter erkennen und dadurch hoffentlich besser verstehen.

Als Einstieg in die Thematik Plural kann der Therapeut **gut erkennbare Pluralformen** nehmen, z. B. in einer Inputsequenz:

BEISPIEL

Der Therapeut führt eine Handlung vor: „Ich sage immer, was ich nehme/male/anmale: das Haus – die Häuser; die Banane – die Bananen …" Zusätzlich kann der Therapeut den unterschiedlichen Artikel bzw. die Endung der Nomen herausarbeiten: z. B. im Wortfeld Tiere/Tierpark: der Hund/die Hund-e; der Pinguin/die Pinguin-e; der Fisch/die Fisch-e vs. die Katze-n, die Schildkröte-n, die Giraffe-n.

Als Sonderfall führt der Therapeut abschließend Pluralformen ein, die lediglich im Artikel erkennbar sind, z. B. das Mädchen/die Mädchen bzw. in Sätzen an der Pluralmarkierung des Verbs. In Interaktionen, z. B. Decken des Tisches mit Herrichten des Zimmers, führt der Therapeut den Kontrast zunächst handelnd vor. Für Nominativformen kann er handlungsbegleitend immer wieder den Zustand des Tisches/Zimmers versprachlichen: „Ah, da liegt schon der Teller – und da die Messer (deutet auf mehrere)." Für Akkusativformen können Handlungen/Anweisungen integriert werden, wie „Ich hole das Messer – Ich hole die Messer/den Teller – die Teller/den Besen – die Besen/den Eimer – die Eimer." Immer mehr wird das Kind selbst bei den Beschreibungen des Tisches bzw. den Anweisungen mit einbezogen und zum Holen/Wegbringen/Umräumen aufgefordert. Auf bildlicher Ebene können anschießend den jeweiligen Äußerungen Bildkarten zugeordnet (➤ Abb. 3.17) bzw. kann der Kontrast metasprachlich erläutert werden (bei mehreren heißt es „die").

Weitere Umsetzungsmöglichkeiten finden sich u. a. bei Bildkarten zur Sprachförderung: Einzahl – Mehrzahl (Verlag an der Ruhr). Diese eignen sich v. a. für Kinder, die bei der Pluralbildung und dem richtigen Artikel noch Probleme haben.

Kasus

Im Bereich des Kasus bereiten v. a. **Akkusativ- und Dativformen** Probleme beim Verstehen. Der Akkusativ wird in der Sprachproduktion vor dem Dativ erworben (Clahsen 1988) und in der Therapie deshalb zuerst behandelt. Als Einstieg kontrastiert der Therapeut Nominativ und Akkusativ beim Einkaufen im Kaufladen mit maskulinen Gegenständen:

BEISPIEL

Einführung Akkusativ

„Ah – da ist er ja – der Apfel und der Käse, der Kuchen, der Schinken … Wen nehme ich zuerst? Den Käse, dann den Apfel …" und handelt dementsprechend (der Therapeut). In dieser Form ist der Akkusativ für Kinder leicht verständlich. Es folgen weitere handlungsorientierte und bildliche Spiele sowie gegebenenfalls Metagespräche (in Anlehnung an Motsch 2010, 195): „Ist dir etwas aufgefallen?" „Alle Lebensmittel haben zuerst mit der angefangen. Bei der Frage ‚Wen nehme ich?' haben sie plötzlich den geheißen."

Große Verständnisschwierigkeiten treten auf, wenn Akkusativ und Dativ gemeinsam auftreten („Ich schen-

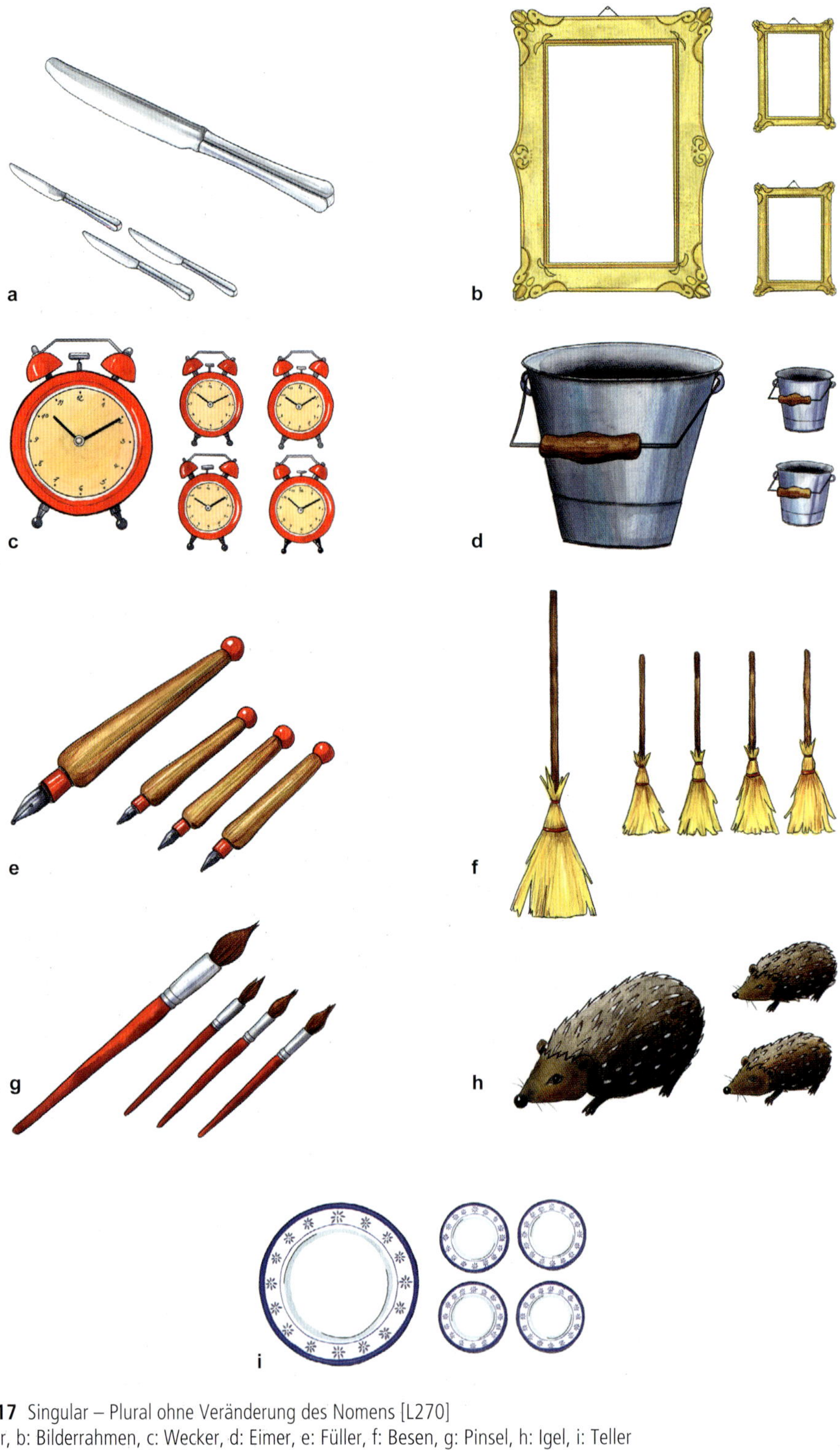

Abb. 3.17 Singular – Plural ohne Veränderung des Nomens [L270]
a: Messer, b: Bilderrahmen, c: Wecker, d: Eimer, e: Füller, f: Besen, g: Pinsel, h: Igel, i: Teller

ke dem Fuchs den Hund.“) oder diese im Kontrast stehen, z. B. in Präpositionalphrasen („in die Schüssel“ vs. „in der Schüssel“). In Bewegungs- und Handlungsspielen können derartige Kasuskonstruktionen handelnd erfasst und anschließend auf Bildkarten übertragen werden, z. B. beim Spiel mit dem Autoteppich: „Ich fahre auf der Brücke/auf die Brücke – ich fahre auf den Parkplatz/auf dem Parkplatz – in das Parkhaus/in dem Parkhaus …“. Bei auditiven Problemen mit der Unterscheidung von den/dem kann der Therapeut zusätzlich Handzeichen (z. B. aus PMS: phonembestimmtes Manualsystem) einsetzen. In Kombination mit Präpositionen finden sich auf Wortebene weitere Beispiele (➤ Kap. 3.3.1, „Präpositionen“).

Besonders problematisch ist der Kasus bei Satzumstellungen/Topikalisierungen: „Der Frau bringt der Mann die Schere.“, da die grammatischen Merkmale v. a. am Artikel bzw. Pronomen markiert sind (Cholewa und Mantey 2007) und zugleich die Wortreihenfolge nicht der Handlungsreihenfolge entspricht. An dieser Stelle müssen v. a. die Satzglieder herausgearbeitet werden: Subjekt (Handelnder) vs. Objekt (mit dem etwas geschieht), d. h. wer bringt wem etwas?

Topikalisierung

Kinder mit Sprachverständnisstörungen neigen dazu, Sätze mit Topikalisierungen („Den Jungen schubst das Mädchen.“) entsprechend der Auftretensreihenfolge der Konstituenten zu interpretieren, d. h. Junge – schubst – Mädchen. Wichtig ist hier, dass die Kinder erkennen, dass der Handelnde/das Subjekt im Deutschen nicht immer am Anfang eines Satzes genannt wird (vgl. auch Passiv).

Der Therapeut agiert Sätze mit unterschiedlichem Satzvorfeld aus: „Auf dem Bauernhof ist heute viel los: Der Hund schubst den Igel/Den Igel schubst der Hund/Den Hund schubst der Igel/Der Igel schubst den Hund.“ Er arbeitet evtl. metasprachlich den Handelnden (auch Täter oder „Macher“, Siegmüller und Kauschke 2006, 173) heraus. Entsprechende Symbolkarten für Subjekt/Objekt bzw. Tunwort können der Visualisierung dienen. Motsch (2010) verwendet als Visualisierung u. a. Reifen oder Teppichfliesen als Vorstellungshilfe. Sätze können in beide Richtungen abgelaufen werden, der Täter/Macher wird anschließend z. B. mit einem farbigen Tuch markiert.

Perfekt

In schriftlichen Erzählungen, d. h. auch beim Vorlesen, dominiert im Deutschen häufig das Präteritum (➤ Kap. 3.3.1, „Verben“). In der gesprochenen Sprache wird es in vielen deutschsprachigen Regionen zugunsten des Perfekts jedoch kaum gebraucht. Das Perfekt setzt sich aus dem Hilfsverb „haben“ bzw. „sein“ und dem Partizip Perfekt zusammen. Bei den meisten Verben wird das Partizip Perfekt mit der Vorsilbe /ge-/ gebildet, sodass diese Vorsilbe als entscheidender Hinweis gelten kann. Bei regelmäßigen Verben endet das Partizip Perfekt auf /-t/, bei unregelmäßigen häufig auf /-en/, wobei letztere häufig zusätzlich einen Vokalwechsel im Verbstamm aufweisen (springen – gesprungen). Syntaktisch gesehen bilden Hilfsverb und Partizip Perfekt eine Verbklammer: Das Hilfsverb steht im Hauptsatz an zweiter Stelle, das Partizip Perfekt an letzter („Ich habe ein Brot gegessen.“). Im Nebensatz verhält es sich nahezu umgekehrt: das Hilfsverb wandert auf die finale Position hinter das Partizip Perfekt („…, weil ich ein Brot gegessen habe.“).

BEISPIEL

Kontrastierung Gegenwart – Vergangenheit

Als Kontrast bietet der Therapeut Sätze in der Gegenwart vs. Sätze in der Vergangenheit an: Zwei Tiere, z. B. eine weiße und eine schwarze Katze unterhalten sich: (Th. lässt schwarze Katze Milch trinken und hört wieder auf.) Die weiße Katze sagt (Th. lässt gleichzeitig Katze trinken): „Ich trinke Milch.“ Die schwarze Katze antwortet: „Ich habe schon Milch getrunken. Ich esse Kekse.“ (Th. lässt die schwarze Katze gleichzeitig Kekse essen.) Die weiße Katze meint: „Die Kekse habe ich gestern schon gegessen.“ (Th. hat ein paar Krümel.) … Allmählich wird das Kind in die Handlungen miteinbezogen und muss entscheiden, ob es die Handlung mit der Katze jetzt ausführen soll oder diese bereits geschehen ist. Das Handlungsresultat ist hier auf Bildkarten leichter zu erkennen (z. B. Duogramm [Schlag 2003]: „Ich schneide – ich habe geschnitten“). In weitere Übungen werden zusätzlich auch semantische Ablenker angeboten (z. B. „Ich schneide/habe geschnitten/wasche Haare.“).

Für ältere Kinder kann der Therapeut in Metagesprächen die Vorsilbe /ge-/ bei Partizipien thematisieren und bei Schulkindern am Schriftbild mit einer Lupe einkreisen bzw. mit einer Lupe vergrößern lassen. Auch Symbolkarten (z. B. Siegmüller und

Kauschke 2006: Blume mit und ohne Blatt für Partizip mit /ge-/ und ohne) können als metasprachliche Hilfe dienen.

Weitere Spielideen für Perfekt bzw. auch Präteritum (➤ Kap. 3.3.1) sind:

- **Memoryspiele:** Zuordnen von Bildkarten zu Gegenwart – Vergangenheit, z. B. mit Bildmaterial aus Duogramm (Schlag 2003): „Ich schneide – habe geschnitten"
- **Korrigieren** von Berichten, z. B. Filmberichten mit Fehlern in der Zeit (z. T. Präsens anstelle von Perfekt)
- **Zuordnungsaufgaben:** Erkennen, ob Handlungen/Ereignisse jetzt oder früher stattfanden (evtl. Einsortieren in eine Jetzt- bzw. Früher-Kiste oder ein entsprechendes Album)
- **Richtig-Falsch-Beurteilungen:** Der Therapeut und das Kind erzählen richtige und falsche Ereignisse aus der Vergangenheit. Gegenseitig beurteilen sie, ob das Ereignis tatsächlich stattfand oder nicht: „Ich habe eine Suppe gekocht." (richtig), „Ich habe ein Auto gewaschen." (falsch) …
- **Rollenspiele** mit Tieren, die alles nachmachen oder sich übertrumpfen, was sie schon alles gemacht haben: „Ich springe" – „Ich bin schon gesprungen – ich auch …"

Negation

Verneinungen werden nicht nur durch das Wort „nicht" ausgedrückt, sondern vielfältig versprachlicht, z. B. nie, niemand, niemals, kein/e/er …, nirgends, keinesfalls … außer (Eiber 2010a). Das Negationswort „nicht" erhält in verschiedenen Kombinationen auch besondere Bedeutungen, z. B. zeitlich: noch nicht/nicht mehr. Für Kinder mit Sprachverständnisstörungen ist eine Auswahl häufiger Negationsformen nötig, um eine Überforderung zu vermeiden (z. B. „nicht, kein, nicht mehr/noch nicht; außer"). Ausgehend von einfachen Negationen („nicht, kein") werden je nach Alter des Kindes die Formen allmählich gesteigert (bis hin zu „alle außer/niemand außer"). Als Verdeutlichung kann der Therapeut zusätzlich Negationsgesten (Kopfschütteln, Finger hin und her bewegen für „nein") oder Symbolkarten (➤ Abb. 3.18) bzw. zur Kontrastierung Zeichen wie Nicken oder Durchfahrtsschilder einführen. Für jüngere Kinder oder Kinder mit geringen Abstraktionsfähigkeiten können Figuren, die für Bejahung oder Verneinung stehen, das Verständnis von Negationen erleichtern. Diese kann der Therapeut als Einführung von Negationen folgendermaßen einsetzen und anschließend je nach Alter gezielt mit der Symbolkarte (➤ Abb. 3.18) in Verbindung setzen.

BEISPIEL

Einführung Negation

Themenbereich „auf dem Bauernhof"

Der Therapeut führt ein störrisches, verneinendes Tier (z. B. Esel) ein, das stets etwas nicht macht und nichts hat, und ein gutmütiges, bejahendes Tier (z. B. Katze), das alles macht und alles hat. Er verbalisiert und spielt gleichzeitig die jeweiligen Handlungen: „Der Bauer sagt zur Katze: Geh in den Stall! Die Katze nickt und geht in den Stall. Da kommt der Esel. Der Bauer sagt zum Esel: Geh in den Stall! Der Esel schüttelt den Kopf. Er geht nicht in den Stall. Der Bauer sagt wieder zur Katze: Trink Milch! Die Katze nickt und trinkt Milch, während der Esel wiederum den Kopf schüttelt und keine Milch trinkt." Es folgen weitere Handlungen bzw. „Nicht-Handlungen" oder Beschreibungen wie „Die Katze hat ein weiches Fell." (begleitend durch Nicken) vs. „Der Esel hat kein weiches Fell." (begleitet durch Kopfschütteln). Allmählich

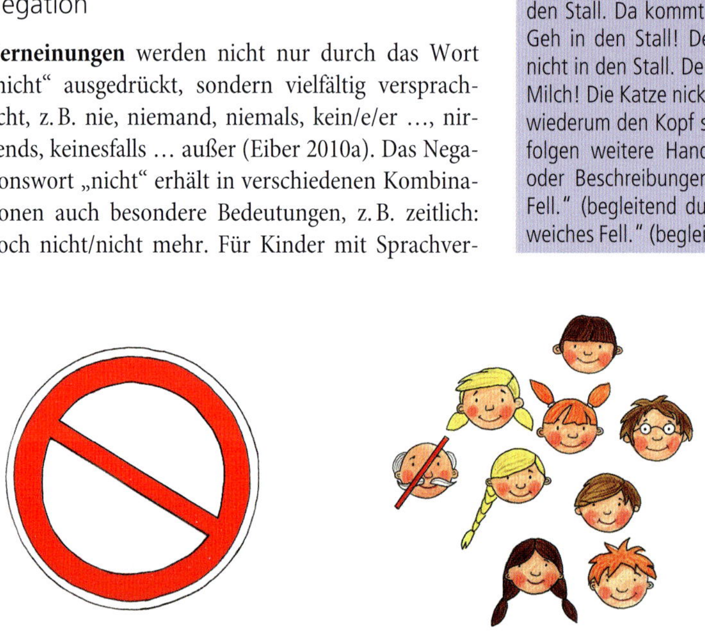

Abb. 3.18 Symbolkarte Negation [L270]

bezieht der Therapeut das Kind in die Beschreibungen oder Aufforderungen des Bauern mit ein und fordert zum Handeln oder Nicht-Handeln auf. Wichtig ist dabei, dass der Therapeut Sätze mit und ohne Verneinung kontrastiert und allmählich Negationen auch als Inversion anbietet: „In den Stall geht der Esel nicht/Schwarz ist der Esel nicht." Abbildungen des bejahenden und des störrischen Tieres können auch als Symbolkarten für Sätze ohne und mit Negationen dienen, da v. a. jüngere Kinder Verbotszeichen noch weniger kennen.

Weitere kontrastierende Figuren oder Objekte sind z. B. bei Mädchen eine Prinzessin (Sätze ohne Negation), die alles hat und alles gerne tut und eine Hexe (Sätze mit Negation), die nichts hat und nichts tut (Staudhammer 2012) oder bei Jungen ein neues Fahrzeug (Sätze ohne Negation), das alles hat und alles kann, und ein altes Fahrzeug (Sätze mit Negation), das nichts hat und nichts kann.

Zur weiteren Sicherung und Übung eignen sich z. B. folgende Spiele, wobei jeweils die Symbolkarte für Negation oder andere zuvor erarbeitete Figuren für Sätze mit und ohne Negation zugeordnet werden können (War es ein „Esel-Satz" oder ein „Katze-Satz"?):

- **Ausagieren** nach Anweisung, z. B. Zirkus: „*Alle außer* dem Löwen laufen in das Zelt./Nimm zwei Tiere, aber *keine* Löwen." oder als Versteckspiel: Das Kind muss die Katze suchen, der Therapeut hilft verbal bei der Suche („Die Katze ist *nicht* auf dem Haus, die Katze ist auf dem Baum.")
- Brettspiel mit **Richtig-/Falsch-Sätzen:** Der Therapeut zeigt bei markierten Feldern eine Abbildung (z. B. Fisch) und äußert Sätze: „Das Tier ist *nicht* braun/Das Tier hat *keinen* Schwanz." Das Kind entscheidet, ob der jeweilige Satz für das Bild richtig oder falsch ist und darf bei richtiger Antwort weiter vorrücken. Die Bildkarten können auch in verschiedene Kisten einsortiert werden, z. B. richtige in die „Wahrheitskiste" und falsche in die „Unsinnskiste" (Eiber 2010b, 29).
- **Rätsel** knacken: z. B. Welches Tier ist das?
  - einfache Version (➤ Abb. 3.15a): „Das Tier kann *nicht* fliegen/Das Tier hat *keine* Federn/Weiß ist das Tier *nicht*/Das Tier kann quaken." (Der Frosch)
  - komplexe Version (➤ Abb. 3.15b): „Das Tier ist *nicht* allein/Das Tier hat *keine* Flügel/Das Tier hat *keine* Hörner/Das Tier frisst Gras/Weiß ist das Tier." (Schaf)
- **Wimmelbilder**
  - mit Suchrätsel: z. B. lustiges Wimmelbild „Frühstück" (➤ Abb. 3.4b): Wer ist es? „Das Tier hat *keine* Taucherbrille auf/Das Tier kann *nicht* quaken/Das Tier versteckt sich *nicht* im Käse." (Die Katze); „Das Kind hat *keine* Taucherflossen an."
  - oder Richtig-/Falsch-Entscheidungen: „*Kein* Tier hat eine Brille auf/Es regnet *nicht/Niemand außer* dem Hund hat eine Gabel in der Hand." oder vgl. ➤ Abb. 3.20 „Alle Mädchen haben einen Rock an, außer dem großen Mädchen"
- **Suchen des richtigen Bildes** aus einer Auswahl von Bildern bzw. Entscheidung, ob der Satz für das jeweilige Bild richtig oder falsch ist, z. B. Fehlersuchbild (➤ Abb. 3.19a, ➤ Abb. 3.19b und ➤ Abb. 3.19c): „Da ist *kein* Haus/Die Schafe fressen *nicht*/Die Katze jagt *niemanden*/Alle Schafe fressen/*Alle* Tiere *außer* der Katze fressen/*Kein* Schaf versteckt sich hinter dem Baum …"
- Einsatz von **Bilderbüchern,** z. B. „Räuber Ratte" (Scheffler und Donaldson 2011): Räuber Ratte ist ein Dieb, der allen anderen Tieren ihr Essen stiehlt. Am liebsten will er Kuchen und Süßkram. Er bekommt jedoch meist etwas anderes. Das Bilderbuch ist in Reimform geschrieben und enthält zahlreiche Negationen: „Reisenden stahl er das Essen, bis kein Krümel übrig blieb/Keks und Kuchen hab ich nicht, bloß ein bisschen Klee/Klee frisst kein normales Tier/Kein Gerede …" Der Therapeut kann mit dem Kind jeweils überlegen, ob z. B. noch ein Krümel übrig war, ob die Tiere Kuchen haben oder ob ein normales Tier Klee frisst. Zusätzlich kann das Verbotsschild bei Negationssätzen hochgehalten werden.

Passivstrukturen

Passivsätze treten im kindlichen Alltag häufig auf, z. B. du wirst gewaschen, abgeholt, beschimpft (Endres und Bauer 2003) sowie in Rezepten und Anleitungen für Spiele oder Basteleien, allerdings oft agenslos („Das Papier wird gefaltet."). Um Passivsätze verstehen zu können, muss das Kind bereits grammatische Strukturen wie z. B. Kasus erworben haben, da die Bedeutung eines Passivsatzes rein grammatisch hergestellt wird. Diese Satzstrukturen

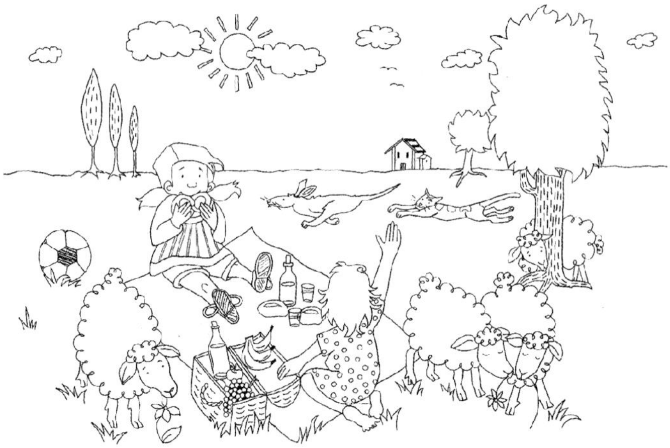

a

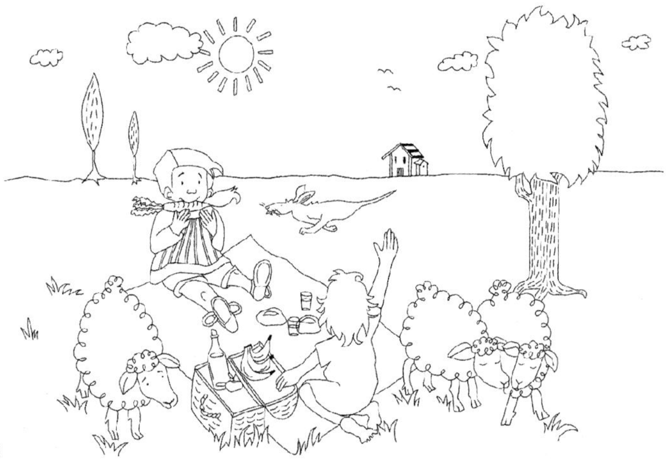

b

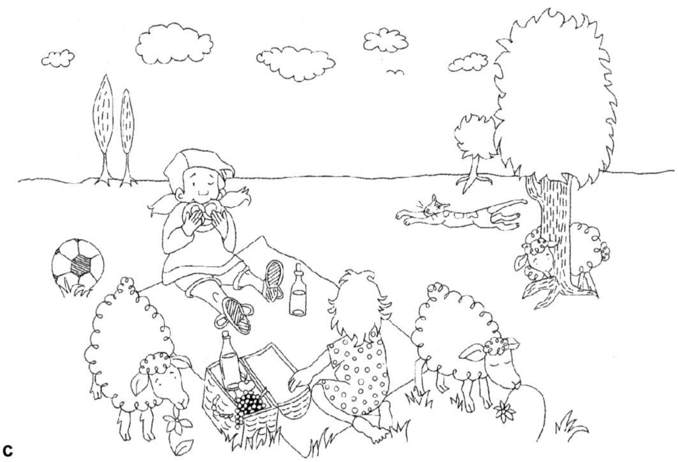

c

Abb. 3.19 Fehlersuchbild [L270]
a: Das Picknick (Vorlage)
b: Das Picknick 1
c: Das Picknick 2

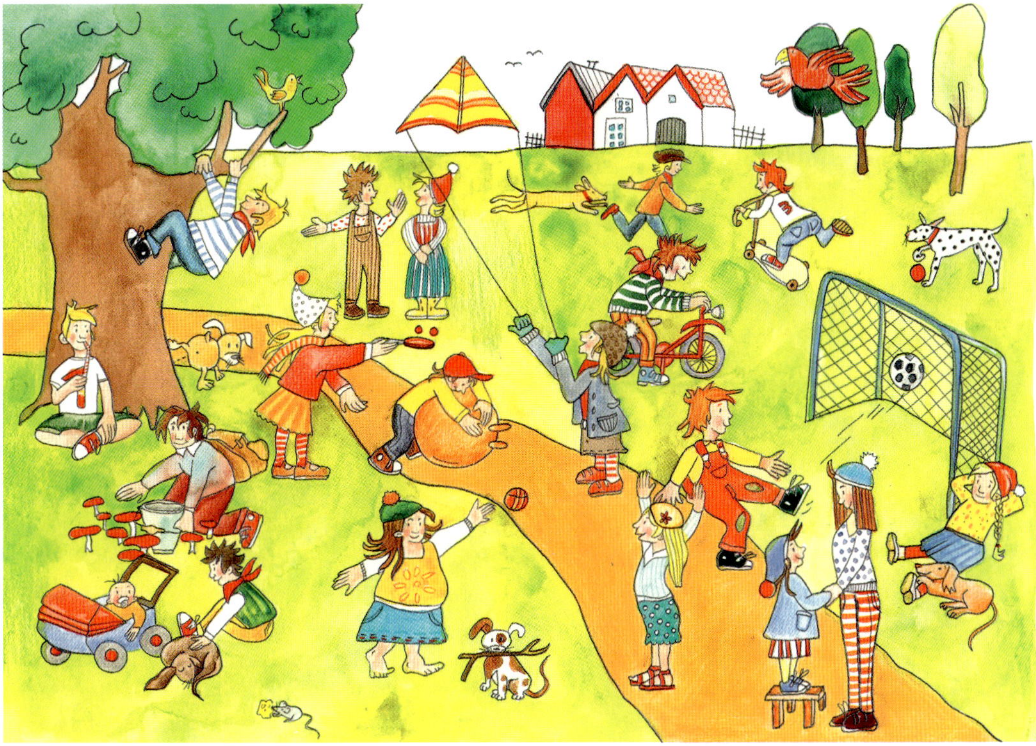

Abb. 3.20 Wimmelbild zu Negationen [L270]

werden deshalb oft erst in einem Alter von vier bis fünf Jahren nach dem Erwerb des Kasus- und Flexionssystems verstanden (➤ Kap. 1.3.2).

In Passivsätzen ist es wichtig, **Agens** (als aktiv handelnder) und **Patiens** (als derjenige, dem etwas widerfährt) zu bestimmen, denn Kinder mit Sprachverständnisstörungen interpretieren v. a. reversible und nicht dem Weltwissen entsprechende Passivsätze eher als Aktivsätze. Die Übersetzung mit Täter (Agens) und Opfer (Patiens) deckt sich zwar nicht ganz mit der Bedeutung, ermöglicht jedoch für Kinder eine altersgemäße, handelnd erfahrbare und motivierende Rahmengeschichte: Der Satzdetektiv sucht den Täter. Er wendet einen Trick an und hört auf das „von": „Im Detektivsatz kommt der Täter nach dem ‚von'." (Koschinski 2007, 91). Der Täter kann visuell mit einem Fingerabdruck symbolisiert werden, den das Kind selbst stempelt oder indem es eine entsprechende Symbolkarte legt, wenn es das „von" hört (➤ Abb. 3.21a und ➤ Abb. 3.21b). Bei Schulkindern dient die Schrift als visuelle Hilfe, um das Signalwort „von" zu markieren oder mit einer Lupe zu entdecken: „Das ‚von' verrät dir den Täter!" (Eiber 2010a).

Zunächst wird auch bei Sätzen wie „Der Affe wird vom Clown gefüttert." bewusst „von dem" verwendet, um das „von" als Signal für einen Passivsatz stärker zu betonen (analog zu TROG-D, Fox 2006). Diese Verschmelzung von „von" und „dem" zu „vom" muss anschließend thematisiert und gesichert werden.

Wichtig ist, dass der Therapeut beim Vorsprechen der Passivsätze das „von" deutlich betont, sodass dieses vom Kind möglichst als Signalwort gespeichert wird. Passivsätze, die dem Weltwissen des Kindes entsprechen, eignen sich weniger als Inhalt, da hier kein exaktes Verstehen erforderlich ist (z. B. „Das Auto wird von Papa gewaschen.") und eine reine Interpretation anhand von Schlüsselwörtern ausreichend wäre. Als Kontrastierung verwendet der Therapeut auch gezielt Aktiv- und Passivsätze, um den Unterschied der grammatischen Strukturen herausarbeiten zu können. Bei einer Beschränkung auf Passivsätze könnte das Kind mit der Zeit lernen, dass immer das zweite Nomen der Täter ist, ohne den Grund dafür zu kennen (Endres und Baur 2003). Als Umsetzung bieten sich folgende Situationen und Übungen an:

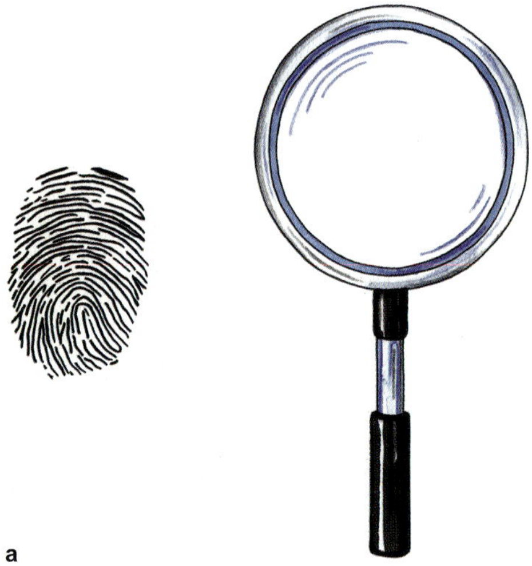

a

Abb. 3.21a Symbolkarte Passiv: Fingerabdruck und Lupe für den „Täter" [L270]

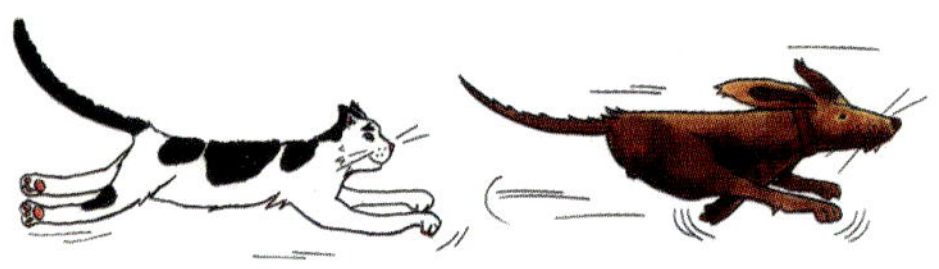

b

Abb. 3.21b Bildkarte Passiv: „Der Hund wird von der Katze gejagt." [L270]

- **Ausagieren** von Sätzen, zunächst modellierend durch den Therapeuten, dann immer mehr vom Kind; auch als Regieanweisung (Drehen eines Filmes/Nachspielen einer Geschichte mit Figuren auf Anweisung), z. B. im Zirkus (nach Koschinski 2010, 14): „Die Familie geht in den Zirkus. Endlich! Der Junge wird *von* der Mutter geweckt. Der Vater wird *von* dem Mädchen geweckt. Die ganze Familie fährt in den Zirkus. Endlich geht es los: Der Affe wird *von* dem Clown geschubst. Der Zirkusdirektor wird *von* dem Elefanten geschoben. Das Mädchen füttert den Affen. Der Junge wird *von* dem Affen gefüttert. Alle klatschen. …"
- Einsatz von **Fotomaterial** zum Nachspielen (Koschinski 2010): Analog zu den ausagierten Sätzen und Geschichten können der Therapeut und das Kind Situationen fotografieren und anschließend die Fotos verschiedenen Sätzen zuordnen bzw. nach Anweisung in eine Reihenfolge bringen (z. B. „Der Affe wird *von* dem Clown gekitzelt/ Dann wird der Clown *von* dem Affen gekitzelt/ Der Affe kitzelt den Clown …")
- **metasprachliche Übungen** (in Anlehnung an Siegmüller und Kauschke 2006; Koschinski 2010): Identifikation des Täters „Wer war's?": Das Kind soll aus einer Auswahlmenge von Figuren bzw. Bildkarten heraussuchen, wer was tut und entsprechenden Symbolkarten zuordnen (**Täter**/Fingerabdruck vs. Patient/der, mit dem etwas geschieht/z. B. Symbol „**Opfer**"/Sanitätertrage). Zusätzlich kann die Position der jeweiligen Satzglieder symbolisch im Satz bestimmt werden: bei Satzkarten oder Eisenbahnwagen für Satzglieder: „Steht der Täter an erster oder dritter Stelle bzw. im ersten oder dritten Wagon?"
- **Vorlesen von Detektivgeschichten** mit vielen Passivsätzen, bei denen das Kind bei jedem *von* auf ein erarbeitetes Symbol für Passiv tippen darf (z. B. Lupe, Fingerabdruck)
- **Wimmelbilder:** Äußerungen mit Passivsätzen, bei denen das Kind die Lupe bzw. den Fingerabdruck auf den Täter legen darf, z. B. Kindergeburtstag (➤ Abb. 3.22): „Der Kinderwagen wird von dem Mädchen geschoben/Von dem Mädchen wird die Puppe gehalten/Der Junge wird von dem Hund gejagt/Der Eimer wird von dem Jungen mit Sand gefüllt."; als Kontrast Satzumstellungen (➤ Abb. 3.23): „Von dem Schaf wird die Kuh gejagt/von dem Hasen wird der Hund gejagt" und Aktivsätze: „Die Kuh jagt das Schaf."
- **Herausfiltern von unsinnigen Sätzen:** „Wirst du manchmal von einem Gummibärchen gegessen?/ Wirst du von einem Berg gejagt?/Wirst du von einem Blatt gekitzelt?" (nach Koschinski 2007, 78)
- **Bewegungsspiele** bei der Therapie mit mehreren Kindern (Gruppensituation) oder mit einem Geschwisterkind: „Peter berührt/zieht/zwickt/streichelt/kämmt … Susi" im Kontrast zu „Peter wird von Susi gezogen/berührt/gezwickt …".

Für die Übertragung auf agenslose Passivsätze können in Anlehnung an die handlungsorientierte Therapie (HOT, Weigl und Reddemann-Tschaikner 2002, ➤ Kap. 3.2.2) Vorgangsbeschreibungen wie das Zubereiten eines Obstsalats oder Fruchtcocktails dienen, z. B. „Die Banane wird geschält/wird zerdrückt, die Orange wird ausgepresst …" (Koschinski 2007).

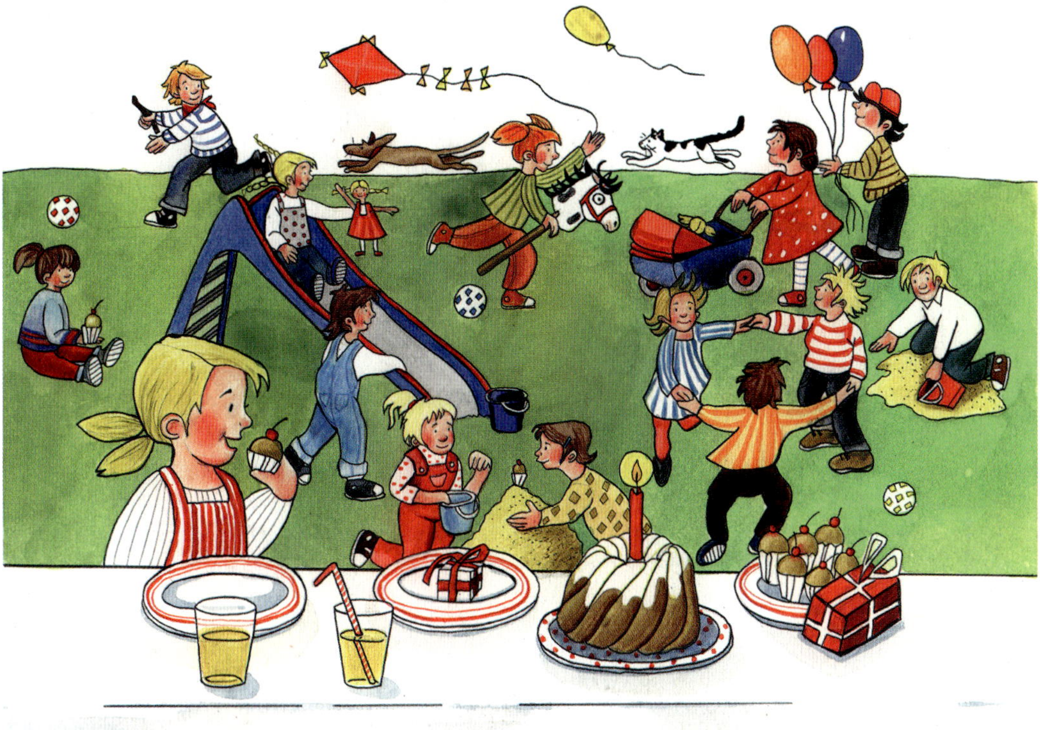

Abb. 3.22 Wimmelbild: Der Kindergeburtstag [L270]

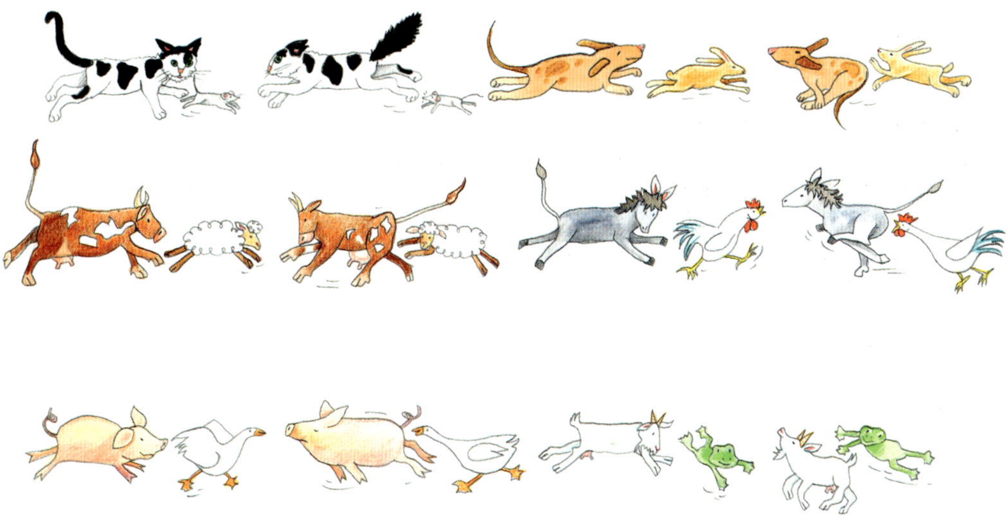

Abb. 3.23 Wimmelbild Passiv: Das große Fangen [L270]

Kausalsätze

Kausalsätze sind im Spracherwerb frühe Nebensätze mit der pragmatisch wichtigen Bedeutung, Begründungen zu verstehen. Der Therapeut kann Begründungen modellierend einführen, z.B. beim Spiel mit der Feuerwehr.

BEISPIEL

Einführung von Kausalsätzen

Thema Feuerwehr

Der Therapeut steckt Flammen an ein Haus: „Es brennt. Es brennt. Ich rufe die Feuerwehr an, weil es brennt. (Therapeut nimmt das Telefon.) Hallo Feuerwehr, ihr müsst schnell kommen. Warum? Weil das Haus brennt! (Therapeut legt auf.) Oh, da ist ja noch die Oma im Haus. Wir müssen die Oma retten, weil die Oma sonst verbrennt. Wir müssen die Oma rufen. Wir müssen lauter rufen, weil die Oma uns sonst nicht hört." Als Visualisierung und Merkhilfe kann das Symbol einer Feuerwehr eingesetzt werden (➤ Abb. 3.24).

Bei etwas älteren Kindern kann der Therapeut Kausalsätze mit anderen Nebensatzarten kontrastieren, z. B. „obwohl": „Ich gehe ins Bett, weil es dunkel ist/ Ich stehe auf, obwohl es dunkel ist."

Zur weiteren Übung und Sicherung können folgende praktischen Umsetzungen dienen:

- **Beurteilen des Sinngehalts** von Sätzen: Stimmt das? „Ich ziehe meine Jacke an, *weil* mir heiß ist/ Ich esse ein Brot, *weil* ich Durst habe."
- **Zuordnung von Ursache – Wirkung:** z. B. Kartenspiel „Warum … weil" (Ravensburger): „Ich brauche eine Fahrradpumpe, *weil* keine Luft im Reifen ist./Ich brauche einen Regenschirm, *weil* es regnet."
- Einsatz von **Bilderbüchern,** z. B. „Kann ja mal passieren" (Gray und McQuillan 2001): In diesem Bilderbuch sind verschiedene kranke Tiere abgebildet. Jeweils auf einer Doppelseite werden das jeweilige Tier und die Ursache der Krankheit beschrieben. Im Text sind keine Kausalsätze vorhanden, der Therapeut kann den Text jedoch umformulieren: „Die Tausendfüßlerin ist krank, weil sie sich beim Rollschuhlaufen die Knöchel (vereinfacht: Füße) verstaucht hat./Der Hamster ist krank, weil sich seine Barthaare im Laufrad verfangen haben (vereinfacht: weil seine Barthaare im Laufrad hängen geblieben sind)." Der Therapeut kann die Geschichte vorlesen und jeweils das Kind die Symbolkarte (➤ Abb. 3.24) auf den jeweiligen Krankheitsgrund legen lassen.
- in Kombination mit **Sachtexten,** in denen Begründungen vorhanden sind (➤ Kap. 3.3.3): z. B. Texte zu Pinguinen: „Pinguine können gut Fische fangen, *weil* sie einen spitzen Schnabel haben./ Pinguine können gut schwimmen, *weil* sie kräftige Flossen haben."

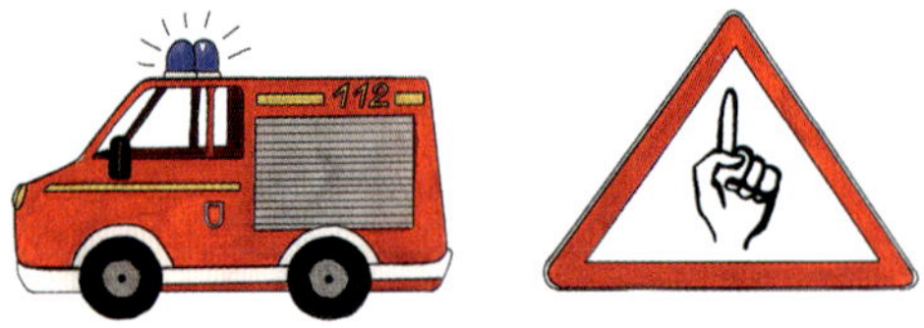

Abb. 3.24 Symbolkarte für kausale oder konditionale Beziehung: wenn – dann, weil … [L270]

Konditionalsätze

Konditionalsätze sind im Spracherwerb meist früher erworbene Nebensätze mit der Konjunktion „wenn", die eine Bedingung formuliert. Nur wenn diese Bedingung erfüllt ist, kann der Inhalt des Hauptsatzes ausgeführt werden oder eintreten. Für die Erarbeitung bieten sich vielfältige Handlungen an. Der Therapeut kann z. B. im Spiel Tiere verschiedene Bedingungen ausführen lassen: „Wenn der Hund bellt, geht die Kuh in den Stall." Um die Bedeutung der Konjunktion zu erfassen, sind auch Satzumstellungen erforderlich: „Das Schaf trinkt, wenn die Katze miaut." Hier muss das Kind zusätzlich die Handlungsreihenfolge erfassen: Die Bedingung im „Wenn"-Satz muss zuerst erfüllt sein, dann darf erst die Folge ausgeführt werden. Als metasprachliche Hilfe kann der Therapeut Symbole für Bedingungen (➤ Abb. 3.24) bzw. für die zeitliche Reihenfolge (1./2.) anbieten: „Das *wenn* kommt immer zuerst".

In zahlreichen Spielen lassen sich Konditionalsätze sichern:

- **Bewegungsspiele:**
  „*Wenn* du die Triangel hörst, dann öffne die Tür/ Drehe den Wasserhahn auf, *wenn* ich das Fenster öffne/Laufe um den Stuhl, *wenn* ich klatsche." (Beer 2010)
- **Tauschspiele:**
  - beim Quartett: „*Wenn* du mir den Bär gibst, dann gebe ich dir die Katze/Ich gebe dir den Koffer, *wenn* du mir den Clown gibst."
  - in Kombination mit Flohmarkt-/Einkaufsituationen: „*Wenn* du zwei Äpfel kaufst, kostet es nur 2 €/*Wenn* du die Hose kaufst, bekommst du den Pulli noch dazu."
- **Rollenspiele,** z. B. für ältere Kinder „Chef und Sekretärin":
  „*Wenn* Sie ausgerechnet haben, dann können Sie unterschreiben/*Wenn* Sie den Brief geschrieben

haben, dann kommt der Brief in das Kuvert/Sie müssen Kaffee kochen, *wenn* der Brief fertig ist ..." (Haffner 1995)
- **Computerspiele:**
  „*Wenn* du auf xy klickst, dann öffnet sich .../ *Wenn* du auf xz klickst, dann ...", z. B. www.wdrmaus.de/enteseite//„*Wenn* du auf den Stuhl klickst, dann hüpft der Stuhl – Stimmt's?"
- Kombination mit **curricularen Lerninhalten** für Schulkinder:
  - Sachunterricht „Ablesen der Uhr": „Wie viel Uhr ist es, *wenn* der große Zeiger auf 12 und der kleine Zeiger auf 2 steht?"
  - Mathematik „Zahlenrätsel": „*Wenn* du von meiner Zahl 5 abziehst, erhältst du 12"/„Du erhältst 20, *wenn* du zu meiner Zahl 4 dazu zählst." (Berg 2010)

Temporalsätze

Ein volles Verständnis vieler Konjunktionen ist zum Teil erst im Grundschulalter vorhanden, obwohl sie bereits aktiv, jedoch oft mit eingeschränkter Bedeutung in Verwendung sind (Nippold 1998). **Temporalsätze** gehören eher zu den später erworbenen Konjunktionen und werden z. B. mit den Konjunktionen „bevor/nachdem/während" eingeleitet. Sie drücken eine zeitliche Relation zwischen den verbundenen Teilsätzen aus. Diese Nebensätze können sowohl vor als auch nach dem Hauptsatz stehen, ohne dass sich die Reihenfolge des Handlungsablaufs verändert: „Ich trinke, *bevor* ich rausgehe/*Bevor* ich rausgehe, trinke ich." Um den Satz richtig zu interpretieren, muss man die Konjunktion und ihre zeitliche Relation verstehen (➤ Kap. 1.3.2).

Kinder mit Sprachverständnisstörungen orientieren sich jedoch häufig an der Reihenfolge der Äußerung und haben mit diesen Sätzen deshalb besondere Schwierigkeiten. Das Verstehen von Temporalsätzen wird nach Erkenntnissen von Studien zur Verarbeitung von Einzelsätzen von folgenden Faktoren beeinflusst (Zusammenfassung nach Eiber 2010a):
- syntaktische Struktur des Temporalsatzes (subordinierende mit „bevor/nachdem" schwerer als „zuvor/danach")
- Äußerungsreihenfolge der beschriebenen Handlungen (chronologische Reihenfolge leichter)
- Vorwissen über die gewöhnliche Ereignisfolge der genannten Handlungen (Vorwissen mit modifizierendem Einfluss)

Für das Alltagsverständnis und somit für die Therapie relevant sind folgende Konjunktionen: „während, als" (als Ausdruck der Gleichzeitigkeit) und „nachdem, bevor" (als Ausdruck der Vor-/Nachzeitigkeit). Ungelöst ist hier die Frage, mit welcher Struktur begonnen werden sollte. Eiber (2010a) schlägt vor, mit koordinierenden Temporalsätzen (zuvor/danach) zu beginnen, als zweiten Schritt „während" und zuletzt getrennt „bevor" und „nachdem" zu behandeln. Hierzu folgen praktische Umsetzungsmöglichkeiten, die jeweils an den einzelnen Therapieschritt adaptiert werden müssen:
- **Handlungs-/Spielsituationen,** in denen der Therapeut zunächst modellierend die Struktur einführt (verbalisiert und handelt) und das Kind allmählich immer mehr in die Handlungen mit einbezieht, z. B. auf dem Bauernhof:
  - Schritt 1: „*Zuerst* kräht der Hahn, *danach* gackert die Henne." (Therapeut handelt dementsprechend.)
  - Schritt 2: „*Während* die Kuh frisst, melkt der Bauer die Kuh."
  - Schritt 3: Der Bauer sagt zur Kuh: „*Bevor* du auf die Wiese gehst, wecke doch bitte das Schaf auf" und zum Hund: „Geh zur Hundehütte, *bevor* du den Knochen holst."
- **metasprachliche Erarbeitung** (Eiber 2010a):
  - Der Satzdetektiv entdeckt „während": beides passiert gleichzeitig.
  - Der Satzdetektiv (➤ Abb. 3.12a) entdeckt das „nachdem" und zerlegt es in *nach* + *dem*. Gemeinsam mit dem Kind formuliert der Therapeut einen Detektivtipp: z. B. „*Nachdem* heißt, das andere kommt nachher/später." Zusätzlich kann das Kind Nummerierungen verteilen oder Symbole dazu verwenden (➤ Abb. 3.25): „*Nachdem* der Hund die Katze aufgeweckt hat (= 1), legt er sich in die Hundehütte (= 2)."
  - Der Satzdetektiv entdeckt das „bevor": „*Bevor* heißt, das andere kommt immer vorher/vor etwas anderes." Analog kann das Kind Nummerierungen oder Symbole (➤ Abb. 3.25) zuordnen: „*Bevor* du auf die Wiese gehst (= 2), wecke doch bitte das Schaf auf (= 1)." Problematisch werden Nummerierungen,

wenn komplexere Sätze mit mehrteiligen Anweisungen vorgegeben werden.

- **Rekonstruktionen:** „Wann machst du die Hausaufgaben? *Bevor* du zum Training gehst oder *wenn* du vom Training kommst?“ (Berg 2010)
- **Arbeit mit Bildern/Bilderfolgen,** die jedoch nachrangig zur Handlungsebene zu sehen ist, da zeitliche Aspekte hier schlechter erfasst werden können: Der Therapeut legt Abbildungen mit verschiedenen Handlungen vor, das Kind wählt die richtigen aus und bringt diese in eine Handlungsreihenfolge (Bildergeschichte).
  - Der Therapeut erzählt die Geschichte, das Kind sucht die richtigen Bilder.
  - Beide bekommen die gleiche Bildergeschichte und ordnen sie, ohne dass der andere es sieht. Das Kind erzählt die Geschichte und beide vergleichen, ob sie die Bilder richtig geordnet haben.
- **Wimmelbilder:** (➤ Abb. 3.4b): Was passiert zuerst?
  Markiere mit Post-it®: 1. Handlung – 2. Handlung oder beides gleichzeitig (1–1): „*Bevor* die Mutter Kaffee eingießt, hüpft der Frosch in die Schüssel/ *Nachdem* die Maus Käse gefressen hat, kriecht die Schnecke unter den Tisch/ *Während* die Katze Karten spielt, spannt der Vater den Regenschirm auf.“
- **Mal-Aufgaben:** „Male das Bild weiter.“ (➤ Abb. 3.13): „*Bevor* du das Flugzeug rot anmalst, male einen Ball auf den Schrank/*Nachdem* du einen Bären gemalt hast, male einen Waggon zum Zug.“ oder ➤ Abb. 3.11: „*Bevor* du an den ersten Haken einen Pulli malst, male dem Mädchen eine Mütze/Male ein Bild an die Wand, *nachdem* du an den zweiten Haken einen Schirm gemalt hast/ Male einen Teddy in die Hand des Mädchens, *bevor* du einen Stuhl unter die Haken malst.“
- **Schatzsuche:** Der Therapeut gibt dem Kind Aufträge mit Temporalsätzen, die nach der Erledigung zu einem Schatz führen, z. B. auch auf einem Stadtplan (➤ Abb. 3.26): „*Bevor* du zum Spielplatz gehst, gehe zur Kirche und lege dort einen Stein ab/Gehe vom Spielplatz weiter zum Bahnhof/ *Während* du den Zug anmalst, singe ein Lied!“
- **Handlungsorientierte Therapiesequenzen** für ältere Kinder, z. B. Herstellen eines Obstsalats nach Anweisung:
  „*Nachdem* du die Birnen gewaschen hast, wasche die Äpfel./*Bevor* du die Banane schälst, wasche die Pflaumen.“
  Entsprechend zum HOT-Ansatz (Weigl und Reddemann-Tschaikner 2002, ➤ Kap. 3.2.2) kann man ergänzend ein Blatt mit den Arbeitsschritten erstellen und die Nebensätze schriftlich mit dem Kind festhalten. Werden in der Therapie nur solche Handlungsanweisungen verwendet, ist dem Kind die Abfolge der Handlungsschritte irgendwann durch das Weltwissen erkennbar (Obst kann nicht erst geschnitten und dann gewaschen werden). Ein genaues Verständnis der Satzstruktur, das für Sprachverständnistherapie leitgebend ist, ist in diesem Fall nicht mehr nötig. *Wichtig:* Verwendung vieler Obstsorten, um die Reihenfolge des Waschens, Schneidens, Schälens mischen zu können!
- Verknüpfung mit **curricularen Inhalten** (z. B. Mathematik):
  „Peter hatte 4 Kaugummis, *bevor* Jens ihm einen weggenommen hat/*Nachdem* Susi 5 Kekse gegessen hat, hat sie noch 3/Im Regel stehen noch 4 Bücher, *nachdem* Anna 5 herausgeholt hat.“

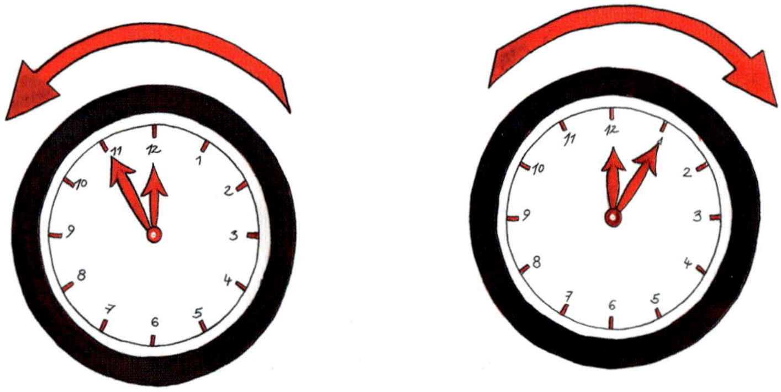

Abb. 3.25 Symbolkarte bevor – nachdem [L270]

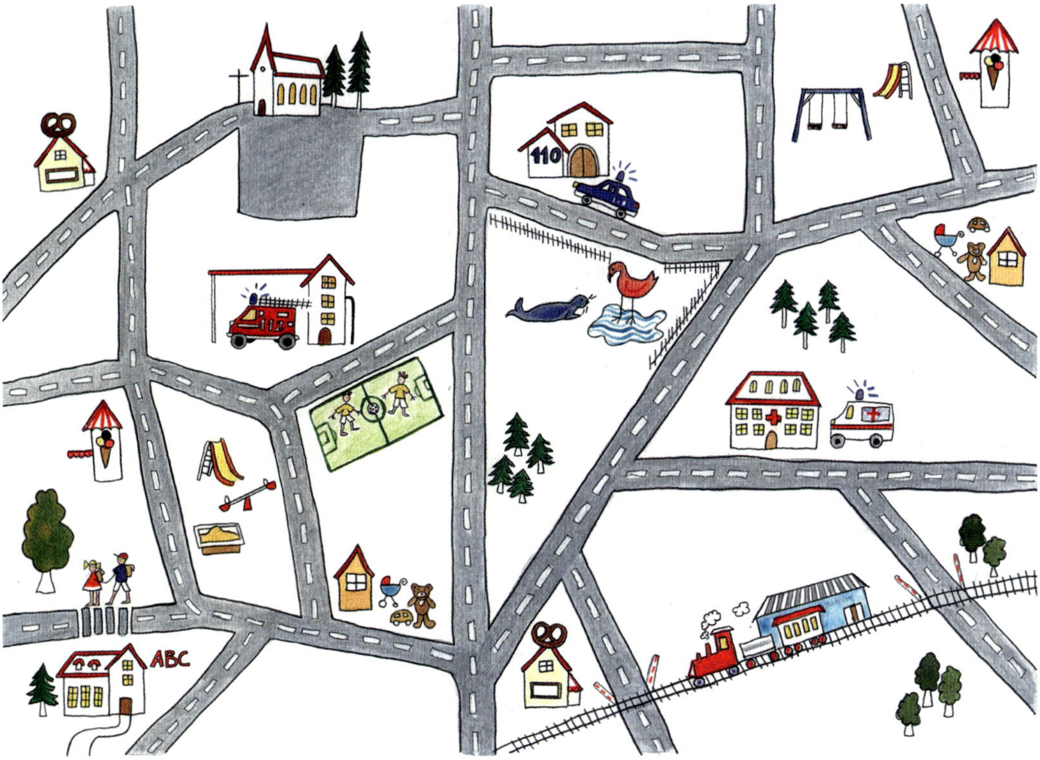

Abb. 3.26 Kinderstadtplan [L270]

Relativsätze

Ein Relativsatz ist vorrangig ein **Nebensatz mit Relativpronomen,** der sich im Regelfall auf ein einzelnes Satzglied bezieht. In den meisten Fällen steht der Relativsatz direkt hinter dem Bezugswort (Lehmann 1984). Sprachverständnisgestörte Kinder haben v. a. bei Relativsätzen Probleme, die entgegen der **Rollenkonservierung** stehen, eine Strategie, die sie häufig und lang andauernd verwenden (➤ Kap. 1.3.2). Rollenkonservierung bedeutet, dass Kinder denselben Agenten für beide Sätze beibehalten. Relativsätze mit Pronomen im Nominativ werden deshalb leichter verstanden („Der Hund, der die Katze jagt, …") (Chipman und Dannenbauer 1988). Im Satzverständnistest von Dannenbauer (In: LTB-J, Berufsbildungswerk Leipzig 2008) finden sich zahlreiche Items, die Relativpronomen im Akkusativ/Dativ enthalten und somit einen Rollenwechsel erfordern (z. B. „Der Opa, den der Jäger grüßt, hat eine Pfeife/Der Affe, *dem* der Wärter weht tut, hat ein Halstuch.").

Zu Beginn der Therapie werden einfache Relativsätze mit Relativpronomen im Nominativ verwendet (z. B. Anpreisen von Fahrzeugen: „Das Rennauto, *das* am schnellsten fährt/Der Lastwagen, *der* den größten Anhänger hat."). Es folgen Relativsätze im Nominativ mit mehreren Informationen („Das Rennauto, *das* am schnellsten fährt, muss zum Tanken/Der Lastwagen, *der* den größten Anhänger hat, muss an der Ampel anhalten."). Der Lastwagen, der den größten Anhänger hat, muss an der Ampel anhalten."). Um die Rollenkonservierung eines Kindes zu überwinden eignen sich Sätze mit wechselndem Akteur, z. B. „Das Auto fährt gegen den Teddy, **der** umfällt" vs. „Das Auto fährt gegen den Teddy **und** fällt um/Das Auto, **das** gegen den Teddy fährt, fällt um" (➤ Abb. 3.27). Im weiteren Verlauf werden v. a. bei Schulkindern Relativsätze mit Pronomen im Akkusativ/Dativ behandelt. Dazu müssen die Kinder generell Kasus verstehen (➤ Kap. 3.3.2, „Flexion von Nomen"). Zur Einführung, Erarbeitung und Sicherung von Relativsätzen eignen sich vor allem Situationen mit ähnlichen Gegenständen/Personen, die eine differenzierte Beschreibung erfordern, z. B. Schlümpfe mit verschiedenen Attributen, verschiedene Fahrzeuge oder Gebäude mit leichten Unterschieden. Folgende praktische Umsetzungen können in der Therapie zum Tragen kommen:

- **Spielsituationen zum Einräumen/Sortieren,** z. B. „Wir räumen einen Spielzeugladen ein": Der Therapeut modelliert zunächst selbst und bittet allmählich das Kind, bestimmte Dinge einzuräumen: „Hol den *Bär, der* eine rote Schleife hat/ Hol die *Puppe, die* eine Mütze aufhat/In die Kiste kommt der *Ball, der* gerade davongerollt ist."
- **Regieanweisungen**/Handlungen mit Figuren, z. B. Schlümpfe: „Der *Schlumpf, der* eine Schaufel hat, versteckt sich im Haus."
- Suchspiele auf **Wimmelbildern,** z. B. Wimmelbild Kindergeburtstag (➤ Abb. 3.22): „Suche das *Mädchen, das* einen Drachen fliegen lässt/Suche den *Jungen, den* ein Hund jagt/Suche das *Mädchen, das* einen Kuchen isst."
- **Regelspiele** wie Quartett/Schwarzer Peter/Memory aus dem Interessensgebiet des Kindes mit ähnlichen Abbildungen: Anstelle Karten zu ziehen oder aufzudecken, stellen sich Kind und Therapeut gegenseitig Fragen und geben die entsprechende Karte weiter, z. B.:
  - Diddl – Schwarzer Peter (www.diddl.com): „Hast du die *Diddlmaus, die* einen Blumenstrauß in der Hand hat?"
  - Maus und Elefant aus der Sendung mit der Maus: z. B. Memory mit der Maus (Ravensburger): „Hast du die *Maus, die* Roller fährt?"
  - Concerto grosso (Hajo Bücken, Verlag Amigo Spiele): „Hast du den *Hasen, der* auf die Pauke haut?" (Berg 2010, 179)
- **Hör-Malaufgaben,** z. B. lustiges Wimmelbild „Frühstück" (➤ Abb. 3.28): „Male den *Stuhl, auf dem* der Hund sitzt, braun an/Male das *Messer, das* vor dem Vater liegt, grau an/Male die *Marmelade, die* Füße hat, rot an/Male *den Käse, aus dem* die Maus schaut, orange an!"

3.3.3 Textverstehen

„Einer Geschichte zuhören und sie verstehen, heißt, den eigenen Kopf zu einer Bühne machen, auf der die verschiedenen Figuren ein kleines Theater spielen." (Zollinger 1994, 55).

Grundsätze/Vorgehen

Für das Verstehen von Texten sind neben dem Wort- und Satzverständnis weitere Faktoren von entscheidender Bedeutung, wie z. B. Vorwissen, die Fähigkeit Hypothesen zu bilden oder Schlussfolgerungen zu ziehen (Cooper 1997) (➤ Kap. 1.2.5). Kinder mit Sprachverständnisstörungen haben schon sehr früh kaum Interesse an Bilderbüchern und dem Vorlesen von Geschichten (➤ Kap. 1.4). Die sprachliche Gestaltung vieler Texte und Geschichten überfordert sie. Bilderbuchgeschichten und vorgelesene Geschichten werden zum frustrierenden Erlebnis und vielfach verweigert. Einige Kinder reagieren in erzwungenen Vorlesesituationen auch mit Störverhalten (z. B. unruhiges Zappeln, Dazwischenreden) (Amorosa 2000). Vor der eigentlichen Textarbeit müssen deshalb häufig das Interesse und die Freude an Büchern und Geschichten geweckt werden, z. B. durch sehr kurze und für das jeweilige Kind motivierende Geschichten (u. a. zum Lieblingsthema).

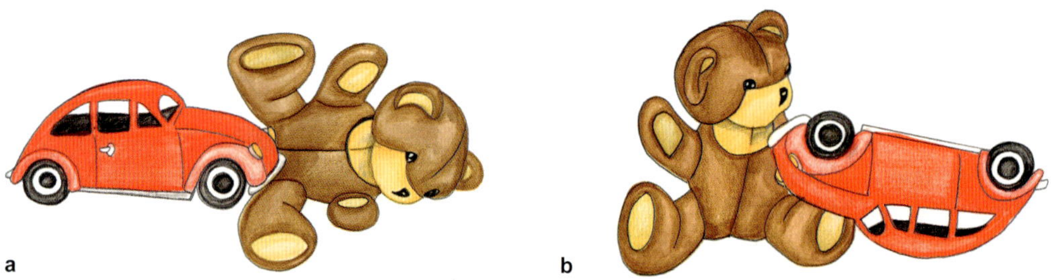
a b

Abb. 3.27 Relativsätze mit und ohne Rollenkonservierung [L270]
a: Das Auto fährt gegen den Teddy, der umfällt
b: Das Auto fährt gegen den Teddy und fällt um/Das Auto, das umfällt, fährt gegen den Teddy

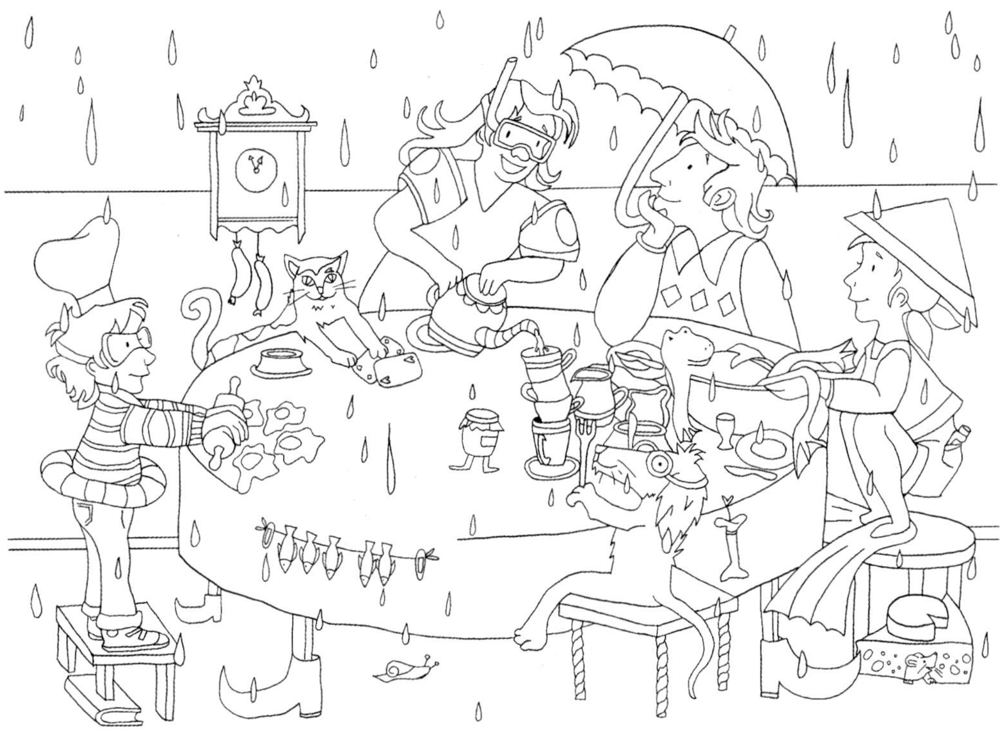

Abb. 3.28 Lustiges Wimmelbild zum Ausmalen: Das Frühstück [L270]

Grundlegend für das Verstehen von Texten und Geschichten ist ein gutes Zuhörverhalten (➤ Kap. 3.1.2, „Zuhörförderung"). Der Therapeut kann hier dem Kind bestimmte Rituale anbieten, z. B. das Sitzen in einem bequemen Sessel oder ein Arrangement im Sinne eines Kinos mit Kinokarten, die bei jedem Hören einer Geschichte gelocht werden. Als Einstieg in die Textebene eignen sich Bücher mit vielen Bildern und wenig Text sowie leicht erkennbaren Handlungen (möglichst anhand der Bilder). Eine Auswahl von Büchern und Geschichten findet sich in Amorosa und Noterdaeme (2003). Bei vielen Kindern besteht zudem eine große Diskrepanz zwischen dem Niveau des Sprachverständnisses und dem Alter bzw. den Interessen des Kindes. Auf zu kindliche Themen und Darstellungen („Babybücher") reagieren viele Kinder sehr empfindlich. Wählt man jedoch altersangemessene Bücher, so stellen diese sprachlich eine Überforderung dar. Derartig komplexe Texte sollten beim Vorlesen vereinfacht und an das Sprachniveau des Kindes adaptiert werden (➤ Kap. 3.1.2, „Vereinfachung von Texten"). Zur allmählichen Steigerung in der rezeptiven Textarbeit schlagen Kauschke und Siegmüller (2006) folgenden Aufbau vor:

- Verwendung von Geschichten mit einem Aktanten, dann Steigerung auf mehrere Aktanten
- Verwendung von Geschichten mit einfachen Handlungsversuchen und -abläufen, erst später Geschichten mit sich wiederholenden und mehrschrittigen Handlungsabläufen
- Nebenhandlungen und Hauptereignis müssen verarbeitet werden
- Pointe und Ende der Geschichte über temporale Abhängigkeiten von Sätzen verstehbar
- Pointe und Ende der Geschichte nur über kausale Abhängigkeit von Sätzen verstehbar
- Auflösung der Geschichte beinhaltet für die verschiedenen Aktanten gleiche Folgen (z. B. alle sind glücklich), Steigerung: unterschiedliche Folgen (z. B. Bestrafung des Bösen und die Belobigung des Helden)

Die Arbeit mit Geschichten und Texten kann im Sinne von **dialogischem Bilderbuchlesen** auch Bestandteil der Elternarbeit sein. Grießhaber (2010) berichtet von Untersuchungen zum Vorlesen und v. a. Aufgreifen kindlicher Beiträge durch Eltern, die eine Abhängigkeit der Reaktionen und Sprachhandlungen vom Sozialstatus der Eltern zeigen: „Erwachsene aus der sozialen Mittelschicht mit höherer Ausbildung greifen die Beiträge der Kinder auf und gehen darauf ein, während Erwachsene der unteren sozialen Schicht die kindlichen Beiträge weitgehend ignorieren," (Grießhaber 2010, 77). Bei Familien aus der unteren sozialen Schicht und bei der Beobachtung von nicht-förderndem Verhalten sollte der Therapeut deshalb gegebenenfalls optimierte Kommunikationsstrategien der Bezugspersonen beratend und modellierend anbahnen (➤ Kap. 3.1.2, „Verbale Routinen"). Zusätzlich zu Bilderbüchern können auch einfache Videosequenzen therapeutisch genutzt werden, v. a. wenn das Kind dieses Medium motivierender findet und im Alltag häufig gewohnt ist. Generell sollte jedoch das Erzählen von Geschichten (anstelle von Tonband- und auch Videoaufnahmen) im Vordergrund stehen, da der persönliche Kontakt beim Geschichtenerzählen (v. a. über den Blick, die Mimik und die Intonation) eine große Rolle für das Aufrechterhalten der Aufmerksamkeit spielen (Mathieu 2008).

Mit zunehmendem Alter des Kindes ist nicht nur das Verstehen von Erzähltexten, sondern auch das Verstehen von Sachtexten von hoher Bedeutung. **Sachtexte** stellen eine besondere Herausforderung dar. Oftmals enthalten die Texte für den Hörer viele neue Informationen, die nicht nach einem gängigen Schema wie dem Geschichtenschema aufgebaut sind. Wenig vertraute Themen können hier aufgrund von fehlendem Wortschatz oder Vorwissen dazu führen, dass auch ein Miss-/Nichtverstehen bestimmter Inhalte nicht erkannt wird. Je mehr Vorwissen bereits vorhanden ist, desto mehr erstellen Hörer (oder Leser) Zusammenfassungen, entwickeln Hauptaussagen und reflektieren über die Inhalte (Snyder 2010). Für Sachtexte ist somit die Erfassung und gegebenenfalls Erweiterung des Vorwissens und des spezifischen Wortschatzes besonders von Bedeutung.

Für die rezeptive Intervention auf Textebene gibt es verschiedene Schwerpunktsetzungen, die im Folgenden erläutert werden. Sie gelten für Geschichten und Sachtexte, sodass im Folgenden meist nicht weiter unterschieden wird.

Erarbeitung von Wortschatz

Ein wesentlicher Bestandteil für die Intervention auf Textebene ist die Erarbeitung des Wortschatzes (u. a. Endres und Baur 2003). Der Wortschatz von Texten ist meist differenzierter und umfangreicher als in der Alltagssprache und deshalb schwieriger zu verstehen. Für die rezeptive und expressive Erarbeitung sind die nachfolgenden Kriterien zu beachten (u. a. Cooper 1997), die jeweils an der Bilderbuchgeschichte „Der Grüffelo" (Scheffler und Donaldson 1999) veranschaulicht sind.

„Der Grüffelo" ist ein Kinderbilderbuch, das die Geschichte einer Maus auf ihrem Spaziergang durch den Wald schildert. Die Maus trifft im ersten Teil für sie gefährliche Tiere (Fuchs, Eule, Schlange), die sie scheinheilig zu sich nach Hause einladen wollen, um sie dort zu fressen. Die Maus weist jede Einladung zurück, indem sie auf ihre Verabredung mit dem Grüffelo – ein zunächst nur von ihr erfundenes Ungeheuer mit den schrecklichsten Körperteilen wie feurige Augen oder schreckliche Klauen – hinweist. Zusätzlich erzählt die Maus den Tieren, dass der Grüffelo am liebsten Fuchsspieß, Eule mit Zuckerguss oder Schlangenpüree frisst, sodass die Feinde schnell das Weite suchen. Im zweiten Abschnitt trifft die Maus tatsächlich den Grüffelo, der sie ebenfalls fressen möchte. Daraufhin erzählt die Maus dem Grüffelo, dass sie ein von allen Tieren im Wald gefürchtetes Tier sei. Auf dem folgenden gemeinsamen Spaziergang durch den Wald treffen sie die Schlange, die Eule und den Fuchs, die nach einer kurzen Begrüßung schnell davonlaufen. Als die Maus erwähnt, dass sie am liebsten Grüffelogrütze verspeist, flüchtet auch der Grüffelo. Die Maus kann nun endlich in Ruhe ihre Nüsse fressen. Das Bilderbuch ist auch als Hörspiel erhältlich und zusätzlich verfilmt, sodass ein vielfältiger Einsatz möglich ist.

- **Wortschatz als spezielle Form des Vorwissens:** Aktivierung und Erweiterung von Begriffen bereits vor der Geschichte (z. B. Vorwissen zu Waldtieren: Fuchs, Eule, Schlange; Vorwissen zu Körperteilen: Zähne, Hauer, Klauen, kauen, Tatze, Warze …)
- Fokussierung auf wenige, für den Inhalt der Geschichte zentrale Wörter als **Schlüsselwortkonzepte** (z. B. Nahrungsmittel: Fuchsspieß, gezuckerte Eule, Schlangenpüree, Grüffelogrütze; Tierwohnungen: Fuchs-Bau, Eule – Rast auf Ast, Schlange – Fest im Nest)

- Erarbeiten der Wörter in **bedeutungsvollem Kontext**
- **vielfältige Elaboration** der Begriffe mit reichhaltigen und differenzierten Informationen, z. B. Wordmap zu „Fuchs" mit Markierung wichtiger Informationen bezüglich der Geschichte wie:
  - reale oder visuelle Darstellung (Figur oder Abbildung eines Fuchses)
  - Definition/Beschreibung („ist ein *Raubtier,* mit Hund und Wolf verwandt, mit einem dicken, buschigen, langen Schwanz, rotbraunes Fell, spitze Schnauze")
  - Eigenschaften (gilt als schlau, sportlich, kann schnell laufen)
  - weitere Informationen (Lebensraum: überall, aber oft im *Wald;* Nahrung: u. a. *Mäuse,* Kaninchen)
- **häufiges Verwenden** der Wörter (u. a. Rice et al. 1994): z. B. wiederholtes Benennen der Körperteile des Grüffelo, Ergänzen von Lückensätzen „Hallo, kleine Maus, wohin geht die Reise? Bei mir im Bau gibt's ... (Götterspeise)."
- **aktiver Einbezug** des Kindes in den Lernprozess, z. B. Nachspielen der Geschichte, mit Requisiten, Tierfiguren oder auch Magnetfiguren (Das Grüffelo Magnetbuch, Scheffler und Donaldson 2010)

Für den Therapeuten stellt sich hier die Frage, wann die Begriffe erarbeitet und gesichert werden sollten: vor, während oder nach dem Erzählen der Geschichte? Je nach Text kann jedes Vorgehen sinnvoll sein (Cooper 1997). Zunächst muss der Therapeut die Geschichte nach Hauptgedanken durchsehen und eine Liste von Schlüsselwörtern erstellen, die zum Verstehen nötig sind. Vor dem Erzählen der Geschichte sollten sehr entscheidende Begriffe und Begriffe, die das Vorwissen aktivieren, geklärt werden. Ferner sind wichtige Wörter, die nicht direkt aus dem Kontext ableitbar sind, vor der Geschichte oder direkt an der jeweiligen Textstelle zu klären. Es bietet sich jedoch auch an, einige interessante Wörter von den Kindern selbst entdecken zu lassen und diese nach dem Hören der Geschichte zu elaborieren.

Bilderbücher oder Hörspiele mit interessanten, lustigen Wörtern können bei etwas älteren Kindern auch für die Erarbeitung von Strategien zum Ableiten von Wortbedeutungen aus dem Kontext eingesetzt werden. Der Therapeut muss hierzu jedoch Sätze/Textstellen mehrmals vorlesen bzw. entsprechend das Hörspiel vorspielen. Um Bedeutungen aus dem Kontext abzuleiten, benötigt das Kind einen strukturierten Plan (Cooper 1997):

- Wenn du ein unbekanntes Wort hörst, höre den Satz/Absatz fertig und entscheide, ob es wichtig ist, das Wort zu verstehen. Wenn es unwichtig ist, dann hör weiter (evtl. „Bei mir im Bau gibt's *Götterspeise.*" Kind: „Etwas zum Essen, aber genau weiß ich es nicht – Essen reicht.").
- Wenn das Wort wichtig ist, lass dir den Satz/Abschnitt nochmal vorlesen bzw. hör dir den Satz noch einmal an. Versuche die Bedeutung aus dem Kontext zu erraten. („Wohin kleine Maus? Komm, mach eine *Rast.* Ich lade dich zum Tee ein auf meinen Ast." Kind: „Ich glaube, *Rast* heißt, dass die Maus zur Eule gehen und dort etwas ausruhen soll.")
- Falls das nicht klappt, suche nach Grundwörtern, Vor- und Nachsilben oder anderen Wörtern, die du kennst. (Kind: „*Rast* – ich kenne einen *Rast*platz an der Autobahn – da kann man anhalten und ausruhen.")
- Suche das Wort im Internet/Wörterbuch (z. B. bei google Bilder: Abbildungen zum Ausruhen/Rast machen) oder frage jemanden (z. B. Frage an die Eltern: „Was heißt *Rast?*").
- Höre dir den Satz noch einmal an und überlege, ob die Bedeutung Sinn ergibt.

Arbeit an der sprachlichen Ausgestaltung

Geschichten und Texte enthalten meist das sprachliche **Gestaltungsmittel Kohäsion** (➤ Kap. 1.2). Kinder mit Sprachverständnisstörungen haben mit diesen Gestaltungsmitteln oft große Probleme. Sie wissen nicht, auf wen sich ein „sie, ihn, ihnen, es ..." bezieht und verstehen den Inhalt dadurch falsch. Auch inhaltliche Verknüpfungen (u. a. zeitliche: bevor, nachdem, zuerst, später) beinhalten Hürden. Der Therapeut kann für den Einstieg in das Textverstehen derartige Hürden durch Vereinfachungen weitgehend beseitigen. In der weiteren Textarbeit ist es jedoch wichtig, dass das Kind immer mehr kohäsive Mittel verstehen kann.

Für die **Pronominalisierung** (➤ Kap. 3.3.1) kann der Therapeut z. B. mit Satzfolgen beginnen, die das Kind mit Figuren nachspielt: „Die Maus, der Fuchs und die Eule spazieren durch den Wald. Die Maus läuft zu einem Baum. *Sie* versteckt sich. Der Fuchs ist neugierig. *Er* läuft zum Baum und schaut hinter den Baum. *Er* findet *sie* …" Als Erweiterung können Satzverknüpfungen eingefügt werden: „Bevor die Eule hinter dem Fuchs herläuft, schaut *sie* noch in die Luft."/ „Bevor die Eule hinter dem Fuchs herläuft, schaut *er* noch in die Luft." (➤ Kap. 3.3.2, „Temporalsätze").

Der Therapeut kann auch gezielt Sätze aus der Geschichte herausgreifen und diese mit dem Kind erarbeiten, z. B.: Die Maus sagt zum Fuchs: „*Den* kennst du nicht? Dann beschreib *ich* ihn *dir*. Er hat …" Das Kind erhält Figuren, Bild- oder Magnetkarten von der Maus, dem Fuchs und dem Grüffelo und ordnet diese den Pronomen zu (den – Grüffelo, du – Fuchs, ich – Maus, ihn – Grüffelo, dir – Fuchs …).

Inhaltliche Verknüpfungen stehen in enger Verbindung mit der Arbeit auf Satzebene (➤ Kap. 3.3.2). Konnektoren wie „wenn, dass, damit, weil, bevor" usw. werden hier auf Textebene vertieft. In Verbindung mit Erzählfähigkeiten finden sich weitere praktische Beispiele zur sprachlichen Ausgestaltung bei Schelten-Cornish (2008).

Aktivieren und Entwickeln von Vorwissen

Ein falsches oder unvollständiges Vorwissen kann die Konstruktion von Bedeutung stören. Man unterscheidet allgemeines Vorwissen und text- bzw. themenspezifisches Vorwissen (Cooper 1997). **Allgemeines Vorwissen/Weltwissen** entsteht z. B. durch Lesen, Reisen oder Fernsehen, während **text-/themenspezifisches Vorwissen** als spezifisches Wissen für das Verstehen eines Textes zu sehen ist. Dieses textspezifische Vorwissen umfasst u. a. auch die Verinnerlichung einer Geschichten-/Textgrammatik.

Das allgemeine Vorwissen bzw. Weltwissen kann in der Therapie nur teilweise gefördert werden, da es ein lebenslanges, vielfältiges Lernen umfasst. Themenspezifisches Vorwissen kann jedoch differenzierter erfasst und anschließend gefördert werden, z. B. durch (u. a. Cooper 1997):

- **freien Abruf** anhand von Bildern/Gegenständen (z. B. aus einem Tastsack):
  „Was fällt dir zu *Wald* ein?/Was weißt du vom *Fuchs?*"
- **Wortassoziationen:**
  „Wenn du die Wörter *Dieb* und *stehlen* hörst, was denkst du? Was könnte passieren?"
- **Zuordnungen/Kategorisierungen** zum Titel/Titelbild/Hauptthema:
  Der Therapeut nennt passende bzw. nicht passende Begriffe aus der Geschichte. Das Kind entscheidet, ob diese etwas mit der Geschichte/dem Titel zu tun haben, z. B. Hauptthema „Wald": *Eule,* Elefant, *Bäume, Äste,* Meer, *Fuchs* …
- **strukturierte Fragen** zu ausgewählten Bildern oder zur Überschrift:
  „Wer könnte in der Geschichte vorkommen/Was könnte passieren?/Welche Gefühle könnten die Figuren haben…?" bzw. bei Sachtexten: „Was erwartest du? Was willst du lernen/wissen?"
- **Brainstorming** („Hai": Fisch, groß, frisst Menschen), auch in Kombination mit Mindmaps, z. B. „Kuh":
  - unstrukturiert: „Was fällt dir zur Kuh ein?"
  - strukturiert (v. a. bei kleineren und sprachlich schwächeren Kindern): „Wo lebt die Kuh? Was frisst die Kuh? Wie sieht die Kuh aus?"
- „**Picture walk**" (Paris und Paris 2003, ➤ Kap. 2.3.5):
  Nutzen der Bilder/Illustrationen, um einen visuellen Voreindruck über die Geschichte zu erhalten: Der Therapeut blättert die Bilder mit dem Kind durch, ohne bereits die Geschichte zu erzählen. Das Kind kann sich zu den Bildern äußern. An manchen Stellen kann der Therapeut das Augenmerk auf bestimmte Bildausschnitte lenken. Diese Methode ist v. a. für Schlüsselkonzepte und Wortschatzaktivierung geeignet, vermindert jedoch die Spannung beim Vorlesen.
- **Rollenspiel:**
  kurze (Einstiegs-)Situation, die nicht zu viel vorwegnimmt, spielen lassen oder selbst vorspielen, gegebenenfalls auch mit Figuren (z. B. Grüffelo: Die Maus läuft im Wald umher)
- **konkretes Material und reale Erfahrung:**
  z. B. „Geschichtenkoffer" oder Sandkasten, in dem wichtige Gegenstände für die Geschichte versteckt sind (Claussen 2006)
- **Filmausschnitt** als Themeneinstieg (z. B. Anfangsausschnitt aus der Verfilmung des Grüffelo)

Vor dem Hören einer Geschichte kann der Therapeut analog zu wichtigen Begriffen **themenspezifisches Vorwissen** bei dem Kind abfragen bzw. aufbauen, welches das Kind beim Hören der Geschichte mit den weiteren Textinformationen in Beziehung setzen kann. In der Geschichte „Der Grüffelo“ benötigt das Kind z. B. ein Vorwissen über Tiere im Wald und deren Nahrung. Es muss wissen, dass Fuchs, Eule und Schlange Mäuse fressen und die Maus deshalb vor diesen Tieren Angst hat. Anhand von Zuordnungen von Futter zu diesen Tieren kann der Therapeut dieses Vorwissen entwickeln. Der Therapeut kann das Vorwissen auch anhand von Gegenständen/Materialien, die in der Geschichte eine wichtige Rolle spielen, aktivieren. Motivierend ist es, wenn diese Materialien in einem „Geschichtenkoffer“ versteckt sind und das Kind diese selbst auspacken kann. Für den Grüffelo könnten hier z. B. Tiere (Maus, Fuchs, Eule, Schlange) und Bäume im Koffer liegen. Anhand der Gegenstände und Vermutungen, was in der Geschichte passieren könnte, kann der Therapeut vorhandenes bzw. fehlendes Vorwissen erkennen.

Bei manchen Geschichten bietet es sich an, anhand der Überschrift oder eines Titelbildes das Vorwissen abzufragen und entsprechende Vorhersagen zu treffen, was in der Geschichte passieren könnte, z. B. „Chamäleon Kunterbunt“ (Carle 1983): „Was weißt du über ein Chamäleon? Wie könnte es aussehen, wenn es kunterbunt heißt?“ In diesen Beispielen ist die enge Verzahnung mit der Erarbeitung von Wortschatz erkennbar.

Als **Aktivierung von textspezifischem Vorwissen** kann bei Erzähltexten die Geschichtengrammatik thematisiert werden: „Was kommt zuerst in einer Geschichte? Wer ist dabei? Wo/Wann spielt die Geschichte? …“

Bei Sach- und Informationstexten kann der Therapeut vor dem Vorlesen/Anhören/Anschauen abfragen, was das Kind über den Themenbereich bereits weiß, z. B. „Was weißt du über melken?“ Anschließend soll das Kind selbst Fragen finden, auf die es gerne Antworten hätte, z. B. zu „melken“: „Wie melkt der Bauer die Kuh? Wie geht melken? Wo melkt der Bauer die Kuh?“

Das Vorwissen sollte nach dem Hören einer Geschichte bzw. eines Sachtextes mit den tatsächlichen Inhalten verglichen und Vorannahmen sollten gegebenenfalls revidiert werden.

Arbeit an der Geschichten-/Textgrammatik

Erzähltexte folgen in vielen Fällen einem bestimmten Schema, auch **Geschichtengrammatik** genannt (Jesch 2009). Zunächst wird eine Ausgangssituation mit Hauptfiguren, Ort und evtl. Zeit beschrieben. Es folgt die Konkretisierung eines Problems, meist mit einem Handlungsziel der Hauptfigur(-en). Diese suchen Lösungen und handeln dementsprechend. Eventuell treten Widerstände auf oder sie erfahren Hilfe durch weitere Personen. Gedanken und Gefühle werden dabei geäußert und beschrieben. Als Endsituation haben sie ihr Ziel erreicht oder nicht erreicht (➤ Kap. 1.2.5). Insbesondere in Kinderbüchern haben die Handelnden ihr Ziel meistens erreicht.

Wenn Kinder solche Schemata verinnerlicht haben, erwarten sie in Geschichten bestimmte Abläufe bzw. können Abweichungen davon leichter einordnen oder ihr Verstehen überprüfen. Anhand von Geschichtenkarten mit Symbolen und Visualisierungen (z. B. Schlag 2003 oder Entwicklung eigener Symbole mit dem Kind) kann ein solches Verstehen für Erzähltexte angebahnt werden, beginnend mit 1–2 Elementen:

- **Hauptpersonen/Akteure** (→ z. B. Strichmännchen)
- **Anfangssituation/Setting** (Ort, Zeit → z. B. Haus, Uhr)
- **Problem/verursachendes Geschehen/Handlungsziel** (→ z. B. zerbrochenes Fenster)
- **Versuche, Problem zu lösen/Aktionen** (→ z. B. Hand für Handlung oder Knoten, der gelöst werden soll)
- **Gedanken/Gefühle** (→ z. B. Denkblase oder Herz)
- **Lösung/Ausgang/Ende:** gelungen/nicht gelungen (→ z. B. Daumen nach oben/unten)

Der Therapeut erzählt für die Einführung der einzelnen Elemente der Geschichtenstruktur eine Geschichte oder liest diese anhand von Bildern vor. Nach wesentlichen Abschnitten hält er inne, legt die entsprechenden Symbolkarten dazu und liest den Abschnitt mit entsprechendem Hinweis auf die Symbolkarten wiederholt vor. Die metasprachliche Methode des „lauten Denkens“ kann dem Kind zusätzlich helfen, die Symbolkarten leichter zu verstehen (z. B. Grüffelo: „Zuerst kommt immer, wo die Geschichte spielt und wer dabei ist. Die Geschichte spielt im Wald. Die kleine Maus ist die Hauptperson.“). Als Übung und Festigung kann das Kind anschließend Einzelbilder zu einer Geschichte in die richtige Reihenfolge bringen und entsprechende Symbolkarten zuordnen. Auch Geschichtenanfänge, die immer bei einer bestimmten Art von Erzählung auftreten, können hier thematisiert werden, z. B. „*Es war einmal…* – Das ist ein Märchen." – „Was erwartest du bei einem Märchen?"

Sachtexte variieren in ihrer Struktur viel mehr als Erzählungen. Je nach Text muss der Therapeut die entsprechenden Elemente heraussuchen (Cooper 1997), z. B. bei einem Sachtext zu Pinguinen (Material aus: Wissenswertes über Pinguine; 3./4. Jahrgangsstufe) (www.bildungsserver.berlin-brandenburg.de/fileadmin/bbb/schule/schulformen_und_schularten/grundschulportal/faecher_lernbereiche/gschule_deutsch/Aufgabenbeispiele__Leseunterricht_Grundschule.pdf):

- **Beschreibung:** „Pinguine leben in der Antarktis. Man erkennt sie an ihrem Frack, dem schwarzen Rücken und der weißen Bauchseite."
- **Sammlung** (bzw. Aufzählungen mit „Erstens …, zweitens …"): „Pinguine ernähren sich von Fischen, Krill, Schnee und salzhaltigem Meereswasser."
- **Ursache-Wirkung/Grund:** weiße Bauchseite: „Damit tarnen sich die Pinguine. Für ihre Feinde ist ihr weißer Bauch im Meer von unten kaum sichtbar und der schwarze Rücken hebt sich von oben gesehen kaum vom dunklen Meeresboden ab."
- **Antwort, Problemlösung,** Fragen-Antwort: „Stell dir vor, bei den Pinguinen gibt es Arten, bei denen das Männchen das Ei ausbrütet und das Weibchen auf die Jagd geht!"
- **Vergleich:** „Pinguine können zwar nicht durch die Luft fliegen wie andere Vögel, doch mit ihrem Körper und ihren Flüggelpaddeln fliegen sie buchstäblich durch das Wasser."

Fehlt einem Sachtext eine entsprechende logische Struktur, so sollte der Therapeut den Text verändern. Will er beispielsweise Vergleiche und Kontraste erarbeiten, kann er einen ähnlichen Text generieren.

BEISPIEL

Strukturierter Text zum Vergleichen und Kontrastieren von Charakteristika von Tieren (vgl. Hall et al. 2005):

„Pinguine und Wanderfalken sind interessante Tiere. Pinguine und Wanderfalken sind beide Vögel. Der Wanderfalke kann fliegen, während der Pinguin nicht fliegen kann. Viele Pinguine ernähren sich von Fischen. Im Gegensatz dazu fressen Wanderfalken fast ausschließlich kleine und mittlere Vögel.
Beide Vögel haben Federn und helle Stellen am Körper: Wanderfalken haben helle Kehlen, Pinguine haben helle Bäuche …"

Nach dem Hören des Textes arbeitet der Therapeut **charakteristische Wörter** für Vergleiche und Kontraste heraus: beide, ähnlich, (weitere: gemeinsam) vs. anders, während, (weitere: aber, im Gegensatz dazu). Analog können auch die Themen des Tiervergleichs (Fortbewegung, Nahrung, Aussehen) oder noch wünschenswerte Informationen (mit möglichen Fragen danach) besprochen werden.

Zu einem Sachtext sollte der Therapeut Bilder oder Videoclips zur Veranschaulichung verwenden. Anhand der Überschriften, der Illustrationen oder einer kurzen Vorschau über den Inhalt (im Sinne eines „abstracts") kann der Therapeut hier entsprechendes Vorwissen abrufen und aufbauen. Förderlich ist für Sachtexte auch die KWL-Strategie:

- **K:** „know": Was weiß ich/*k*enne ich?
- **W:** „want to know": Was *w*ill ich wissen?
- **L:** „learn": Was habe ich ge*l*ernt/will ich noch weiter *l*ernen? (Ogle 1986, in Cooper 1997)

Anwenden von Strategien zum Textverstehen

Strategien zum Textverstehen dienen vorrangig der Generierung von Hypothesen, dem Erfassen von Inhalten, dem Ziehen von Schlussfolgerungen und der ständigen Überprüfung der Inhalte/Hypothesen. Viele Strategien gehen vor allem auf das Textverstehen beim Lesen zurück. Mündliches Textverstehen im Kindesalter und dabei angewandte Strategien werden trotz der hohen Bedeutung für das spätere Lesesinnverstehen in der Literatur derzeit wenig thematisiert (u. a. van Kleeck 2008). Bei der Vermittlung von Strategien herrscht ein eher explizites Vorgehen anstelle von eigenem Strategielernen durch Versuch und Irrtum, denn analog zu leseschwachen Schülern zeigen Kinder mit Sprachverständnisschwierigkeiten oft spezielle Schwierigkeiten, Verstehensstrategien spontan und beiläufig zu erwerben. Darüber hinaus herrscht die Annahme, „dass klare Informationen über Merkmale und Funktion von Strategien das Strategielernen erleichtern und die Entwicklung zum strategischen Textverstehen begünstigen" (Hartmann 2006, 63).

Im Folgenden werden Strategien erläutert, die sich v. a. in der Förderung des Lesesinnverständnisses als effektiv erwiesen und auf das Hörverstehen übertragbar sind. Dazu zählen Strategien des Reciprocal Teaching von Palincsar und Brown (1984). Die beiden Forscher identifizierten vier grundlegende **Strategien zum Textverstehen** die Kindern in Interventionen effektiv vermittelt werden können:

- **Klären** (v. a. bei unbekanntem Wortschatz und nicht verständlichen Inhalten im Sinne von Monitoring des Sprachverstehens: „der Nachfrager/Klärer/Checker")
- **Vorhersagen** (Vermutungen anstellen, Vergleichen mit Vorwissen: „der Vorhersager")
- **Fragenstellen** (Fragen selbst generieren und beantworten: „der Befrager")
- **Zusammenfassen** (Unterscheiden von wichtigen vs. unwichtigen Informationen, Herausfiltern von Kerninformationen: „der Zusammenfasser/Wiederholer")

Insgesamt ist jedoch zu beachten, dass das Verstehen viele weitere kognitive und metakognitive Prozesse enthält. Block und Lacina (2009) sprechen von über 30 solcher Prozesse, z. B. Kontrastieren, Zielsetzungen erkennen, Paraphrasieren. Für die Therapie von sprachverständnisgestörten Kindern sind vorrangig die zusätzlichen Strategien Visualisieren, Schlussfolgern und Verknüpfungen erstellen relevant.

Die Strategien vermittelt der Therapeut durch Modellieren, metasprachliches Reflektieren (u. a. durch „lautes Denken", dass und wie z. B. eine Schlussfolgerung gezogen wird), Verwendung von Symbolen, Übung und spezifisches Loben/Verstärken. Zu Beginn lenkt der Therapeut das Kind gezielt und stark auf die jeweilige Strategie, z. B. durch modellhafte Anwendung und einen Input (Teil der Geschichte, Überschrift, Abbildung ...), der die Anwendung der Strategie begünstigt. Im Laufe der Intervention blendet der Therapeut sein Modell und die starke Führung immer mehr aus, sodass das Kind die Strategien zunehmend selbstständig anwenden kann. In Studien wurde teilweise herausgefunden, dass manche Strategien leichter oder schwieriger zu erwerben sind, z. B. scheint das Schlussfolgern schwieriger zu sein als Visualisieren oder Vorhersagen (Yuill und Oakhill 1991). Praktische Umsetzungen für diese Strategien werden im Folgenden beschrieben.

Strategie: Vorhersagen und Hypothesen aufstellen

Für ein erfolgreiches Textverstehen sind **Erwartungen** an und **Vorhersagen** über die Geschichte nötig. Nur wenn Erwartungen vorhanden sind, können diese später überprüft und Erwartungsverletzungen erkannt werden (➤ Kap. 3.3.4). Kinder mit Sprachverständnisstörungen hören oftmals Geschichten ohne bestimmte Erwartungen und benötigen hierfür gezielte Hilfestellung. Anhand der Aktivierung des Vorwissens werden bereits Erwartungen aufgebaut (➤ Kap. 3.3.3, „Aufbau und Aktivieren von Vorwissen"). Diese Erwartungen im Sinne von Hypothesen bzw. Vorhersagen müssen im Laufe des Textes immer wieder überprüft und erweitert werden (Cooper 1997). Der Therapeut kann hier als Modell nach kurzen Textabschnitten immer wieder innehalten und zuvor formulierte Hypothesen bestätigen bzw. verwerfen und neue Vermutungen und Hypothesen über den weiteren Verlauf einer Geschichte bzw. von Sachinhalten vom Kind erfragen und/oder selbst verbalisieren.

Anhand der Geschichte/Bilderbuchgeschichte „Pippi findet einen Spunk" (Lindgren 2009, auch als Hörspiel erhältlich) werden im Folgenden einige Möglichkeiten zur Hypothesenbildung erläutert. Diese sind jedoch individuell an das jeweilige Kind anzupassen, d. h. auszuwählen, zu vereinfachen, konkreter oder weiter zu formulieren. Nach den Hypothesen erzählt der Therapeut die Geschichte jeweils weiter und fordert wiederholt zur Überprüfung/Revision der Hypothesen auf.

In der Geschichte erfindet Pippi ein neues Wort – „Spunk". Weder sie, noch ihre Freunde Tommy und Annika wissen, was es bedeutet. Sie versuchen in der Konditorei, im Eisenwarengeschäft, beim Arzt und bei zwei alten Damen herauszufinden, was ein Spunk sein könnte, jedoch ohne Erfolg. Zurück in der Villa Kunterbunt entdeckt Pippi einen unbekannten Käfer, der ihrer Meinung nach der Spunk sein muss.

- **Hypothesenbildung vor der Geschichte:** Betrachten des Coverbildes (Pippi, Affe) mit Aktivierung von Vorwissen: „Was weißt du über Pippi Langstrumpf? Wer sind ihre Freunde? Wo wohnt Pippi? ..." und Vermutungen „Was könnte in der Geschichte passieren?", wobei hierzu auf dem Titelbild noch keine genauen Informationen zu finden sind
- **Hypothesenbildung während der Geschichte:**
  - Erzählen der Geschichte, bis Pippi das neue Wort erfindet und die drei Kinder nicht wissen, was es bedeutet: „Was könnten die drei Kinder nun machen? Wie geht die Geschichte weiter?"

- Erzählen der Geschichte bis zur Konditorei: „Pippi hat den Spunk in der Konditorei nicht gefunden. Was könnte sie jetzt machen?"
- Betrachten des Bildes beim Arzt, ohne den entsprechenden Text vorgelesen zu haben: „Was könnte Pippi hier fragen/machen? Was sagt/macht der Arzt?"
- Betrachten des Bildes bei den zwei alten Damen, die erschrocken blicken und den Kaffee ausgeschüttet haben: „Warum schauen die Damen so erschrocken? Warum haben sie den Kaffee ausgeschüttet?"

- **Überprüfen der Hypothesen nach der Geschichte:** „Was haben wir richtig vorhergesagt? Was war anders in der Geschichte?"

Das Formulieren von Hypothesen kann auch anhand von Bildergeschichten trainiert werden. Der Therapeut legt vor das Kind die Bilder einer Bildergeschichte, wobei er eines oder mehrere Bilder verdeckt lässt. Das Kind soll anhand der vorhandenen Bilder mögliche Hypothesen über die fehlenden aufstellen, z. B. über die Lösungsversuche oder den Ausgang einer Geschichte (➤ Abb. 3.25). Für die Formulierung von Lösungsversuchen finden sich weitere Übungsmöglichkeiten in Schelten-Cornish (2008). Für sprachverständnisgestörte Kinder kann der Therapeut hier wahrscheinliche und unwahrscheinliche Lösungen als Auswahl bereitstellen, z. B. „Was machst du, wenn du dich verlaufen hast? Ich rufe um Hilfe/Ich rufe mit dem Handy zu Hause an/Ich verstecke mich ..."

Strategie: Fragen an den Text stellen und beantworten

Fragen zu einer Geschichte sind ein häufiges Mittel zur Überprüfung der Verstehensleistung. Traditionell stellt analog zum Lehrer in der Schule meist der Therapeut Fragen zum Text. Als Strategie ist es zusätzlich wichtig, dass das Kind selbst Fragen und mögliche Antworten generiert.

Stellt der Therapeut als Modell Fragen zum Text, muss er unterschiedliche Verstehensniveaus beachten. Eine einfache Unterscheidung sind faktische Informationsfragen vs. logische Verknüpfungsfragen (Mathieu 2008; Gebhard 2008). In Analogie zur Lesekompetenz können folgende Fragen unterschieden werden (Reber und Richter 2011; nach Bos u. a. 2003):

- Fragen nach **explizit angegebenen Informationen**
  - einfache: Ja-/Nein-Fragen, leichte W-Fragen (Grüffelo: „Hat der Grüffelo scharfe Krallen?"; „Wo lebt die Maus?")
  - komplexere: Informationsfragen, bei denen Informationen aus mehreren Sätzen oder Absätzen entnommen werden müssen (z. B. „Welche Tiere/Wen trifft die Maus?" – Fuchs, Eule, Schlange, Grüffelo)
- Fragen, bei denen **externes Wissen herangezogen** werden muss
  - einfache Schlussfolgerungen (z. B. Umschreibung für *Nacht:* „Die Sterne leuchten am Himmel."; *dunkel:* „Er zündete eine Kerze an.")
  - komplexe Schlussfolgerungen („Warum läuft der Fuchs vor der Maus davon?")
  - Fragen zur **Interpretation** des Gehörten („War die Maus klug?/War der Grüffelo klug?"; „Warum haben die Autoren die Geschichte geschrieben?")
  - Fragen zum **Prüfen und Bewerten** von Inhalt und Sprache eines Textes (z. B. bei Gedichten/Märchen/Reimen: „Der Grüffelo" als Text mit Reimen)

Bei Sachtexten können Fragen entsprechend der KWL-Strategie (➤ Kap. 3.3.3, „Arbeit an der Textgrammatik") formuliert werden.

Modellierend stellt der Therapeut zunächst dem Kind Fragen zur Geschichte und motiviert im weiteren Verlauf das Kind, selbst Fragen zu finden, z. B. für eine Handpuppe oder Symbolfigur, die gerne Fragen beantwortet. Das Generieren von Fragen kann auch als Rätsel verpackt werden: Das Kind entwirft sein eigenes Rätsel zum Text.

Strategie: Inferenzen

Inferenzen sind immer dann nötig, wenn Informationen im Text nicht explizit gegeben sind. Ist das entsprechende Vor- und Weltwissen aktiviert, ergänzen diese fehlende Informationen und Bezüge im Text und erleichtern den Aufbau einer Textrepräsentation (Hartmann 2006) (➤ Kap. 1.2.5). Diese Schlussfolgerungen stehen nicht nur mit der Aktivierung des Vorwissens, sondern auch mit der Hypothesenbildung in enger Verbindung.

Der Therapeut muss Kinder mit Sprachverständnisstörungen häufig zu Schlussfolgerungen ermutigen, da viele Kinder mit wörtlichem und rudimentärem Verstehen erst einmal zufrieden sind. Haben Kinder besonders große Schwierigkeiten beim Bilden von Inferenzen, so kann der Therapeut mit einfachen Fragen beginnen:

BEISPIEL

Erarbeitung von Inferenzen

„Was machst du, wenn du hungrig bist?/wenn du Angst hast/wenn du müde bist?" und allmählich Sätze zu einem bestimmten Setting vervollständigen lassen, z. B. „Ein kleines Mädchen sagt: Mama, ich bin so müde, ich will ____"/„Ein kleines Mädchen rennt vom Garten ins Haus hinein. Es sagt zu seiner Mutter: Meine Hände sind schmutzig, weil ____"/„Es ist herrliches Wetter. Der Himmel ist ___, die Sonne__. Plötzlich wurde der Himmel dunkel. Am Himmel waren viele ____" (nach Johnson o. J.). Bei Geschichten kann der Therapeut zu schwierigeren Schlussfolgerungen anregen, die zugleich das Verständnis sichern. Beispielsweise beim Grüffelo bietet der Fuchs an: „Hallo, kleine Maus, wohin geht die Reise? Bei mir im Bau gibt's Götterspeise". Th.: „Warum will die Maus nicht zum Fuchs? Warum sagt die Maus, dass sie zum Grüffelo muss?"

In Studien wurde herausgefunden (Pike et al. 2010), dass **Illustrationen** (z. B. durch Bilderbücher) parallel zum Hören von Geschichten das Ziehen von Schlussfolgerungen erleichtern können, wenn die Bilder die wichtigen Informationen enthalten, z. B. ein Anfangsereignis wie ein gebrochener Fuß, auf das sich nach längeren Einschüben die Folgegeschichte bezieht. Enthalten die Bilder hingegen ablenkende oder gegensätzliche Informationen (z. B. nebensächliche Kleinigkeiten im Vordergrund), so können sie hemmend wirken.

Strategie: Zusammenfassen

Eine weitere Strategie ist das **Zusammenfassen.** Um einen Text zusammenzufassen, muss man zunächst wichtige Textinformationen (Inhalte, Ideen) identifizieren und Details und irrelevante Informationen ausblenden. Dadurch findet eine Verdichtung des Textinhaltes statt. Diese Strategie spielt eine wichtige Rolle für das Memorieren von Inhalten bzw. auch für das Überprüfen des Verstehens. Verschiedene Möglichkeiten zur Umsetzung sind im Folgenden aufgeführt:

- Unterscheidungen **zwischen wichtigen/unwichtigen Informationen,** z. B. für das Nachspielen einer Geschichte: „Was ist wichtig für die Geschichte? Was kann ich weglassen?"
- Finden von **Oberbegriffen** zu Abschnitten/Bilderbuchseiten
- Übungen, in denen bewusst **wörtliche bzw. sinngemäße Wiedergabe** einander gegenübergestellt werden
- **Geschichten nacherzählen**
  - als Reporterin, hinzukommende Figur/Abbildung bzw. Handpuppe, die gerne erzählt und die das Kind übernimmt
  - anhand von Tonband-/Videoaufnahmen
  - anhand von Nachspielen (Figuren, Magnetfiguren, Requisiten)
- **Bilder sortieren,** z. B. Bilder einer Bildergeschichte in die Reihenfolge ihrer sprachlichen Darstellung legen

Strategie: Monitoring des Sprachverstehens: Erkennen von Nicht-/Missverstehen und Erwartungsverletzungen

Die metakognitive Fähigkeit des **Monitoring des Sprachverstehens** ist eine wichtige Strategie, um sein Hörverstehen fortlaufend zu überprüfen und bei Unklarheiten (z. B. unbekannten Wörtern) und Erwartungsverletzungen (nicht passenden Inhalten) sofort zu reagieren. Interventionsmöglichkeiten finden sich im Kapitel zum Monitoring des Sprachverstehens (➤ Kap. 3.3.4).

Strategie: Visualisieren, bildhaftes Vorstellen

Beim Hören von Texten entstehen häufig innere bildhafte Vorstellungen, die wie ein Film dazu ablaufen. Sprachverständnisgestörte Kinder benötigen gezielte Hilfe, um derartige **Visualisierungen** hervorzurufen. Studien zeigen (u. a. Block 2004), dass ein Visualisierungstraining das Hörverstehen von Schulkindern verbessern kann. Um bildhafte Vorstellungen aufzubauen, schlägt Hartmann (2006) folgendes schrittweises Vorgehen vor, das von einzelnen Begriffen über Handlungen erst allmählich zu Hörtexten gelangt. Bei Schulkindern ist als letzter Schritt eine Weiterführung zum Visualisieren von Texten in Lesesituationen möglich:

- **Visualisieren von Objekten und Begriffen:** Therapeut und Kind betrachten einen Baum und erzeugen ein inneres Bild. Th.: „Schließe deine Augen. Stell dir einen Baum vor!" Anschließend beschreiben beide sprachlich ihre Vorstellung bzw. zeichnen sie auf und vergleichen. Daran kann der Therapeut thematisieren, dass verschiedene Bilder entstehen können (Tanne, Apfelbaum …). Vorstellungsbilder sind einzigartig und durch unsere Vorerfahrung beeinflusst.

- **geführtes Visualisieren von Objekten und Szenen:** Der Therapeut beschreibt Gegenstände, die das Kind nun visualisieren und nach Anweisung verändern soll. Th.: „Stell dir einen Hund vor. Der Hund schaut dich an. Der Hund streckt jetzt die Zunge heraus." Der Therapeut kann an dieser Stelle auch Tiere oder unbelebte Objekte mit menschlichen Zügen versehen, wie es in vielen Geschichten der Fall ist. Th.: „Stell dir eine Giraffe mit Schal vor. Die Giraffe fährt Fahrrad …" Derartige Vorstellungen stimmen bereits thematisch auf Geschichten ein, z. B. Kulot (2000): Ein kleines Krokodil mit ziemlich viel Gefühl.
- **geführtes Visualisieren von Handlungen und Ereignissen:** Der Therapeut bringt nun vermehrt die dynamische Komponente ins Spiel. Das Kind soll Handlungen und Ereignisse in einen „mentalen Film" (Hartmann 2006, 84) bringen. Th.: „Schließe deine Augen. Stell dir vor: Ein weißer Hase sitzt auf einem grünen Auto. Plötzlich springt der Hase vom Auto und landet in einer Pfütze."
- **Visualisieren von Texten in Hörsituationen:** Der Therapeut beginnt zunächst mit kurzen Textabschnitten einer Geschichte mit hoher Bildhaftigkeit, die das Kind in Vorstellungsbilder umsetzen soll. Th.: „Stell dir die Geschichte im Kopf mit Bildern vor. Denk dir die Geschichte wie einen Kinofilm …". Anschließend lässt der Therapeut das Kind seinen „Kinofilm" versprachlichen oder aufzeichnen. Er gibt positives Feedback bezüglich des Inhalts und der Vollständigkeit. Allmählich wird dann die Abschnittslänge gesteigert.

Visualisieren kann auch im Sinne von „Bilderschreiben" (*Pictography*) eingesetzt werden. „Bilderschreiben" in Form einfacher Strichzeichnungen dient als Gedächtnisstütze und als Organisationshilfe (Ukrainetz 1998). Der Therapeut und das Kind zeichnen einfache schematische Figuren von links nach rechts und in chronologischer Reihenfolge zu einer Geschichte. Nach dem Motto „schnell und einfach" entstehen die Bilder nicht auf Wortbasis, sondern als Ereignisse, die comicartig mit Papier und Bleistift festgehalten werden. Der Therapeut beginnt mit einfachen Geschichten (Setting – Problem – Lösung) und zeichnet modellierend drei Szenen, die mit Pfeilen verbunden werden können. Zusätzlich kann der Therapeut auf Elemente der Geschichtengrammatik (➤ Kap. 3.3.3, „Arbeit an der Geschichten-/Textgrammatik") zurückgreifen und einzelne Komponenten der Geschichte während des Vorlesens abfragen:

- 1. Bild: Wer kommt in der Geschichte vor? (Th. zeichnet Personen/Figuren.) Wo spielt die Geschichte? (Th. skizziert den Ort.)
- 2. Bild: Was passiert? (Th. skizziert die Handlung.)
- 3. Bild: Lösung: Wie geht die Geschichte aus? (Th. skizziert das Ende.)

Als besondere Motivation kann der Therapeut zur Visualisierung auch „Comic Builder" am Computer einsetzen (z. B. Lego: www.city.lego.com/de-de/comicbuilder/intro.aspx).

Sind die zuvor beschriebenen Strategien eingeführt und gesichert, so müssen sie wiederholt in Geschichten angewandt werden. Praktische Umsetzungsmöglichkeiten finden sich z. B. bei Hör- und Bildergeschichten zum Zuhören und Erzählen (Lingoplay 2011). Für kurze, lustige Geschichten werden hier u. a. Hinweise zur Aktivierung von Vorwissen (Einstimmung ins Thema der Geschichte), zur Hypothesenbildung (Was verrät die Überschrift?), zum Zusammenfassen (nacherzählen), zur sprachlichen Ausgestaltung (Erzählperspektive, Tempus wechseln) und zum Monitoring des Sprachverstehens (Hören und Finden von Fehlerwörtern) gegeben. Des Weiteren bieten die zugehörigen Bilder vielfältige Möglichkeiten, die Reihenfolge der Szenen nachzuvollziehen oder durch Abdecken eines Bildes Hypothesen zu formulieren.

Eine derartige Anwendung wird nun am Beispiel „Die Bootsfahrt" erläutert (➤ Abb. 3.29).

BEISPIEL

Anwendung verschiedener Strategien an einer Geschichte (Die Bootsfahrt)

- **Aktivieren von Vorwissen:** Der Therapeut fragt das Kind:
  „Was weißt du über *Meer, Boot, Boot fahren?*" und hält gegebenenfalls Bildmaterial zur Auswahl bereit, das teilweise passt und teilweise Ablenker enthält (z. B. *passend:* Wasser, Wellen, Schlauchboot, Motorboot, Tretboot, Schwimmreifen, Ruder, Fische, Muscheln; *nicht passend:* Bäume, Auto, Schneeanzug …)
- **Hypothesenbildung** anhand der Überschrift: Der Therapeut liest die Überschrift „Die Bootsfahrt" vor und fordert zu Vermutungen auf:

„Was könnte in der Geschichte passieren?" Die Vermutungen können aufgeschrieben oder -gemalt werden, um sie später zu überprüfen und evtl. zu revidieren.

- **Erarbeitung der Geschichte**
  - Der Therapeut erzählt (evtl. zu Bild 1):
    „Jonas und Anna sind mit ihren Eltern am Meer. Heute ist es draußen etwas frisch (vereinfacht: kalt), aber herrliches Wetter zum Bootfahren. Jonas und Anna nehmen ihren Hund und ihre Katze mit in das neue Schlauchboot. Schnell rudern sie aufs Meer hinaus. Der Hund und die Katze genießen die Fahrt. Besonders der Katze gefällt es sehr gut. Sie (vereinfacht: Die Katze) entdeckt vor dem Boot viele leckere Fische. Ihr läuft schon das Wasser im Mund zusammen (vereinfacht: Sie hat schon großen Hunger)."
    - evtl. **Klärung von Wortschatz:** frisch, herrliches Wetter, Schlauchboot, rudern, genießen, entdecken, lecker, das Wasser läuft im Mund zusammen
    - **Inferenzfragen:** „Warum gefällt es der Katze besonders gut? Warum läuft ihr das Wasser im Mund zusammen? Warum haben die Kinder Jacken an? Warum haben die Kinder Schwimmreifen und Schwimmweste an?"
    - Aufforderung zur **Hypothesenbildung:** „Was könnte jetzt passieren?"
  - Der Therapeut erzählt weiter (evtl. zu Bild 2):
    „Da springt ein Fisch direkt vor ihre Nase (bzw. „der Katze direkt vor die Nase"). Die Katze versucht, den Fisch schnell mit ihrer Pfote zu fangen. Aber sie trifft nicht den Fisch, sondern das Schlauchboot. Sofort entweicht die Luft aus dem Boot. Beide Kinder rufen: „Oh je! Wir gehen unter! Hilfe!"
    - evtl. **Klärung von Wortschatz:** Pfote, trifft, entweicht
    - evtl. **Überprüfung** der vorherigen Hypothesen: „Hast du/habe ich richtig vermutet?"
    - **Inferenzfragen:** „Warum entweicht die Luft aus dem Boot? Warum rufen die Kinder um Hilfe?"
    - Aufforderung zur **Hypothesenbildung:** „Was könnte jetzt passieren? Was würdest du tun?"
  - Der Therapeut erzählt weiter (evtl. zu Bild 3):
    „Ein anderes Boot eilt herbei. Der Mann hat gesehen, dass die Kinder ins Meer gefallen sind. Zuerst zieht er die nassen Kinder, dann die Tiere aus dem Wasser und bringt sie wieder nach Hause zu ihren Eltern."
    - evtl. Klärung von **Wortschatz:** herbeieilen
    - evtl. **Überprüfung** der Hypothesen: „Hast du/habe ich richtig vermutet?"
    - **Inferenzfragen:** „Warum sind die Kinder nass? Warum bringt der Mann die Kinder nach Hause?"
    - Aufforderung zur **Hypothesenbildung:** „Wie könnte die Geschichte jetzt ausgehen?"
  - Th. erzählt weiter (evtl. zu Bild 4):
    „Die Eltern holen schnell warme Decken und Tee. Alle setzen sich an den Ofen und die Kinder erzählen, was passiert ist."
    - evtl. **Überprüfung** der vorherigen Hypothesen: „Hast du/habe ich richtig vermutet?"
    - **Inferenzfragen:** „Warum holen die Eltern warme Decken/Tee? Warum setzen sie sich an den Ofen?"
- **Visualisieren:**
  Der Therapeut fordert das Kind auf, sich Bilder zur Geschichte vorzustellen oder begleitend zur Geschichte Strichzeichnungen anzufertigen. Alternativ dient der Therapeut als Modell und visualisiert die Geschichte während des wiederholten Erzählens.
- **Zusammenfassen:**
  Der Therapeut lässt die vorhandenen oder selbst gezeichneten Bilder zur Geschichte ordnen, anschließend darf das Kind als Reporter die Geschichte nacherzählen (evtl. mit Tonband- oder Videoaufnahme).
- **Fragen an den Text stellen:**
  Der Therapeut fordert das Kind auf, selbst Fragen zu formulieren. Als Motivation kann er eine Figur (u. a. Jonas oder Anna) oder eine Handpuppe einsetzen, die über die Geschichte befragt wird.
- **sprachliche Ausgestaltung:**
  Der Therapeut lässt Jonas die Geschichte in der Vergangenheit nacherzählen, dieser wechselt aber öfter in die Gegenwart. Das Kind soll die Sätze jeweils Gegenwart oder Vergangenheit zuordnen.
- **Monitoring des Sprachverstehens:**
  Der Therapeut lässt Anna eine Fehlerversion der Geschichte erzählen. Die Erwartungsverletzungen beziehen sich hier auf wichtige Wörter (z. B. Ort, Personen, Tätigkeiten) und auf Inhalte (z. B. Motivation oder falsche Handlung der Katze, Ausrufe der Kinder, Problemlösung). Je nach Kind wählt der Therapeut bestimmte Erwartungsverletzungen aus oder verändert diese. Das Kind soll die Erwartungsverletzungen entdecken und korrigieren: „Jonas und Anna sind mit ihren Eltern *in den Bergen.* Heute ist es draußen etwas frisch und *kein* Wetter zum Bootfahren. Jonas und Anna nehmen ihren Hund und ihre *Maus* mit in das neue Schlauchboot. Schnell *laufen* sie aufs Meer hinaus. Der Hund und die Katze genießen die Fahrt. Besonders der Katze *gefällt es gar nicht.* Sie entdeckt vor dem Boot viele leckere Fische. *Sie fängt einen Fisch und frisst ihn auf.* Sofort entweicht die Luft aus dem Boot. Beide Kinder rufen: *‚Super! Wir machen eine Bootsfahrt!'* Ein anderes Boot eilt herbei. Der Mann hat gesehen, dass die Kinder ins Meer gefallen sind. Zuerst *wirft* er die nassen Kinder, dann die Tiere *ins* Wasser. Dannbringt der Mann die Kinder wieder *ins Boot* zu ihren Eltern. Die Eltern holen schnell warme Decken und *Eis.* Alle setzen sich an den *Kühlschrank* und die Kinder erzählen, was passiert ist."

3

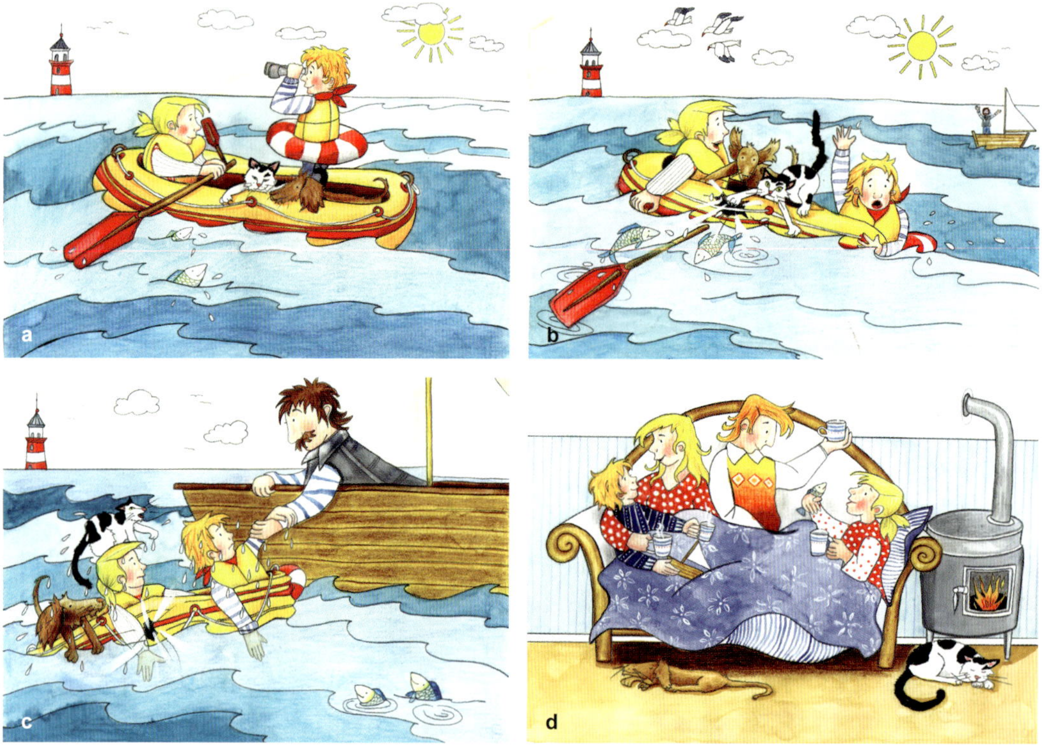

Abb. 3.29 Bootsfahrt [L270]

Verstehen auf Diskursebene

Sprachverstehen umfasst mehr als das Verstehen von Wörtern, grammatischen Strukturen und Texten. Das **Verstehen von Gesprächen** mit anderen ist ein weiterer wesentlicher Bestandteil in der Kommunikation. In diesem Sinn können wichtige Gesprächsabläufe wie Pizza bestellen und auf Nachfragen des Pizzaservices reagieren, nach dem Weg oder der Zeit gefragt werden („Hast du eine Uhr?") usw. in die Therapie integriert werden.

Ein weiterer Schwerpunkt für Kinder mit Sprachverständnisstörungen ist das Erkennen sozialer Absichten. Anhand von Rollenspielen, Bildern und Comics mit typischen sozialen Interaktionen und Herausforderungen (z. B. Konflikt in der Pause) können **soziale Absichten und Lösungen** in Form von Denk- und Sprechblasen erarbeitet werden, z. B. „Wer sagt auf einem Wimmelbild zum Kontext Schule: ‚Kinder, die Pause ist aus! Niemand lässt mich mitspielen. Das ist aber lustig!'"

BEISPIEL

Erkennen sozialer Absichten am Bilderbuch „Die Torte ist weg!" (Tjong-Khing 2011)

Die Geschichte mit vielen verschiedenen Tieren wird ausschließlich über Bilder erzählt. Zu Beginn stehlen zwei Ratten eine Torte. Es beginnt eine Verfolgungsjagd. Dabei gibt es viele verschiedene Nebenschauplätze und verzweigte Handlungsstränge, die doch immer wieder miteinander verknüpft werden, z. B. sind auf einem Bild Affen mit Blick auf eine Katze mit Hut zu sehen. Ein Affe deutet darauf. Im nächsten Bild klaut der Affe den Hut. Der Therapeut kann hier fragen: „Wer sagt: ‚Lass uns den Hut klauen! Wer hat mir meinen Hut geklaut? Schnell weg mit der Torte!'" Die Bilder fordern dazu auf, immer wieder genau zu schauen und zu blättern, um immer wieder neue dramatische Ereignisse zu entdecken.

Weitere Übungsmöglichkeiten sind das Zusammenbringen verschiedener Fragen und Antworten, die durcheinander geraten sind, z. B. (hier in korrekter Zuordnung):

- Mama, darf ich ein Eis haben? Nein, dazu ist es heute zu kalt.

- Papa, darf ich noch einen Film anschauen? Nein, du hast heute schon einen Film angeschaut.
- Ich habe Durst. Das Wasser steht in der Küche.
- Bringen Sie mir bitte doch einen Schokoladenkuchen. Leider haben wir heute nur Apfelkuchen.

Mit zunehmendem Alter spielen auch Stilmittel wie **Witz, Ironie und figurative Sprache** eine immer größere Rolle. Sprachverständnisgestörte Kinder interpretieren solche übertragenen und mehrdeutigen Äußerungen meist wörtlich und verlieren den Anschluss in Gesprächen (➤ Kap. 1.3; ➤ Kap. 1.4). Im normalen Spracherwerb beginnt erstes nicht-wörtliches Verstehen bereits beim humorvollen Aufziehen zwischen Eltern und jungen Kindern (Milosky und Skarakis-Doyle 2007). Bei sprachverständnisgestörten Kindern muss der Therapeut gezielt Witze mit dem Kind erarbeiten oder Metaphern visualisieren, um wörtliche und übertragene Bedeutung zu klären (z. B. Geld aus dem Fenster werfen). Insbesondere bei älteren Kindern kann der Therapeut einige Redensarten auswählen und bildlich darstellen (z. B. für jemanden durchs Feuer gehen, wie auf Eiern gehen, ein Brett vor dem Kopf haben, bei jemandem einen Stein im Brett haben, zwei linke Hände haben, die Hände in den Schoß legen, etwas in die Hand nehmen, kein Blatt vor den Mund nehmen, jemanden über den Tisch ziehen). Das Kind kann die wörtliche Bedeutung durch das Bild und anschließend die übertragene Bedeutung kennenlernen und wiederholt zuordnen. Einige Redewendungen und Abbildungen finden sich auch unter www.google.de (z. B. ein Haar in der Suppe finden) oder z. B. bei www.4teachers.de/?action=show&;id=667831 oder Fotos unter www.fotocommunity.de/pc/pc/cat/1981/startpic/8 .

3.3.4 Metasprachliche Therapie: Intervention im Bereich des Monitoring des Sprachverstehens

Viele Kinder mit Sprachverständnisstörungen haben Schwierigkeiten im **Monitoring des Sprachverstehens.** Sie sind es gewohnt, Sprache nur ungenau zu verstehen. Häufig überprüfen sie deshalb nicht, ob das Gesagte Sinn ergibt. Sie erkennen dadurch ihr Nicht- bzw. Missverstehen nicht (Dollaghan und Kaston 1986). In manchen Fällen bemerken sie inhaltliche Unstimmigkeiten oder sind sich unsicher. Sie wissen jedoch nicht, wie sie dies sprachlich anzeigen und z. B. nachfragen können. Ein häufiges Nachfragen bestätigt die Kinder zudem in ihrem geringen Selbstwertgefühl: „Jetzt muss ich schon wieder nachfragen und allen zeigen, dass ich nichts verstehe. Da sage ich lieber nichts.“ Da das Erkennen von und Reagieren auf nicht verstandene Äußerungen eine hohe Bedeutung für Kommunikations- und Lernerfolg besitzt (Markman 1981), sollte diese metasprachliche Strategie zusätzlich zu einer Sprachverständnistherapie spezifischer linguistischer Einheiten vermittelt werden.

Bei kleinen Kindern verhilft oftmals die **Vermittlung der repräsentativen und kommunikativen Funktion** von Sprache, dass Monitoringprozesse ausgelöst werden. Der Therapeut fordert in einer Spielinteraktion zu verschiedenen Tätigkeiten auf, die Monitoring des Sprachverstehens erfordern, z. B. zu absurden (Puppenspiel: „Lass die Puppe aus dem Papier trinken.“), nicht möglichen (kein Bett vorhanden: „Leg die Puppe in das Bett.“) oder ungewöhnlichen Handlungen (Einräumen in den Kaufladen: „Leg die frischen Äpfel in den Mülleimer.“). Hat ein Kind hier grundlegende Kenntnisse erworben, weist es eine derartige Handlung zurück.

Ab dem Vorschulalter reicht dies nicht mehr aus, da Kinder oft ungünstige Kompensationsstrategien (z. B. Rückzugsverhalten, passives Abwarten) bzw. ein negatives Selbstkonzept entwickelt haben. Die **effektive Kompensationsstrategie** des Monitoring des Sprachverstehens bei Verständnis- und/oder Aufmerksamkeitsproblemen muss gezielt auf metasprachlicher Basis erarbeitet werden. Derzeit gibt es dafür 5 Bausteine, wobei Bausteine 1 und 2 grundlegend die Konversation betreffen und immerwährend gelten (➤ Abb. 3.30).

Erste Forschungsergebnisse belegen, dass die Bausteine 1–4 im Schulalter in ca. 8–10 Sitzungen zu ca. 20–30 Minuten im Klein- oder Großgruppensetting vermittelt werden können (u. a. Dollaghan und Kaston 1986; Johnson 2000; Dziallas 2010; Dziallas und Schönauer-Schneider 2012), wobei für langfristige Transfereffekte das wiederholte Aufgreifen der Strategien nötig ist. Im Folgenden werden nun die einzelnen Bausteine genauer erläutert. Die Intervention von Dollaghan und Kaston (1986) wurde auch von Schmitz und Diem (2007) ins Deutsche übertragen. Dort und bei Diem und Schmitz (2013) finden sich weitere Beispiele für die Bausteine 1 und 4.

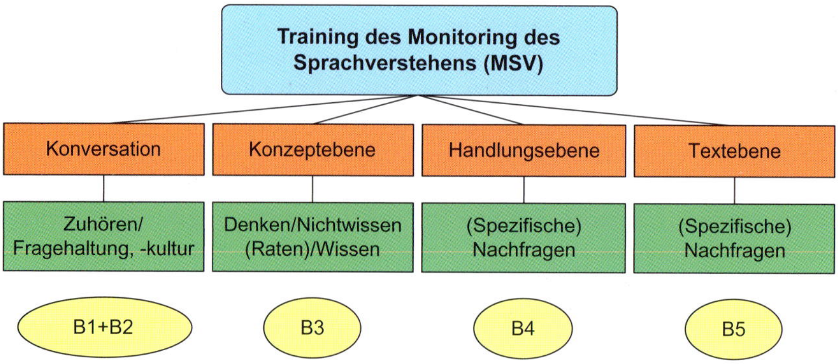

Abb. 3.30 Bausteine der Intervention im Bereich Monitoring des Sprachverstehens (MSV) [P030]

Baustein 1: Gutes Zuhören

Baustein 1 zielt auf effektives Zuhören. Die entsprechenden Verhaltensweisen (➤ Kap. 3.1.2, „Zuhörförderung") müssen im Verlauf der MSV-Intervention immer wieder aufgegriffen und gesichert werden.

Baustein 2: Schaffen einer Fragehaltung und Fragekultur

Monitoring des Sprachverstehens (MSV) umfasst das Erkennen von kommunikativen Unsicherheiten oder Nichtverstehen sowie die spezifische Reaktion darauf, vor allem in Form von Fragen. **Fragen** dienen generell dazu, die eigene Erkenntnis zu prüfen, Eindeutigkeit zu gewinnen, Probleme zu klären und Noch-Nicht-Wissen zu bewältigen. Fragen haben in vielen Bereichen einen hohen positiven Stellenwert (z. B. Spracherwerb, Wissenschaft und Forschung über Forschungsfragen). Sie können aber auch lästig sein („Jetzt fragst du schon wieder!"). In jeder Frage steckt auch das Eingeständnis, etwas nicht zu wissen oder zu können, wie z. B. folgender Witz zeigt:

Ein Vater fragt seinen Sohn nach der Schule: „Na, wie war's?" Der Sohn antwortet: „Gut, bloß der Lehrer kann nichts. Er muss dauernd fragen." (nach Ritz-Fröhlich 1992, 15).

Für ein gelingendes MSV muss deshalb eine **Fragekultur** geschaffen werden, in der Fragen als etwas Positives und Wichtiges gelten. Dieses übergeordnete Prinzip der Verstärkung der Fragehaltung sollte deshalb allen Bezugspersonen (Familienumfeld, Kita, Schule …) des Kindes vermittelt werden. Der Therapeut kann als Modell dazu selbst immer wieder bei mehrdeutigen oder missverständlichen Inhalten bzw. unbekannten Wörtern nachfragen und auch Bezugspersonen dazu motivieren. Spricht das Kind selbst häufig unverständlich, ist es jedoch ratsam, nur ab und zu nachzuhaken. Ein vorhandenes Störungsbewusstsein könnte sich durch zu häufiges Fragen verstärken und zu vermehrtem kommunikativem Rückzug führen.

Beginnt das Kind selbst vermehrt Fragen zu stellen, verstärkt der Therapeut diese Fragehaltung spezifisch: „Klasse, dass du nachgefragt hast." (Reber und Schönauer-Schneider 2014). Die positive Einstellung gegenüber Fragen kann auch durch nachfragende Charaktere als Identifikationsfigur gefördert werden, z. B. nachfragender Schlaufuchs. Die gewählten Figuren sollten hier heldenhaft erscheinen und keinesfalls als „dumm" angesehen werden (➤ Kap. 3.3.1; ➤ Abb. 3.3).

Das Schaffen einer Fragekultur bedeutet auch, dass der Therapeut bei einem fragenden Blick oder einer falschen Handlung sofort unterstützende Hilfe anbietet. In solchen Situationen kann er spezifisches Nachfragen modellieren: „Das ist ein schwieriges Wort. Wenn du ein Wort nicht kennst, was könntest du dann tun? Genau, nachfragen." oder „Da war ein Geräusch. Vielleicht hast du mich nicht gehört. Soll ich es noch einmal sagen?" (Johnson 2005).

Baustein 3: Konzeptebene: Raten – Wissen

Sprachverständnisgestörte Kinder sind es gewohnt, den Inhalt sprachlicher Äußerungen zu erraten oder bei Handlungsanweisungen es einfach auszuprobieren. Verstehensversuche werden wie sicheres Wissen behandelt, als Illusion des Verstehens (Flavell et al. 1981). Sie müssen deshalb grundlegend den **Unterschied zwischen Raten und Wissen** bzw. Nichtwissen/Unsicherheit und Wissen erkennen lernen.

Zur Einführung der Konzepte kann der Therapeut eine bedruckte, allgemein bekannte Schachtel (z. B. Keksdose, Schuhkarton mit Markenzeichen, Smartiesschachtel) mit einem befremdlich klingenden Inhalt verwenden. Der Therapeut lässt eine Handpuppe oder ein Kind bei Gruppeninterventionen in die Schachtel blicken mit dem Hinweis, nichts zu verraten. Er fragt anschließend das Therapiekind bzw. die anderen Kinder, ob sie wissen, was in der Schachtel ist. Es folgen meist Vermutungen der Kinder in Form von Behauptungen „Da ist … drin." oder im Schulalter auch als sprachliches Vermutungsritual „Ich glaube, da ist … drin." Fragt der Therapeut nach, ob sie wirklich wissen, was in der Schachtel ist, erkennen die Kinder meist schnell, dass sie raten und es nicht wissen. Nur die Handpuppe bzw. das ausgewählte Kind weiß es. Ausgehend von dieser Einsicht lassen sich die Konzepte Wissen – Nicht sicher sein – Nichtwissen mit Raten bei letzteren beiden mit Ampelsignalen bzw. entsprechenden Symbolkarten (➤ Abb. 3.31) verdeutlichen:

- grün – ich weiß
- gelb – ich bin mir nicht sicher
- rot – ich weiß nicht

Anstelle von „Melde dich, wenn du etwas nicht weißt.", wird das Kind in verschiedenen Situationen aufgefordert, jedes Mal seine Hand mit dem entsprechenden Symbol zu heben. Beispielsweise kann das Kind in Ratespielen vor einer Antwort beurteilen, ob es sicher ist (grün), unsicher ist (gelb) oder es nicht weiß (rot). Ratespiele, wie z. B. „Wer wird Millionär" haben zudem den Vorteil, dass Joker für Nachfragen vorhanden sind, z. B. jemanden anrufen oder das Publikum fragen. Hier könnte anstelle des Publikums bei älteren Kindern das Internet miteinbezogen werden.

Weitere Übungsmöglichkeiten sind Rätselbilderbücher, z. B. „Was macht der Elefant mit seinem Rüssel" (Reichenstetter und Siegers 2009) oder Rätsel-/Zuordnungsaufgaben wie z. B. bei miniLÜK-Übungen.

Baustein 4: Erkennen von und Reagieren auf Äußerungen, die nicht verständlich sind

Baustein 4 behandelt das Erkennen von nicht verständlichen Äußerungen und effektiven Reaktionen darauf. Nonverbale Indikatoren für Nichtverstehen (z. B. Stirnrunzeln) reichen v. a. in Gruppensituationen nicht aus. Sie müssen durch verbale Klärungsversuche ergänzt werden. Ziel ist es, dass das Kind für unterschiedliche Gründe des Nicht-/Missverstehens spezifisch nachfragt. Bei sehr schwachen Kindern genügt in Einzelfällen auch allgemeines Nachfragen („Was?/Hä?").

Nach Johnson (2005) und Dollaghan und Kaston (1986) gibt es drei Hauptbereiche, die zu nicht verständlichen Äußerungen führen:

1. **akustische Unzulänglichkeiten** (zu schnell, zu leise, Störgeräusche wie Niesen, Husten, Lärm)
2. **unzulänglicher Inhalt** (nicht möglich, mehrdeutig, gegensätzlich)
3. **Komplexität** (unbekanntes Wort, zu lang, grammatikalisch zu komplex)

Grundlegend vermittelt der Therapeut dem Kind: „Nicht jede Äußerung ist verständlich." Da viele

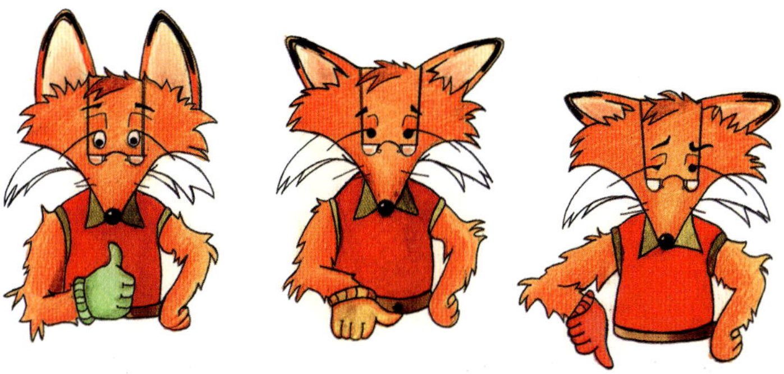

Abb. 3.31 Piktogramme – Wissen – Unsicher sein – Nichtwissen [L270]

Kinder ein Störungsbewusstsein besitzen, ist für sie zusätzlich die Erkenntnis wichtig, dass nicht immer der Hörer am Miss-/Nichtverstehen schuld ist. Soziale Kognitionen (wie Annahmen über Sprecher, kommunikative Schuldzuweisung) können das MSV nachweislich beeinflussen (u. a. Bonitatibus et al. 1988). Erst wenn die Kinder erkennen: „Es ist nicht immer meine Schuld, wenn ich etwas nicht verstehe.“, finden sie einen positiven Zugang zum Nachfragen und somit zum MSV als Kompensationsstrategie.

Folgende Methoden können je nach Alter, Entwicklungsstand und Fähigkeiten des Kindes für das Erkennen von und Reagieren auf nicht verständliche Äußerungen in Einzel- oder Kleingruppeninterventionen (2–4 Kinder) eingesetzt werden:

- **Modellieren**
- **spezifisches Loben, Verstärken**
- **metasprachliches Reflektieren**
- **Einsatz von Symbolen/Piktogrammen**
- **Übung:** häufige Anwendung des Erkennens und Formulierung der spezifischen Nachfragen
- in Kleingruppen: **Peer-learning** (Lernen voneinander)

Für die drei Bereiche nicht verständlicher Äußerungen werden im Folgenden praktische Beispiele gegeben, die je nach diagnostischen Ergebnissen zum MSV ausgewählt werden (➤ Kap. 2.3.6).

MSV bei akustischen Unzulänglichkeiten

Der Einstieg in nicht verständliche Äußerungen gelingt u. a. über **akustische** Unzulänglichkeiten, d. h. zu schnelle, zu leise oder durch Störgeräusche unterbrochene Äußerungen. Dem Kind ist hier meist schnell klar, dass eine Äußerung nicht verständlich war und der Grund des Nichtverstehens eindeutig beim Sprecher oder bei äußeren Umständen liegt. Der Therapeut gibt in einer Interaktionssituation (z. B. Einräumen des Kaufladens, Aufstellen von Tieren in einem Zoogelände) eine zu schnelle oder zu leise Anweisung. Je nach Reaktion des Kindes setzt er die zuvor genannten Methoden ein:

- **Modellieren** bei keiner Reaktion:
  „Das hast du nicht verstanden. Da habe ich sehr schnell gesprochen. Ich sage es dir noch einmal langsamer.“
- **Modellieren** bei allgemeiner Frage „Hä?“:
  Th.: „Du hast gemerkt, dass ich schnell gesprochen habe und fragst nach. Kannst du es bitte langsamer sagen?“
- **metasprachliches Reflektieren** bei falscher Reaktion („Drauflosshandeln“):
  „Hast du mich jetzt verstanden? (Pause, Reaktion des Kindes abwarten.) Ich habe das nicht verstanden. Ich habe so schnell gesprochen. Was kannst du tun, wenn du etwas nicht verstehst? (Pause, Reaktion des Kindes abwarten.) Genau, du kannst fragen. Du könntest z. B. auch sagen: Kannst du es bitte langsamer sagen?“
- **Einsatz von Piktogrammen** (➤ Abb. 3.32):
  Th.: „Das habe ich komisch gesprochen. Kannst du das Bild/Symbol dafür zeigen? Welche Frage passt dazu?“
- **Übung:**
  Weitere Spiele mit häufigen Anweisungen, die akustisch nicht verständlich sind; evtl. auch im Wechsel mit dem Kind, falls dieses akustisch unzulängliche Äußerungen produzieren will. Insbesondere „Hatschi“ als Störsignal bereitet den Kindern viel Spaß.

Weitere Erarbeitungsmöglichkeiten sind Telefonanrufe mit Störgeräuschen (z. B. Rauschen, zu leise Sprache), akustisch unzulängliches Sprechen einer Handpuppe sowie interaktive Spielsituationen, in denen Anweisungen gestellt werden (Regie-Spiele).

Jüngeren Kindern und Kindern mit auditiven Problemen fällt es schwer, die Parameter Geschwindigkeit, Lautstärke und Störgeräusch explizit zu unterscheiden und zu benennen. Hier reicht es zu erarbeiten, dass eine Äußerung nicht gehört wurde und zu bitten: „Kannst du es bitte nochmal sagen?“ Die Formulierungen der Nachfragen sind mit den Kindern gemeinsam zu erarbeiten, um deren produktive Fähigkeiten nicht zu überfordern. Bei geringen sprachlichen Fähigkeiten reicht die Nachfrage:

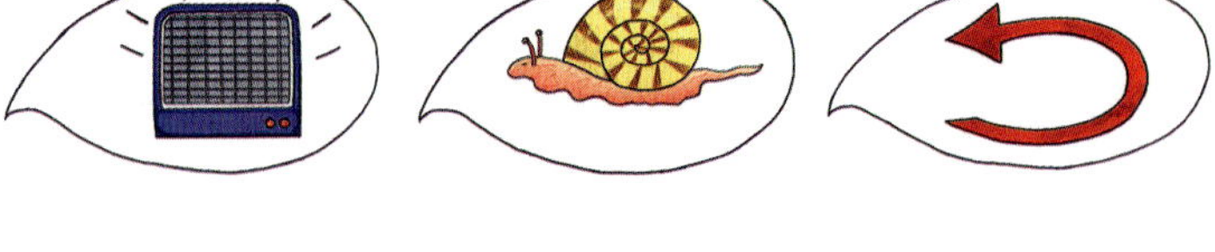

Abb. 3.32 Piktogramme für zu leise, zu schnelle und unverständliche Äußerungen (lauter, langsamer, „nochmal“) [L270]

„Was?/Nochmal!/Bitte nochmal!“ völlig aus, mit steigenden Produktionsfähigkeiten können die Fragen schrittweise erweitert werden: „Bitte nochmal sagen! …“

MSV bei inhaltlichen Unzulänglichkeiten

Zu den inhaltlichen Unzulänglichkeiten gehören nicht mögliche, mehrdeutige und gegensätzliche Äußerungen.

Das Erkennen von nicht möglichen Äußerungen wird bereits sehr früh erworben und z. B. durch verbalen Protest „Das geht doch nicht!“ zurückgewiesen (Mathieu 2000b). Jüngere Kinder benötigen zum Erkennen die konkrete Handlung bzw. den Beginn der Handlung, um die Unmöglichkeit zu erkennen, bei älteren Kindern reicht die Vorstellung aus. Anhand von Anweisungen kann der Therapeut das Symbol für „nicht möglich“ erarbeiten und sichern, das in der Arbeit am MSV auf Textebene für „nicht mögliche/komische Inhalte“ wieder verwendet wird (➤ Abb. 3.29). Spielerisch lässt sich dies folgendermaßen umsetzen:

BEISPIEL

Ausmalbild mit nicht möglichen Anweisungen

Der Therapeut gibt zu einem Wimmelausmalbild (z. B. ➤ Abb. 3.28) mögliche und nicht mögliche Anweisungen:
- „Male das Auto blau an" (nicht möglich, es ist kein Auto vorhanden)/„Male den Bären braun an" (Es ist kein Bär da)
- „Male den Schirm rosa an" (nicht möglich, da kein rosa Stift vorhanden ist)
- Kontrast: „Male den Frosch grün an" (möglich)

Richtung Textebene kann das Symbol bzw. die Verbalisierung des Unmöglichen/Komischen/Unerwarteten auch an längeren Sätzen („Es ist Mittag. Draußen ist es schon dunkel.“) oder Bilderbüchern (z. B. „Pippi findet einen Spunk“, Lindgren 2009) weitergeführt werden. Therapeut und Kind verbalisieren, was möglich/normal bzw. nicht möglich/komisch ist, z. B. „Das kann doch gar nicht sein – eine Säge in der Küche.“ Da für Kinder oft „komisch“ und „gegensätzlich“ eng beieinanderliegen, wird in der Therapie meist kein eigenes Symbol dafür eingeführt.

Für das Verstehen von **Mehrdeutigkeiten** sind sowohl kognitive Vergleichsfähigkeiten (z. B. „Gibt es mehrere Objekte von einer Sorte, z. B. mehrere unterschiedliche Mädchen?“) als auch das **Wissen um einen Referenzrahmen** wichtig (Flavell et al. 1981). Ein lokaler Referenzrahmen ist z. B. bei der Anweisung „Lege den Ball hierhin!“ eine zugehörige Geste. Fehlt diese Geste, so bleibt der Referenzrahmen mehrdeutig. Nachfragen bei mehrdeutigen Äußerungen fällt oftmals Vorschulkindern noch schwer. Sie sind mit einer Alternative zufrieden und überprüfen nicht, ob es mehrere Möglichkeiten gäbe (u. a. Patterson et al. 1978). Für die Intervention bedeutet dies, dass bei manchen Kindern kognitive Vergleichsfähigkeiten als Grundlage geschult werden müssen. Der Therapeut gibt z. B. Begriffe vor, die das Kind aus einer Ansammlung von Objekten oder auf einem Wimmelbild heraussuchen soll. Einige Objekte sind nur einmal, andere mehrmalig vorhanden. Eine Symbolkarte kann als Erinnerungshilfe dienen (➤ Abb. 3.33). An dieser Stelle kann es auch nötig sein, den Unterschied von „den Hund“ vs. „einen Hund“ zu erarbeiten.

Als spielerische Umsetzung kann der Therapeut eine Handpuppe einführen, die viele Dinge noch nicht kennt. Er bittet das Kind, der Handpuppe die Dinge auf einem Wimmelbild zu zeigen (➤ Abb. 3.22):
- „Zeige mir den Puppenwagen.“ (einmalig)
- „Zeige mir den Kuchen.“ (mehrdeutig)
- „Zeige mir den Luftballon.“ (mehrdeutig)

Weitere Spielideen sind:
- das **Ankleiden von Figuren,** für die Kleidung teilweise mehrfach vorhanden ist, z. B. Pullis in verschiedenen Farben. Auf die Frage des Kindes „Welchen Pulli?“ gibt der Therapeut pragmatisch sinnvoll die jeweilige Farbe an.

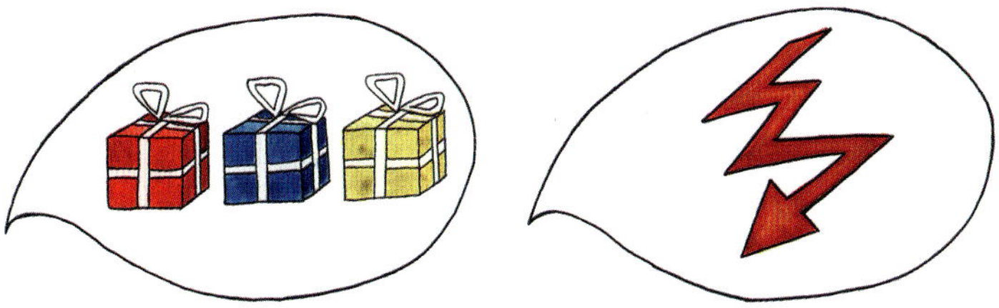

Abb. 3.33 Piktogramme für mehrdeutige und nicht mögliche bzw. „komische" Äußerungen (welcher, geht nicht) [L270]

- **Magnetbilderbücher,** bei denen Figuren eingeordnet werden, die mehrfach vorhanden sind oder an Orte gestellt werden, die mehrdeutig sind.
- Anweisungen zum **Kinderstadtplan** (➤ Abb. 3.26): „Gehe zur Eisdiele/Gehe zum Bäcker/Gehe zum Spielplatz!“ (Diese Orte sind jeweils mehrfach vorhanden.)

MSV bei komplexen Äußerungen

Für das Verstehen **komplexer Äußerungen** spielt das Gedächtnis eine große Rolle. Hat ein Kind hier Einschränkungen, kann es das MSV gezielt als Kompensationsstrategie einsetzen. Eine Äußerung kann aufgrund unbekannter Wörter, ihrer Länge (Vielzahl von Informationen, z. B. mehrteilige Anweisung) oder ihrer grammatikalischen Komplexität (z. B. „Bevor du das Mädchen auf das Karussell gesetzt hast, setze alle Hunde außer den brauen Hund in den Sandkasten.“) nicht oder schwer verständlich sein. In manchen Interventionskonzepten ist unbekannter Wortschatz auch unter inhaltlichen Unzulänglichkeiten zu finden. Da das Nachfragen nach unbekannten Wörtern für viele Kinder eine hohe Hürde und somit eine sprachliche Komplexität darstellt, wird es in Anlehnung an Johnson (2005) im Rahmen der Komplexität erläutert.

Für die Erarbeitung des Symbols bei **unbekannten Wörtern** kann der Therapeut schwierige Begriffe oder auch Pseudowörter einsetzen (➤ Abb. 3.34). In der Diagnostik äußern die Kinder bei Anweisungen wie „Setze den Jungen in die Botanik.“ häufig „Gibt's nicht.“, ohne ihr Nichtverstehen eines Wortes anzuzeigen. Auf die Nachfrage „Weißt du, was Botanik ist?“, verneinen die meisten. Viele Kinder können auch nicht genau benennen, welches Wort sie nicht verstehen. Spiele zum Entdecken und Stoppen können hier helfen, z. B. Drücken einer Klingel oder einer Quietscheente, wenn ein unbekanntes Wort auftritt. Hat das Kind Schwierigkeiten, viele unbekannte Wörter einzugestehen, kann der Sammler der meisten unbekannten Wörter spezifisch verstärkt werden, z. B. durch einen Stempel, Aufkleber oder weitere materielle und verbale Verstärker. Zu Beginn sind Kinder mit Sprachverständnisstörungen meist überfordert, unbekannte Wörter bereits aus Sätzen oder kurzen Geschichten herauszufiltern. Der Therapeut sollte deshalb mit einzelnen bekannten und unbekannten Wörtern (evtl. auch Pseudowörtern) beginnen und allmählich die Anforderungen über kurze und längere Sätze bis hin zu Geschichten steigern. Das Nachfragen bei unbekannten Wörtern ist zudem eng verzahnt mit der Therapie auf Wortebene im Sinne eines Strategietrainings (➤ Kap. 3.3.1). Als Umsetzungen eignen sich u. a. folgende Interaktionen:

- **Spielhandlungen** am Kaufladen, mit Playmobil, Puppen („Bringst du die Pampelmusen?“)
- **Wimmelbilder** zu spezifischen Themen („Wo ist das Rhinozeros?“)
- **Entscheidungsübungen:** „Kenne ich das Wort?“
- **Stopp- und Frageübungen** bei kurzen Videosequenzen (z. B. Filme aus der DVD „Nochmaaal! – Auf dem Bauernhof“, Terzio Verlag)
- **Kinderstadtplan** (➤ Abb. 3.23): „Gehe zum Flamingo/Gehe zum Hospital!“

Die Komponenten **Länge** und **grammatikalische Komplexität** sind für Kinder schwer zu differenzieren und werden deshalb in ein Symbol zusammengefasst (➤ Abb. 3.34). Der Therapeut gibt dem Kind z. B. Anweisungen für die Herstellung einer Papierfigur, eines Zaubertricks oder eines Obstsalats. Dabei baut er gezielt zu lange oder zu komplexe Sätze ein. Das Nachfragen formulieren Kinder häufig mit: „Kannst du es bitte kürzer sagen? Kannst du es bitte in Teilen sagen? Kannst du es bitte einfacher sagen?“. Anschließend äußert der Therapeut die Anweisung dementsprechend. Gut geeignet sind für Schulkinder auch Wegbeschreibungen, z. B. zu Kinderstadtplänen, Tierpark- oder U-Bahnplänen.

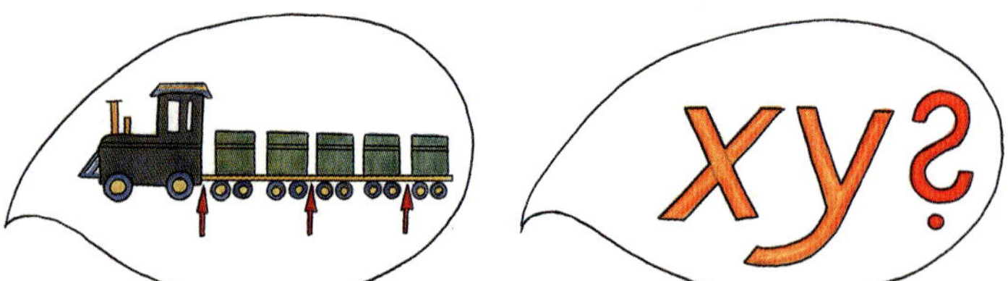

Abb. 3.34 Piktogramme für unbekanntes Wort und zu komplexe Äußerungen (einfacher/in Teilen, was heißt) [L270]

BEISPIEL

Zu komplexe Anweisungen am Kinderstadtplan

Der Therapeut fordert das Kind auf, eine Figur oder ein Auto am Kinderstadtplan nach Anweisung durch die Straßen zu bewegen (➤ Abb. 3.26). Äußert das Kind sein Nicht- oder Missverstehen und bittet: „Kannst du es bitte einfacher sagen!", so kommt der Therapeut der Aufforderung nach und formuliert die Anweisungen um.

- „Bevor du zur Kirche gehst, gehe nicht zur Schule, sondern zum Spielzeugladen." (zu komplex)
- „Gehe zur Schule, biege zum Bahnhof ab, hole beim Bäcker Brezen, laufe an der Feuerwehr vorbei, gehe zur Schaukel und dann noch zum Bahnhof!" (zu lang)
- Kontrast: „Gehe zum Bahnhof!" (einfacher, schnell durchführbarer Satz)

Baustein 5: Erkennen von und Reagieren auf Inhalte und Begriffe, die in Texten nicht verständlich sind

Um Texte zu verstehen und auf Verständlichkeit hin zu beurteilen, reichen Wort- und Satzverstehen bzw. Monitoring-Fähigkeiten in diesen Bereichen nicht aus. Das Monitoring des Sprachverstehens auf Textebene ist zugleich eine tragende Strategie beim Textverstehen (➤ Kap. 3.3.3). Kinder müssen anhand ihres Welt- und Vorwissens sowie bereits gehörter Textteile Erwartungen an einen Text aufbauen, um anschließend mögliche **Erwartungsverletzungen** zu entdecken. Bei bekannten Texten und alltäglichen Interaktionshandlungen (z. B. Betrachten bekannter Bilderbücher) gelingt dies bereits Kindern im Alter von 3–4 Jahren (Skarakis-Doyle und Dempsey 2008). Liest ein Erwachsener ein bekanntes Bilderbuch mit falschen Worten oder Inhalten vor, protestieren normalentwickelte Kinder, während sprachverständnisgestörte insbesondere auf Textebene oft wenige Inkonsistenzen entdecken. Für die Intervention mit sprachverständnisgestörten Kindern werden deshalb zwei Bereiche hervorgehoben, die für das Textverstehen von besonderer Bedeutung sind: das Erkennen unbekannter Wörter bzw. das Fragen danach sowie das Erkennen inhaltlicher Inkonsistenzen bzw. Entdecken von Erwartungsverletzungen.

Ausgangspunkt sind gut strukturierte, kurze Texte mit einfachen logischen, zeitlichen und kausalen Beziehungen (Markman 1981), z. B. Bilderbücher mit wiederkehrenden Handlungen wie „Der Grüffelo" (Scheffler und Donaldson 1999). Nach mehrmaliger Betrachtung des Bilderbuches lässt der Therapeut z. B. eine Handpuppe das Bilderbuch erzählen mit dem Hinweis, dass diese öfter einmal etwas falsch sagt (z. B. Das Buch heißt „Der Gafili"; Bild mit Maus und Fuchs am Stein: „Wo triffst du ihn denn? Gleich hier beim Leim. Und Hasenspieß zu Mittag, das fände er fein.") Aufgabe des Kindes ist es, diese Inkonsistenzen zu entdecken. Als Stopp-Zeichen können akustische Signale (z. B. Glocke) oder visuelle Symbole (➤ Abb. 3.29) verwendet werden.

Um Erwartungsverletzungen zu entdecken, müssen zunächst **Erwartungen aufgebaut** werden. Erst dann sind unerwartete Begriffe, Handlungen oder komische Ereignisse erkennbar. Folgende Übungsmöglichkeiten kann der Therapeut anwenden:

- Erwartungen **anhand von Überschriften** wecken und überprüfen:
  - Vorgeben der Überschrift („Die kleine Hexe")
  - Aufbau von Erwartungen („Was könnte bei einer Hexe vorkommen?" → Besen, Rabe, hexen, Hexenhaus…; „Was könnte bei einer kleinen Hexe besonderes vorkommen?" → Hexen lernen)
  - Überprüfen der Erwartung anhand von Textabschnitten, z. B. „Die 127-jährige kleine Hexe lebt im tiefen Wald mit ihrem Raben Abraxas. Die kleine Hexe verbringt viel Zeit damit, in ihrem Hexenbuch zu lesen und das Hexen zu lernen":
    - erwartet: Rabe, Hexenbuch, Hexen lernen
    - unerwartet: 127-jährig
- Übungen mit **kurzen Erzählungen:**
  Entdecken, was falsch/komisch war oder keinen Sinn ergibt,
  - z. B. „Peter wünscht sich zum Geburtstag einen Fußball. Er packt seine Geschenke aus, aber es ist kein Fußball dabei. Am Nachmittag geht er gleich mit dem neuen Fußball auf den Fußballplatz." (nach Sodian 1988)
  - „Ein Mädchen läuft den Gehweg entlang. Es hat die Hände in den Hosentaschen und einen Regenschirm in der Hand."
  - „Ein Mann schreibt an seine Mutter einen Brief: ‚Hier kommt das versprochene Foto. Wenn du den Brief nicht erhältst, sag es mir.'"
- Kombination **mit curricularen Inhalten,** z. B. Sachaufgaben:
  „Kannst du die Aufgabe rechnen: Peter wirft 5 € in sein Sparschwein. Wie viel Geld hat er jetzt?"

Ein weiteres Umsetzungsbeispiel findet sich bei der Geschichte „Die Bootsfahrt“ (➤ Kap. 3.3.3, „Anwendung verschiedener Strategien“).

3.4 Evidenzbasierte Praxis und Effektivität von Therapiemaßnahmen im rezeptiven Bereich

Claudia Hachul und Wilma Schönauer-Schneider

Die Effektivität von sprachtherapeutischer Intervention bei Sprachentwicklungsverzögerungen/Late Talkern und bei Sprachentwicklungsstörungen wurde in mehreren Metaanalysen und systematischen Reviews belegt (Law et al. 1998; Law et al. 2004; Nelson et al. 2006; Cable und Domsch 2011; Roberts und Kaiser 2011; Ebbels 2014). Es ist bislang jedoch nur unzureichend erforscht, wie effektiv welche Therapiemethode bei welchen Kindern ist, also in Abhängigkeit z. B. vom Alter der Kinder, der Ausprägung der Sprachentwicklungsstörung (nur expressiv oder rezeptiv-expressiv und auf welchen Sprachebenen) oder der Kognition. Viele Studien sind auch aufgrund methodischer Mängel nur sehr eingeschränkt aussagekräftig (Law et al. 2004). Therapie bei Sprachentwicklungsstörungen ist zudem keine Ursachentherapie. Sie unterstützt vielmehr sprachliche Lernprozesse. Lernerfolg stellt sich dann ein, wenn die Therapie an den jeweiligen Entwicklungsstand des Kindes angepasst ist und die Zone der nächsten Entwicklung fokussiert und das Kind ausreichend Motivation und Freude an sprachlicher Kommunikation zeigt, d. h. wenn die Therapie ausreichend intensiv, regelmäßig und nicht überfordernd erfolgt und dem Kind Freude an der Kommunikation und funktionale Bedeutung von Interaktion vermittelt wird (Baumgartner 2008).

Besonders bei Kindern mit rezeptiv-expressiven Sprachentwicklungsstörungen scheinen Therapiefortschritte oft nur mühsam einzutreten. Langsame Fortschritte erfordern häufig ein intensives Sprachangebot und vielfältige Übungen. Zur Effektivität von Therapie bei Störungen im Kindes- und Jugendalter gibt es nur sehr wenig empirische Evidenz. Law et al. (2004) weisen darauf hin, dass Kinder mit schweren rezeptiven Sprachstörungen in Studien oft ausgeschlossen oder nicht differenziert als Gruppe benannt sind. So wird in den oben genannten Metaanalysen (Law et al. 1998; Law et al. 2004; Nelson et al. 2006; Cable und Domsch 2011; Roberts und Kaiser 2011) die Diagnose der Kinder nicht spezifiziert, es bleibt also unklar, ob und wenn ja wie viele Kinder mit Sprachverständnisstörungen in den Studien bzw. Metaanalysen berücksichtigt wurden. Die berichteten, meist kleinen positiven Interventionseffekte im rezeptiven Bereich können also auch solche Kinder betreffen, deren Sprachdefizite hauptsächlich in der expressiven Modalität auftreten. Viele Studien zeigen somit Interventionseffekte für das Sprachverstehen bei durchschnittlich entwickelten Kindern oder bei Kindern mit isoliert expressiven Sprachstörungen auf, lassen aber offen, ob und wie gerade Kinder und Jugendliche mit Sprachverständnisstörungen von einer Sprachtherapie profitieren (Boyle et al. 2010; von Suchodoletz 2010).

Im Gegensatz dazu differenziert ein aktueller Review zur Therapie von grammatischen Störungen bei Kindern ab einem Alter von 5;0 Jahren hingegen sehr übersichtlich zwischen isoliert expressiven und rezeptiv-expressiven Sprachentwicklungsstörungen (Ebbels 2014). Ebbels (2014) gelangt zu der Schlussfolgerung, dass für Schulkinder und Jugendliche eine Grammatikverständnistherapie (z. B. Fragepronomen, Passivstrukturen o. Ä.) dann wirksam sein kann, wenn die Therapie auch explizite Methoden mit metalinguistischen Anteilen enthält und in Einzeltherapie durchgeführt wird. Für andere Therapiemethoden (z. B. eher implizit über Modellierungsstrategien) oder Therapieformen (z. B. Gruppentherapie oder integriert in den Sprachförderunterricht) gibt es laut Ebbels (2014) für die rezeptive Grammatiktherapie zu wenig Studien, um eine Aussage über die Effektivität treffen zu können. Die in diesem Review genannten und weitere Studien, in denen die Interventionseffektivität für Kinder und Jugendliche mit Sprachverständnisstörungen benannt wird, sind in ➤ Tabelle 3.5 zusammengefasst und näher beschrieben.

Die Studien zur Sprachverständnistherapie liefern – wie in ➤ Tabelle 3.5 ersichtlich – erste Hinweise darauf, dass eine gezielte Therapie des Sprachverstehens auch für Kinder und Jugendliche mit schweren und persistierenden Sprachverständnisstörungen wirksam sein kann. Insgesamt gibt es viel zu wenig empirische Studien zur Therapie von Sprachverständnisstörungen und die bisherigen empirischen Ergebnisse sind z. T. auch widersprüchlich.

Für ein computerbasiertes Training auditiver Fähigkeiten nach dem Programm „Fast For Word“ (Tallal et al. 1996) lassen sich laut der Metaanalyse von Strong et al. (2011) keine Effekte für Kinder mit rezeptiven Sprachstörungen ableiten, so dass dieses derzeit nicht als alternative Intervention empfohlen werden kann (vgl. z. B. auch Cohen et al. 2005; Bishop et al. 2006; Gillam et al. 2008).

Aufgrund der Schwere der sprachlichen Einschränkungen und Sekundärsymptome benötigen Kinder und Jugendliche mit Sprachverständnisstörungen eine intensive und langfristige Therapie und Förderung. Ohne Intervention sind die Betroffenen in den Bereichen zwischenmenschliche Kommunikation, seelische Gesundheit, Wissenszuwachs, Bildungserwerb und gesellschaftliche Teilhabe stark benachteiligt.

Es bleibt also in weiteren empirischen Untersuchungen zu klären, wie Kinder mit Sprachverständnisstörungen von einer Intervention profitieren. Es kann nach von Suchodoletz (2010, 72) erwartet werden, „dass die Kinder bei der Benutzung der unmittelbar trainierten linguistischen Zielstrukturen sicherer werden. Jede grammatische Regel muss aber einzeln geübt werden, da eine Generalisierung von einer Regel auf eine andere kaum eintritt“. Dies gilt auch für die Wortschatztherapie. Diese fehlende Generalisierung in der Grammatik- und Wortschatztherapie kann eventuell durch ein Training des Monitoring des Sprachverstehens kompensiert werden, da die Kinder und Jugendlichen hier lernen, Missverständnisse zu entdecken und selbstständig ihr Sprachverstehen zu erweitern (Dziallas 2010). Auch für sprachtherapeutische Erfolge bei Übungen zu Inferenzziehungen für Vorschulkinder gibt es erste Hinweise (Desmarais et al. 2013). Es lässt sich festhalten, dass nach jetzigem Kenntnisstand eine Therapie des Sprachverstehens ganz genau auf bestimmte sprachliche Zielstrukturen fokussiert sein muss und Generalisierungseffekte nur dann erwartbar sind, wenn darüber hinaus bei älteren Kindern auch metalinguistische Strategien eingesetzt werden oder z. B. auch das Monitoring oder die Fähigkeit zur Inferenzziehung berücksichtigt werden. In jedem Fall sollte das familiäre und (vor-)schulische Umfeld mit beraten werden (➤ Kap. 3.1), auch wenn dies in den meisten bisherigen Forschungsstudien nicht thematisiert wird. In Deutschland war nach Baumgartner (2008) Sprachtherapie bis jetzt kaum ein empirisches Projekt. Schon kleine, methodisch kontrollierte Einzelfallstudien mit Baseline-Testung oder kleine gut kontrollierte Gruppenstudien mit einer Wartegruppe als Kontrollgruppe könnten hier für die Evaluation von Sprachtherapie bei Sprachverständnisstörungen sehr hilfreich sein. Es geht darum herauszufinden, welche Therapiemethoden (z. B. eher implizit, eher explizit-metalinguistisch, mit und ohne schriftsprachliche Unterstützung, Monitoring als Therapieziel o. Ä.) und welche Therapieformen (Einzeltherapie, Gruppentherapie, mit Eltern als Ko-Therapeuten, alltagsintegriert, unterrichtsintegriert) für welche Kinder (Alter, zusätzlicher Förderbedarf im Bereich Lernen u. a.) am wirksamsten sind. Gerade Kinder und Jugendliche mit Sprachverständnisstörungen benötigen eine intensive, evidenzbasierte, dezidiert geplante und professionelle Sprachtherapie und gute Beratung für ihr familiäres Umfeld und ihre vorschulische und schulische Sprachförderung.

3

Tab. 3.5 Studien zur Effektivität von Sprachtherapie für Kinder mit Sprachverständnisstörungen

Autoren und Jahr	Anzahl (N) der Studienteilnehmer und Anmerkungen zum Studiendesign	Alter in Jahren	Intervention	Ergebnisse	Effekte im rezeptiven Bereich?
Boyle et al. 2009	N = 161, davon 86 mit rezeptiv-expressiver Sprachentwicklungsstörung randomisiert und verblindet	6–12	4 Gruppen 3-mal pro Woche für 30–40 Min. über 15 Wochen zum Monitoring des Sprachverstehens; Wortschatz, Grammatik, Erzählstruktur; Sprachlernstrategien: • direkte Individualtherapie • direkte Gruppentherapie	keine signifikanten Unterschiede zwischen 4 Interventionsgruppen; expressiv gestörte Kinder mit höherer Steigerung in rezeptiven und expressiven Sprachleistungen als rezeptiv gestörte Kinder, insgesamt nur moderater, nicht signifikanter Interven-	nein

3

Tab. 3.5 Studien zur Effektivität von Sprachtherapie für Kinder mit Sprachverständnisstörungen *(Forts.)*

Autoren und Jahr	Anzahl (N) der Studienteilnehmer und Anmerkungen zum Studiendesign	Alter in Jahren	Intervention	Ergebnisse	Effekte im rezeptiven Bereich?
			• indirekte Individualtherapie • indirekte Gruppentherapie Kontrollgruppe	tionseffekt im Bereich Sprachverstehen für Therapiekinder mit rezeptiv-expressiven Sprachentwicklungsstörungen vs. Kontrollgruppe	
Buschmann und Jooss 2011	N = 20 randomisiert und verblindet	ca. 2;0	Heidelberger Elterntraining zu Basisstrategien zur Förderung des Sprachverständnisses (vgl. ➤ Kap. 3.1.1)	3 und 9 Monate nach Trainingsabschluss: Interventionsgruppe besser im Satzverstehen als Wartegruppe (bei 56 % der 3-Jährigen Satzverstehenswerte im Normbereich, bei Wartegruppe 36%), inferenzstatistische Auswertung fehlt	eventuell
Camarata et al. 2009	N = 28 randomisiert	2;7–3;1	Individualtherapie zu grammatischen Zielstrukturen (z. B. Modellieren, Imitieren) 2-mal pro Woche über 12 Wochen	signifikante Verbesserung der expressiven und rezeptiven syntaktischen Fähigkeiten	ja
Desmarais et al. 2013	N = 16 Einzelfallstudie	4;0–6;1	Individualtherapie der Inferenzziehung für 10 Sitzungen über 10 Wochen durch Vorlesen von Bilderbüchern mit anschließenden Fragen	Verbesserungen der Inferenzziehungen erkennbar, Effekt jedoch nicht eindeutig auf Therapie zurückführbar	eventuell
Dixon et al. 2001	N = 8 Einzelfallstudie	9;0–15;1	Therapie des Textverstehens durch Visualisieren und Verbalisieren vs. traditionelle Therapie des Textverstehens durch Fragen zum Text	Verbesserung des Textverstehens durch beide Ansätze; unklar, ob Verbesserung durch Therapie bewirkt wurde, da fehlende Baseline im Einzelfalldesign	unklar
Dollaghan und Kaston 1986	N = 4, davon 3 mit rezeptiv-expressiver Sprachentwicklungsstörung Einzelfallstudie mit Baseline-Testung	5;10–8;2	Förderung des effektiven Zuhörens und Monitoring des Sprachverstehens	Steigerung des Monitoring des Sprachverstehens mit abnehmenden Langzeiteffekten	ja
Ebbels und van der Lely 2001	N = 4 bzw. N = 2 Einzelfallstudie mit Baseline-Testung	11;8–12;9	Individualtherapie des Verstehens von Passiv- und Fragesätzen für 30 Wochen 2× wöchentlich (je 30 Minuten)	3 von 4 Kindern erzielten Fortschritte im Passivverstehen und 2 von 2 im Verstehen von Fragesätzen, auch 30 Wochen nach Therapieende	ja
Ebbels 2007	N = 3 Einzelfallstudie mit Baseline-Testung	11;8–12; 9	Individualtherapie des Verstehens von Dativ und Fragesätzen für 10 Wochen 2× wöchentlich (je 30 Minuten)	2 von 3 Kindern erzielten Fortschritte im Verstehen des Dativs und 2 von 2 im Verstehen von Fragesätzen	ja

Tab. 3.5 Studien zur Effektivität von Sprachtherapie für Kinder mit Sprachverständnisstörungen *(Forts.)*

Autoren und Jahr	Anzahl (N) der Studienteilnehmer und Anmerkungen zum Studiendesign	Alter in Jahren	Intervention	Ergebnisse	Effekte im rezeptiven Bereich?
Ebbels et al. 2014	N = 14 (davon N = 7 Wartekontrollgruppe)	11;3–16;1	Individualtherapie des Verstehens von koordinierenden Konjunktionen für 8 Wochen 1× wöchentlich (30 Minuten)	Verbesserung des Verstehens der therapierten Zielstrukturen und generalisierte Verbesserungen im Satzverstehen, auch 4 Monate nach Therapieende	ja
Eiber 2010a	N = 16 (zusätzlich leicht unterdurchschnittliche Kognition)	6;5–9;10	Grammatisches Verstehen mit 3 Gruppen (jeweils Gruppenintervention): • Funktion von Sprache und Satzverstehen (5 Blöcke à 6 Wochen; 2-mal 45 Min. pro Woche) • Funktion von Sprache und Satzverstehen (s.o.) und MSV (8-mal 20 Min.) • Funktion von Sprache und Monitoring des Sprachverstehens (8-mal 20 Min.) Kontrollgruppe	signifikante Verbesserung des Satzverständnisses durch eine spezifische Satzverständnistherapie	ja
Ellis Weismer und Murray-Branch 1989	N = 4, davon 1 mit rezeptiv-expressiver Sprachentwicklungsstörung Einzelfallstudie mit Baseline-Testung	5;5–6;11	10–14 Trainingssitzungen, innerhalb von Spielaktivitäten: Modellieren ohne evozierte Antwort vs. Modellieren mit evozierter Produktion	für 3 Kinder mit expressiver Störung: beide Methoden effektiv; für Kind mit rezeptiver Störung: keine der Methoden effektiv	nein
Glogowska et al. 2000	N = 159 randomisiert und verblindet	1;6–3;6	individuelle Therapie zu verschiedenen sprachlichen Bereichen über 8,4 Monate (insgesamt 6,2 Stunden) vs. Kontrollgruppe	besseres Hörverstehen bei Therapiegruppe, sowohl bei Kindern mit rezeptiv-expressiver als auch isoliert expressiver Sprachentwicklungsstörung; in anderen Therapiebereichen keine signifikanten sprachlichen Unterschiede zwischen Therapie- und Kontrollkindern	ja
Johnson 2000	N = 9, davon 3 mit rezeptiv-expressiver Sprachentwicklungsstörung Einzelfallstudie mit Baseline-Testung	7–9	Förderung des effektiven Zuhörens, Monitoring des Sprachverstehens: Entdecken von Nicht-, Missverstehen, Anwenden geeigneter Klärungsstrategien (spezifisches Nachfragen)	Steigerung des spezifischen Nachfragens bei Kindern mit rezeptiv-expressiven Sprachentwicklungsstörungen	ja

3

Tab. 3.5 Studien zur Effektivität von Sprachtherapie für Kinder mit Sprachverständnisstörungen *(Forts.)*

Autoren und Jahr	Anzahl (N) der Studienteilnehmer und Anmerkungen zum Studiendesign	Alter in Jahren	Intervention	Ergebnisse	Effekte im rezeptiven Bereich?
Law et al. 1999	N = 38 randomisiert und verblindet	2;9–3;3	2 Interventionsgruppen: • individuelle Sprachtherapie (mit den Therapiezielen auditive Verarbeitung und Wortschatz) über 6 Wochen (insgesamt 27,4 Stunden) • elterngeleitete Intervention (angelehnt an Hanen-Programm) über 10 Wochen (insgesamt 25 Stunden) Kontrollgruppe	Kontrollgruppe verbesserte sich ebenso wie Interventionsgruppen	nein
Levy und Friedmann 2009	N = 1	12;2	Individualtherapie des Verstehens von Relativsätzen und Topikalisierung über 16 Sitzungen (20–60 Minuten) verteilt auf 6 Monate	Verbesserung des Verstehens der meisten Zielstrukturen (Relativsätze und Topikalisierung) und auch von Fragesätzen (die nicht Therapieziel waren); unklar, ob Fortschritte auf Therapie zurückführbar, da fehlende Baseline im Einzelfalldesign	unklar
Parsons et al. 2005	N = 2 Einzelfallstudie	8;10–9;5	18 Therapiesitzungen: Curriculumbasierte direkte semantische und phonologische Wortschatztherapie	für beide Kinder effektiv; unklar, ob Verbesserung durch Therapie bewirkt wurde, da fehlende Baseline im Einzelfalldesign	unklar
Riches 2013	N = 2 Einzelfallstudie mit Baseline-Testung	8;1–8;2	Individualtherapie von Passivstrukturen (rezeptiv und expressiv) für 6 Wochen 1× wöchentlich (20–30 Minuten)	beide Kinder erzielten Verbesserung im Verstehen und der Produktion des Passivs	ja
Schlesiger 2009	N = 34, davon 10 mit rezeptiv-expressiver Sprachentwicklungsverzögerung randomisiert und verblindet	2;4	rezeptiv-expressive Late-Talker-Therapie im Bereich Wortschatz und Mehrwortäußerungen über 4 Monate (insgesamt 13,5 Stunden)	nach 6 und 12 Monaten signifikant bessere Fähigkeiten in der Wort- und Satzproduktion zugunsten der Therapiekinder mit rezeptiv-expressiven Sprachentwicklungsstörungen; ebenfalls positivere Entwicklung im Satzverstehen, aber evtl. aufgrund kleiner Stichprobe nicht signifikant; Therapiekinder entwickeln signifikant weniger stark ausgeprägte Sprachentwicklungsstörung als Kontrollkinder	eventuell

Anhang

Literaturverzeichnis

Achenbach, T. (1991): Manual for the Child Behavior Checklist/4–18 and 1991 profile. Burlington: University of Vermont, Department of Psychiatry

Albert, M., Fehnle, M. & Hagen, M. (2004): Von Stolpersteinen und Wunschsternen. Grundschule 36(2), 36–37

Amorosa, H. (2000): Lesen lernen mit einer Sprachverständnisstörung. In: Haase, P. (Hrsg.): Schreiben und Lesen sicher lehren und lernen. Voraussetzungen, Risikofaktoren, Hilfen bei Schwierigkeiten (161–168). Dortmund: borgmann

Amorosa, H. & Noterdaeme, M. (Hrsg.) (2003): Rezeptive Sprachstörungen. Ein Therapiemanual. Göttingen: Hogrefe

Angermaier, M. (1977): Psycholinguistischer Entwicklungstest. Manual. Deutsche Bearbeitung des Illinois Test of Psycholinguistic Abilities von Kirk, S. A., McCarthy, J. J. & Kirk, W. D. (1968). 2. A. Weinheim: Beltz

Angermaier, M. (2007): Entwicklungstest Sprache 4–8 Jahre – ETS 4–8. Frankfurt/M.: Pearson Assessment

Baddeley, A. D. (1986): Working Memory. Oxford: Oxford University Press

Bartmann, D. (2012): Überprüfung des Textverständnisses bei Kindern mit kognitiven Einschränkungen. Masterarbeit an der Ludwig-Maximilians-Universität München [http://epub.ub.uni-muenchen.de/14585/1/Master-Arbeit-Bartmann.pdf] Stand 17.10.2014

Barwitzki, K., Hofbauer, C., Huber, M. & Wagner, L. (2008): Leipziger Testbatterie zur Messung des formal-sprachlichen Entwicklungsstandes bei Jugendlichen – LTB-J. Göttingen: Hogrefe

Bates, E., Thal, D. & Janowsky, J. (1992): Early language development and its neural correlates. In: Boller, F. & Grafman, J. (Hrsg.): Handbook of neuropsychology. Child neuropsychology. Vol. 7, part 2. Amsterdam: Elsevier. p. 69–110

Baumgartl, S. & Vogel, H. (1977): MiniLÜK: Leseübungen 3, Übungen zum Erfassen längerer Textzusammenhänge. Wilhelmshaven

Baumgartner, S. (2008): Kindersprachtherapie. Eine interdisziplinäre Grundlegung. München/Basel: Ernst Reinhardt.

Baur, S. & Endres, R. (1999): Kindliche Sprachverständnisstörungen. Der Umgang im Alltag und in spezifischen Fördersituationen. Die Sprachheilarbeit 44, 318–328

Bayley, N. (2006): Bayley Scales of Infant and Toddler Development (3rd ed.). San Antonio: Psychological Corporatio

Bedore, L. M. & Leonard, L. B. (1995): Prosodic and syntactic bootstrapping and their clinical applications: A tutorial. American journal of speech-language pathology 4(1), 66–72

Beer, E. (2010): Das „Wenn-Dann-Spiel". Praxis Sprache. Themenheft Satz- und Anweisungsverständnis 1(2), 8

Beitchman, J., Beitchman, J. H., Nair, R., Clegg, M., Ferguson, B. & Patel, P. G. (1986): Prevalence of psychiatric disorders in children with speech and language disorders. Journal of the American Academy of Child Psychiatry 25, 528–535

Berg, M. (2010): Komplexe Syntax. In: Motsch, H.-J.: Kontextoptimierung. Evidenzbasierte Intervention bei grammatischen Störungen in Therapie und Unterricht. München/Basel: Ernst Reinhardt. S. 150–191

Bergström, G. (2009): Gute Nacht, Willi Wiberg. Hamburg: Oetinger Verlag

Bernius, V. & Gilles, M. (Hrsg.) (2004): Hörspaß. Über Hörclubs an Grundschulen. Göttingen: Vandenhoeck & Ruprecht

Berufsbildungswerk Leipzig (Hrsg.) (2008): LTB-J: Leipziger Testbatterie zur Messung des formal-sprachlichen Entwicklungsstandes bei Jugendlichen. Leipzig: Berufsbildungswerk Leipzig für Hör- und Sprachgeschädigte GmbH

Berwanger, D. & Suchodoletz W. von (2007): Auditive Verarbeitungsgeschwindigkeit und Sprachleistungen: Evaluation eines Zeitverarbeitungstrainings. Monatsschrift Kinderheilkunde 155, 68–73

Bishop, D. V. M. (1997): Uncommon understanding. Development and disorders of language comprehension in children. Hove: Psychology Press

Bishop, D. V. M. & Edmundson, A. (1987): Language-impaired 4-year-olds. Distinguishing transient from persistent impairment. Journal of Speech and Hearing Disorders 52, 156–173

Bishop, D. V. M., Adams, C. V. & Rosen, S. (2006): Resistance of grammatical impairment to computerized comprehension training in children with specific and non-specific language impairments. International Journal of Language & Communication Disorders 41(1), 19–40

Blake, J. & Scheffler, A. (1992): He Duda. Weinheim/Basel: Beltz & Gelberg

Block, C. C. (2004): Teaching Comprehension. The Comprehension Process Approach. Boston, MA: Pearson Education

Böhme, G. (2006): Auditive Verarbeitungs- und Wahrnehmungsstörungen (AVWS) im Kindes- und Erwachsenenalter. Bern: Verlag Hans Huber

Bondy, C., Cohen, R., Eggert, D. & Lüer, G. (1975): Testbatterie für geistig behinderte Kinder (TBGB). Weinheim: Beltz

Bonitatibus, G., Godshall, S., Kelley, M., Levering, T. & Lynch, E. (1988): The role of social cognition in comprehension monitoring. First Language 8, 287–298

Bos, W., Lankes, E.-M., Prenzel, M., Schwippert, K., Walther, G. & Valtin, R. (2003): Erste Ergebnisse aus IGLU: Schülerleistungen am Ende der vierten Jahrgangsstufe im internationalen Vergleich. Münster: Waxmann

Boyle, J., Forbes, J. & O'Hare, A. (2009): Direct versus indirect and individual versus group modes of language therapy for children with primary language impairment: principal outcomes from a randomised controlled trial and economic evaluation. International Journal of Language and Communication Disorders 39, 135–148

Boyle, J., McCartney, E., O'Hare, A. & Law, J. (2010): Intervention for mixed receptive-expressive language impairment: a review. Developmental Medicine & Child Neurology 52, 994–999

Brandt, I. & Sticker, E.J. (2001): Griffiths Entwicklungsskalen – GES. Zur Beurteilung der Entwicklung in den ersten beiden Lebensjahren. 2. A. Göttingen: Beltz
Braun, O. (2009): Selbstverständnis förderdiagnostischen Vorgehens. In: Grohnfeldt, M. (Hrsg.): Lehrbuch der Sprachheilpädagogik und Logopädie. Diagnostik, Prävention und Evaluation. 2. A. Stuttgart: Kohlhammer. S. 30–63
Bridges, A. (1985): „Ask a silly question ...": some of what goes on in language comprehension tests. Child Language Teaching and Therapy 1, 135–148
Brindley, G. (1998): Assessing listening abilities. Annual Review of Applied Linguistics 18, 171–191
Brown, B. (2004): Pepper & Salt for your lessons. Spaß in den ersten Jahren des Englischunterrichts. Unveröffentlichte Seminarunterlagen
Bruner, J.S. (1974): Entwurf einer Unterrichtstheorie. Berlin: Berlin-Verlag
Brunner, M. (2007): „Schuster, bleib bei Deinem Leisten". HNO 55, 241–244
Bulheller, S. & Häcker, H.O. (2003): Peabody Picture Vocabulary Test. Deutschsprachige Fassung des PPVT-III für Jugendliche und Erwachsene. Frankfurt/M.: Swets Testservices
Bundeszentrale für gesundheitliche Aufklärung (BzgA) (o.J.): Lärm und Gesundheit. Materialien für die Grundschule (1.–4. Klasse). Köln
Buschmann, A. & Jooss, B. (2011): Frühdiagnostik bei Sprachverständnisstörungen. Ein häufig unterschätztes Störungsbild mit langfristig gravierenden Folgen für die Betroffenen. Forum Logopädie 25(1), 20–27
Butschkow, R. (2010): Hier stimmt ja fast gar nichts! Köln: Baumhaus Verlag
Butschkow, R. (o.J.): CD-ROM zu den Wimmelbilderbüchern: Vernäht und zugeflixt! – Das Kinderwimmelbildspiel. MMM MultiMediaManufaktur
Büttner, G. (2003): Gedächtnisentwicklung im Kindes- und Jugendalter. Sprache – Stimme – Gehör 27, 24–30
Cable, A.L. & Domsch, C. (2011): Systematic review of the literature on the treatment of children with late language emergence. International Journal of Language and Communications Disorders 46, 138–154
Camarata, S., Nelson, K.E., Gillum, H. & Camarata, M. (2009): Incidental receptive language growth associated with expressive grammar intervention in SLI. First Language 29(1), 51–63
Campione, J.C. (1989): Assisted assessment: a taxonomy of approaches and an outline of strengths and weaknesses. Journal of Learning Disabilities 22, 151–65
Carey, S. (1978): The child as a word learner. In: Bresnan, J., Miller, G. & Halle, M. (Hrsg.): Linguistic Theory and Psychological Reality. Cambridge, MA: MIT Press. p. 264–293
Carle, E. (1983): Chamäleon Kunterbunt. Hildesheim: Gerstenberg
Carle, E. (1987): Die kleine Spinne spinnt und schweigt. 3. A. Hildesheim: Gerstenberg
Carrow-Woolfolk, E. (1988): Theory, assessment, and intervention in language disorders: an integrative approach. Philadelphia: Grune and Stratton
Chapman, R.S. (1978): Comprehension strategies in children. In: Kavanagh, J.F. & Strange, W. (eds.): Speech and language in the laboratory, school, and clinic. Cambridge, Mass.: MIT. p. 308–327
Chilla, S., Rothweiler, M. & Babur, E. (2010): Kindliche Mehrsprachigkeit. Grundlagen. Störungen. Diagnostik. München/Basel: Ernst Reinhardt
Chipman, H.H. & Dannenbauer, F.M. (1988): Kleine Kinder verstehen anders: Zum Problem der Erfassung kindlicher Strategien des Satzverständnisses. In: Günther, K.-B. (Hrsg.): Sprachstörungen. Probleme ihrer Diagnostik bei mentalen Retardierungen, Entwicklungsdysphasien und Aphasien. Heidelberg: Edition Schindele. S. 103–116
Cholewa, J. & Mantey, S. (2007): Grammatische Grundlagen für die Sprachtherapie. München: Urban & Fischer
Chomsky, N. (1957): Syntactic structures. Mouton: De Gruyter
Clahsen, H. (1988): Normale und gestörte Kindersprache. Amsterdam: John Benjamin Publishing
Clark, A., O'Hare, A., Watson, J., Cohen, W., Cowie, H., Elton, R., Nasir, J. & Seckl, J. (2007): Receptive language disorder in childhood. Familial aspects and long term outcomes. Results from a Scottish study. Archives of Disease in Childhood 92, 614–619
Claussen, C. (2006): Mit Kindern Geschichten erzählen. Konzept – Tipps – Beispiele. Berlin: Cornelsen Verlag Scriptor GmbH
Clegg, J., Hollis, C., Mawhood, L. & Rutter, M. (2005): Developmental language disorders – a follow-up in later adult life. Cognitive, language and psychosocial outcomes. Journal of Child Psychology and Psychiatry 46, 128–149
Cohen, W., Hodson, A., O'Hare, A., Boyle, J., Durrani, T., McCartney, E., Mattey, M., Naftalin, L. & Watson, J. (2005): Effects of computer-based intervention trough acoustically modified speech (Fast ForWord) in severe mixed receptive-expressive language impairment: Outcomes from a randomized controlled trial. Journal of Speech, Language and Hearing Research 48, 715–729
Coninx, F. (2009): miniLÜK Förderspiele. Hörspaß. Profiversion mit Erweiterung und Kontrollmöglichkeit für Fachleute. Braunschweig: Westermann Lernspielverlag GmbH
Cooper, J.D. (1997): Literacy. Helping Children Construct Meaning. Boston, New York: Houghton Mifflin Company
Dannenbauer, F.M. (1992): Von der Sprachproduktion zum Multiperformanzprinzip: Der Stellenwert der Spontansprachanalyse für die Dysgrammatismustherapie. Der Sprachheilpädagoge 24, 1–24
Dannenbauer, F.M. (1997): Grammatik. In: Baumgartner, S. & Füssenich, I. (Hrsg.): Sprachtherapie mit Kindern. 3. A. München/Basel: Ernst Reinhardt. S. 123–203
Dannenbauer, F.M. (2001): Spezifische Sprachentwicklungsstörung. In: Grohnfeldt, M. (Hrsg.): Lehrbuch der Sprachheilpädagogik und Logopädie, Bd. 2, Erscheinungsformen und Störungsbilder. Stuttgart: Kohlhammer. S. 48–74
Dannenbauer, F.M. & Chipman, H.H. (1988): Spezifische Sprachentwicklungsstörung und symbolische Repräsentationsschwäche. Anmerkungen zum Problem der ursächlichen Erklärung. Frühförderung interdisziplinär 7, 67–78

dbs (Deutscher Bundesverband der akademischen Sprachtherapeuten) (Hrsg.) (o. A.). Sprachentwicklung ist kein Kinderspiel ... Sprachförderung oder Sprachtherapie? Welche Hilfe braucht das Kind? Informationsbroschüre des dbs: Moers.

Dempsey, L. (1999): The validity of the joint retell as a measure of young children's comprehension of familiar stories. Master of Science. Ontario, London: University of Western Ontario (auch unter: http://www.collectionscanada.gc.ca/obj/s4/f2/dsk1/tape9/PQDD_0001/MQ42138.pdf)

Desmerais, C., Nadeau, L., Trudeau, N., Filiatrault-Veilleux & Maxés-Fournier (2013): Intervention for improving comprehensio in 4–6 year old children with specific language comprehension: practicing inferencing is a good thing. Clinical Linguistics & Phonetics, 27 (6–7), 540–552

Diem, A. & Schmitz, P. (2013): Wenn Verstehen misslingt: Therapie zur Erweiterung von Sprachverstehenskontrolle. Sprachförderung und Sprachtherapie in Schule und Praxis 2 (4), 242–250

DIMDI Deutsches Institut für medizinische Dokumentation und Information (2011): Internationale statistische Klassifikation der Krankheiten und verwandter Gesundheitsprobleme. 10. Revision. German Modification. ICD-10. Version 2011. Aus: www.dimdi.de (letzter Zugriff: 31. Januar 2012)

DIMDI Deutsches Institut für medizinische Dokumentation und Information (2005): ICF – Internationale Klassifikation der Funktionsfähigkeit, Behinderung und Gesundheit. Aus: www.dimdi.de (letzter Zugriff: 31. Januar 2012)

Dixon, G., Joffe, B. & Bench, R. (2001): The efficacy of visualising and verbalising: Are we asking too much? Child Language Teaching and Therapy 17, 127–141

Doil, H. (2002): Die Sprachentwicklung ist der Schlüssel: Frühe Identifikation von Risikokindern im Rahmen kinderärztlicher Vorsorgeuntersuchungen. Aus: http://pub.uni-bielefeld.de/pub?func=dre&id=2302373 (letzter Zugriff: 31. Januar 2012)

Dollaghan, C. & Kaston, N. (1986): A comprehension monitoring program for language-impaired children. Journal of Speech and Hearing Disorders 51, 264–271

Dörfler, T., Golke, S. & Artelt, C. (2010). Dynamisches Testen der Lesekompetenz: Konzeption und erste Ergebnisse. Zeitschrift für Pädagogik 56(2), 154–164

Dziallas, D. (2010): Monitoring des Sprachverstehens & Peer Learning: Eine empirische Vergleichsuntersuchung zur Effektivität eines klassenbasierten Förderkonzepts. Unveröffentliche Hausarbeit für das Lehramt an Sonderschulen. München: LMU

Dziallas, D./Schönauer-Schneider, W. (2012): Frag doch nach! Sind Interventionen zum Monitoring des Sprachverstehens bei sprachentwicklungsgestörten Kindern effektiv? L.O.G.O.S. interdisziplinär 20, 4, 253–262

Ebbels, S. (2007): Teaching grammar to school-aged children with specific language impairment using Shape Coding. Child Language Teaching and Therapy, 23, 67–93

Ebbels, S. (2014): Effectiveness of intervention for grammar in school-aged children with primary language impairments: A review of he evidence. Child Language Teaching and Therapy 30 (1) 7–40

Ebbels, S. & van der Lely, H. (2011): Meta-syntactic therapy using visual coding for children with severe persistent SLI. International Journal of Language and Communication Disorders 36, 345–350

Ebbels, S., Maric, N., Murphy, A. & Turner, G. (2014): Improving comprehension in adolescents with severe receptive language impairments: A randomised control trial of intervention for coordinating conjunctions. International Journal of Language and Communication Disorders, 49 (1), 30–48

Edwards, S., Letts, C. & Sinka, I. (2011): New Reynell Developmental Language Scales IV – NRDLS-IV. 4. A. London: GL Assessment

Eiber, M. (2010a): Satzverständnisstörungen im Grundschulalter. Theoretische Grundlagen und Interventionsmöglichkeiten. München: Verlag Dr. Hut

Eiber, M. (2010b): Satzverständnistherapie im Spielformat „Detektivschule". Praxis Sprache 1(2), 26–33

Eisenbraun, A.-L. & Hintermair, M. (2011): Verhaltensauffälligkeiten bei Jugendlichen mit einer auditiven Verarbeitungs- und Wahrnehmungsstörung (AVWS) – eine Pilotstudie mit dem Strenghts and Difficulties Questionnaire. Die Sprachheilarbeit 5–6, 250–256

Elben, C. E. & Lohaus, A. (2000): MSVK. Marburger Sprachverständnistest für Kinder. Göttingen: Hogrefe

Ellis Weismer, S. & Murray-Branch, J. (1989): Modeling versus modeling plus evoked production training: A comparison of two language intervention methods. Journal of Speech and Hearing Disorders 54, 269–281

Enders, U. & Wolters, D. (2001): Sooooo viele Kinder in der Stadt. Weinheim/Basel: Beltz Verlag

Endres, R. & Baur, S. (2000): Informelles Verfahren zur Überprüfung von Sprachverständnisleistungen (IVÜS). Diskussion und Materialien. Die Sprachheilarbeit 45(2), 64–71

Endres, R. & Baur S. (2003): Sprachtherapeutische Interventionen. In: Amorosa, H. & Noterdaeme, M. (Hrsg.): Rezeptive Sprachstörungen. Ein Therapiemanual. Göttingen: Hogrefe. S. 47–62

Erhardt, H. (2005): Von der Pampelmuse geküßt. Gedichte, Prosa, Szenen. Stuttgart: Reclam

Evans, J. L. (2001): An emergent account of language impairment in children with SLI: Implication for assessment and intervention. Journal of Communication Disorders 34, 39–54

Fenson, L., Dale, P. S., Reznick, J. S., Bates, E., Thal, D. J. & Pethick, S. J. (1994): Variability in early communicative development. Monographs of the Society for research in child development, serial number 242, volume 59 (5)

Fey, M. E., Long, S. H. & Finestack, L. H. (2003): Ten principles of grammar facilitation for children with specific language impairments. American Journal of Speech-Language Pathology 12, 3–15

Flavell, J. H., Speer, J. R., Green, F. L. & August, D. L. (1981): The development of comprehension monitoring and knowledge about communication. Monographs of the Society for Research in Child Development 46 (5, Serial No. 192)

Flexoft (2011): AudioLog. Version 4. Computerprogramm zur Förderung auditiver Funktionen. Berlin: Flexoft
Foster-Cohen, S., Edgin, J. O., Champion, P. R. & Woodward, L. J. (2007): Early delayed language development in very preterm infants: Evidence from the MacArthur-Bates CDI. Journal of Child Language 34, 655–675
Fox, A. V. (Hrsg.) (2006): TROG-D. Test zur Überprüfung des Grammatikverständnisses. Idstein: Schulz-Kirchner Verlag
Fraas, I. & Deyringer-Köhler, H. (2014): Sozialkompetenz in Grün – Mit Dinos in die Gefühlswelt eintauchen. Praxis Sprache 59 (4) 258–260
Frank, G. & Grziwotz, P. (1978): Dysgrammatiker Prüfmaterial. Sprachheilzentrum Ravensburg
Friederici, A. D. (1987): Kognitive Strukturen des Sprachverstehens. Berlin: Springer
Friederici, A. D. (1998): Wissensrepräsentation und Sprachverstehen. In: Klix, F. & Spada, H. (Hrsg.): Enzyklopädie der Psychologie, Themenbereich C Praxisgebiete, Serie II Kognition, Band 6 Wissen. Göttingen: Hogrefe. S. 249–273.
Friederici, A. & von Cramon, Y. (1999): Neurobiologische Grundlagen des Sprachverstehens. In: Friederici, A. (Hrsg.): Enzyklopädie der Psychologie. Sprachrezeption. Vol. C/III/2. Göttingen: Hogrefe. S. 307–349
Fruth, C. (2010): Materialien zum Sprachverständnis. Praxis Sprache 1(2), 36–41
Fruth, C. (2011): Zaubern als Möglichkeit der Förderung des Lesesinnverständnisses. Praxis Sprache 2(1), 35–37
Füssenich, I. (2002): Semantik. In: Baumgartner, S. & Füssenich, I. (Hrsg.): Sprachtherapie mit Kindern. München/Basel: Ernst Reinhardt. S. 63–104
Gathercole, S. E. (1993): Word learning in language-impaired children. Child Language Teaching and Therapy 9, 187–199
Gathercole, S. E. & Baddeley, A. D. (1989): Evaluation of the role of phonological STM in the development of vocabulary in children. A longitudinal study. Journal of memory and language 28, 200–213
Gathercole, S. E. & Baddeley, A. D. (1990a): Phonological memory deficits in language disordered children: Is there a causal connection? Journal of Memory and Language 29, 336–360
Gathercole, S. E. & Baddeley, A. D. (1990b): The role of phonological memory in vocabulary acquisition: A study of young children learning new names. British Journal of Psychology 81, 439–454
Gebhard, W. (2008): Entwicklungsbedingte Sprachverständnisstörungen bei Kindern im Grundschulalter. Status und Diagnostik im klinischen Kontext. 2. A. München: Herbert Utz Verlag
Gernsbacher, M. A. (1990): Language comprehension as structure building. Hillsdale: Lawrence Erlbaum
Gillam, R. B. (1997): Putting memory to work in language intervention: Implications for practitioners. Topics in Language Disorders 18(1), 72–79
Gillam, R. B., Loeb, D. F., Hoffmann, L. M., Bohman, T., Champlin, C. A., Thibodeau, L., Widen, J., Brandel, J. & Friel-Patti, S. (2008): The efficacy of Fast ForWord language intervention in school-age children with language impairment: A randomized controlled trial. Journal of Speech, Language and Hearing Research 51, 97–119
Glogowska, M., Roulstone, S., Enderby, P. & Peters T. (2000): Randomised controlled trial of community based speech and language therapy in preschool children. British Medical Journal 321, 1–5
Glück, C. W. (2003): Semantisch-lexikalische Störungen bei Kindern und Jugendlichen. Therapieformen und ihre Wirksamkeit. Sprache – Stimme – Gehör 27(3), 1–15
Glück, C. W. (2005): Kindliche Wortfindungsstörungen. Ein Bericht des aktuellen Erkenntnisstandes zu Grundlagen, Diagnostik und Therapie. 3. A. Bern: Peter Lang
Glück, C. W. (2011): Wortschatz- und Wortfindungstest für 6- bis 10-Jährige. 2. A. München: Elsevier
Golinkoff, R. M., Mervis, C. & Hirsh-Pasek, K. (1994): Early object labels. The case for a developmental lexical principles framework. Journal of child language 21, 125–155
Gray, K. & McQuillan, M. (2001): Kann ja mal passieren! Hamburg: Edition Riesenrad
Grießhaber, W. (2010): Spracherwerbsprozesse in Erst- & Zweitsprache. Eine Einführung. Duisburg: Universitätsverlag Rhein-Ruhr OHG
Grimm, H. (1975): Verstehen, Imitation und Produktion von Passivsätzen. In: Grimm, H., Schöler, H. & Wintermantel, M. (Hrsg.): Zur Entwicklung sprachlicher Strukturformen bei Kindern. Weinheim/Basel: Beltz Verlag. S. 73–99
Grimm, H. (1998): Sprachentwicklung – allgemeintheoretisch und differentiell betrachtet. In: Oerter, R. & Montada, L. (Hrsg.): Entwicklungspsychologie. Ein Lehrbuch. 4. A. Weinheim/Basel: Beltz. S. 705–757
Grimm, H. (2000): Sprachentwicklungstest für zweijährige Kinder. Diagnose rezeptiver und produktiver Sprachverarbeitungsfähigkeiten (SETK-2). Göttingen: Hogrefe
Grimm, H. (2010): SETK 3–5. Sprachentwicklungstest für drei- bis fünfjährige Kinder. Diagnose von Sprachverarbeitungsfähigkeiten und auditiven Gedächtnisleistungen. 2. A. Göttingen: Hogrefe
Grimm, R. (2003): Pädagogische Interventionen. In: Amorosa, H. & Noterdaeme, M. (Hrsg.): Rezeptive Sprachstörungen. Ein Therapiemanual. Göttingen: Hogrefe. S. 63–70
Grimm, H. & Doil, H. (2006): Elternfragebögen für die Früherkennung von Risikokindern. Göttingen: Hogrefe
Grimm, H. & Schöler, H. (1975): Erlauben-Befehlen-Lassen: Wie gut verstehen kleine Kinder kausativierende Beziehungen? In: Grimm, H., Schöler, H. & Wintermantel, M. (Hrsg.): Zur Entwicklung sprachlicher Strukturformen bei Kindern. Weinheim/Basel: Beltz. S. 100–120
Grimm, H. & Schöler, H. (1991): Heidelberger Sprachentwicklungstest – HSET. 2. A. Göttingen: Hogrefe
Grimm, H. & Wintermantel, M. (1975): Über das Verstehen von Relativsatzstrukturen. In: Grimm, H., Schöler, H. & Wintermantel, M. (Hrsg.): Zur Entwicklung sprachlicher Strukturformen bei Kindern. Weinheim/Basel: Beltz Verlag. S. 121–131
Grohnfeldt, M. (2009): Diagnostik, Prävention und Evaluation in der Sprachheilpädagogik und Logopädie. In: Grohnfeldt, M. (Hrsg.): Lehrbuch der Sprachheilpädagogik und

Logopädie. Diagnostik, Prävention und Evaluation. 2. A. Stuttgart: Kohlhammer. S. 17–29

Günther, K.-B. (1991): Diagnostik lexikalischer-semantischer Störungen. In: Grohnfeldt, M. (Hrsg.): Handbuch der Sprachtherapie Bd. 3: Störungen der Semantik. Berlin: Edition Marhold. S. 167–195

Günthert, M. & Brunner, M. (2010): LOGwords Pro Plus. Multilinguale Diagnostik für Therapeuten. Ein Software-Programm zur Unterstützung der sprachtherapeutischen Diagnostik. LOG-MEDIA

Hachul, C. (2012): Late Talker, Late Bloomer, Sprachentwicklungsstörung. In: Niebuhr-Siebert, S. & Wiecha, U. (Hrsg.): Kindliche Sprach-, Sprech-, Stimm- und Schluckstörungen. Gezielte Elternberatung. München: Elsevier GmbH. S. 37–57

Hacke, A. & Sowa, M. (2004): Der weiße Neger Wumbaba. Kleines Handbuch des Verhörens. 10. A. München: Verlag Antje Kunstmann

Hacker, D. (1999): Phonologie. In: Baumgartner, S. & Füssenich, I. (Hrsg.): Sprachtherapie mit Kindern. Grundlagen und Verfahren. 4. A. München/Basel: Ernst Reinhardt. S. 13–62

Haffner, U. (1995): „Gut reden kann ich". Das Entwicklungsproximale Konzept in der Praxis – eine Falldarstellung. Dortmund: verlag modernes lernen

Hagemeister, F. (2011): Monitoring des Sprachverstehens: Vergleich von Kindern mit spezifischen Sprachentwicklungsstörungen und Kindern mit unterdurchschnittlichen kognitiven Fähigkeiten. Unveröffentlichte Bachelorarbeit im Studiengang Sprachtherapie an der Ludwig-Maximilians-Universität München

Hagen, M., Huber, L. & Kahlert, J. (2004): Wir hört sich unsere Schule an? Grundschule 36(2), 41–42

Hall, K. M., Sabey, B. L. & McClellan, M. (2005): Expository text comprehension: Helping primary-grade teachers use expository texts to full advantage. Reading Psychology 26, 211–234

Harley, T. A. (1995): The psychology of language. From data to theory. Erlbaum: Taylor & Francis

Hartmann, E. (2004): Sprachentwicklungsstörungen und soziale Fehlentwicklung. SAL-Bulletin (Schweizer Arbeitsgemeinschaft für Logopädie) 114, 1–17

Hartmann, E. (2006): In Bildern denken – Texte besser verstehen. Lesekompetenz strategisch stärken. München/Basel: Ernst Reinhardt

Hartmann, K., Keller, A. & Meyer-Endres, R. (2008). Therapie von Sprachverständnisstörungen im kinder- und jugendpsychiatrischen Kontext. Forum für Kinder- und Jugendpsychiatrie, Psychosomatik und Psychotherapie 3, 70–112

Hasselhorn, M. (1996): Kategoriales Organisieren bei Kindern. Zur Entwicklung einer Gedächtnisstrategie. Göttingen: Hogrefe

Hasselhorn, M. & Werner, I. (2000): Zur Bedeutung des phonologischen Arbeitsgedächtnisses für die Sprachentwicklung. In: Grimm, H. (Hrsg.): Enzyklopädie der Psychologie: Sprachentwicklung, Band III. Göttingen: Hogrefe. S. 363–378

Hasson, N. & Joffe, V. (2007): The case for dynamic assessment in speech and language therapy. Child Language Teaching and Therapy 23, 9–25

Heel, M. & Janda, S. (2011): Diagnostik von Sprachverständnis im Vorschulalter. Explorative Untersuchung zum Textverständnis. Unveröffentlichte Masterarbeit im Studiengang Sprachtherapie. Ludwig-Maximilians-Universität München

Heidemann, R. (2009): Körpersprache im Unterricht. Ein Ratgeber für Lehrende. 9. A. Wiebelsheim: Quelle und Meyer

Heineman, M. & Höpfner, C. (1993): Screeningverfahren zur Erfassung von Sprachentwicklungsverzögerungen – SEV. Göttingen: Hogrefe

Hellbrügge, T. (1994): Münchener Funktionelle Entwicklungsdiagnostik. Zweites und drittes Lebensjahr. 4. A. München: Deutsche Akademie für Entwicklungsrehabilitation

Hellbrügge, T., Lajosi, F., Menara, D., Schamberger, R. & Rautenstrauch, T. (2001): Münchener funktionelle Entwicklungsdiagnostik. Erstes Lebensjahr. Lübeck: Hansesches Verlagskontor

Hennon, E., Hirsh-Pasek, K. & Golinkoff, R. M. (2000): Die besondere Reise vom Fötus zum spracherwerbenden Kind. In: Grimm, H. (Hrsg.): Sprachentwicklung. Enzyklopädie der Psychologie. CIII. Band 3. Göttingen: Hogrefe. S. 41–103

Hermann, T. (1992): Sprachproduktion und erschwerte Wortfindung. Sprache & Kognition 11, 181–192

Hill, E. (o. J.): Gegensätze. Ein Aufklappbuch. Esslingen: Verlag J. F. Schreiber

Hirsh-Pasek, K. & Golinkoff, R. M. (1996): The origins of grammar. Evidence from early language comprehension. Cambridge/Mass.: MIT

Hoff-Ginsberg, E. (1993): Landmarks in children's language development. In: Blanken, G., Dittmann, J., Grimm, H., Marshall, J. C. & Wallesch, C.-W. (eds.): Linguistic disorders and pathologies. An international handbook. Berlin: de Gruyter. p. 558–573

Hofmeister, C. (2013): Das Bemerken von Inkonsistenzen in Geschichten bei Vorschulkindern. Ein Vergleich zwischen sprachentwicklungsgesunden und sprachentwicklungsgestörten Kindern. Unveröffentlichte Masterarbeit im Studiengang Sprachtherapie. Ludwig-Maximilians-Universität München

Höhle, K. (2008): Entwicklung einer informellen Diagnostik zur Überprüfung des Verstehens von Zwei- und Dreiwortsätzen bei Kindern. Unveröffentlichte Bachelorarbeit im Studiengang Rehabilitation und Pädagogik bei Sprach-, Kommunikations- und Hörstörungen. Dortmund: Technische Universität Dortmund

Hörcompany (2003): Tüddelsen und Toni. Wunderbare Erfindungen. Löchergeschichten zum Hören, Mitmachen und Lernen. Hamburg: MovingMind Audioproduction GmbH

Howlin, P., Mawhodd, L. & Rutter, M. (2000): Autism and developmental receptive language disorder – a follow-up comparison in early adult life. II: Social, behavioural, and psychiatric outcomes. Journal of Child Psychology and Psychiatry 41(5), 561–578

Imhof, M. (1995): Mit Bewegung zur Konzentration? Zu den Funktionen motorischer Nebentätigkeiten beim Zuhören. Münster: Waxmann

Imhof, M. (2004): Zuhören und Instruktion. Empirische Ansätze zu psychologischen Aspekten auditiver Informationsverarbeitung. Münster: Waxmann

Jacobs, C. & Petermann, F. (2010): Therapie von ADHS. In: Suchodoletz, W. v. (Hrsg.): Therapie von Entwicklungsstörungen. Was wirkt wirklich? Göttingen: Hogrefe. S. 193–210

Janda, S. & Heel, M. (2014): Mehrdimensionale Diagnostik von Textverständnis im Vorschulalter mit der Timogeschichte – eine explorative Untersuchung. Forschung Sprache 2 (1), 14–32

Jesch, T. (2009): Textverstehen. In: Garbe, C., Holle, K. & Jesch, T. (Hrsg.): Texte lesen. Lesekompetenz – Textverstehen – Lesedidaktik – Lesesozialisation. Paderborn: Verlag Ferdinand Schöningh GmbH. S. 39–102

Johnson, M. (2000): Promoting understanding of the spoken word through active listening. Paper presented at the NAPLIC Conference at Warwick

Johnson, M. (2005): Functional language in the classroom [And At Home!] A handbook for children with communication difficulties. 3. A. Manchester: Manchester Metropolitan University.

Johnson, M. (o. J.): Canterbury & Thanet verbal reasoning skills assessment. Eastern and Coastal Kent: Speech and Language Therapy Service: Unveröffentlichte Sammlung

Jusczyk, P. W. (1997): The discovery of spoken language. Cambridge/Mass.: MIT

Kaiser-Mantel, H. (2012): Sprachtherapeutische Handlungsmöglichkeiten für Kinder mit Autismus-Spektrum-Störung. Praxis Sprache 1, 28–36

Kamhi, A. G. (1997): Three perspectives on comprehension: implications for assessing and treating comprehension problems. Topics in Language Disorders 17(3), 62–74

Kannengieser, S. (2009): Sprachentwicklungsstörungen. Grundlagen, Diagnostik und Therapie. München: Elsevier GmbH

Kastner-Koller, U. & Deimann, P: (2002): Wiener Entwicklungstest – WET. Ein Verfahren zur Erfassung des allgemeinen Entwicklungsstandes bei Kindern von 3 bis 6 Jahren. 2. A. Göttingen: Hogrefe

Kauschke, C. (2007): Sprache im Spannungsfeld von Erbe und Umwelt. Die Sprachheilarbeit 52, 4–16

Kauschke, C. & Siegmüller, J. (2006): Patholinguistische Therapie bei Sprachentwicklungsstörungen. München: Elsevier GmbH

Kauschke, C. & Siegmüller, J. (2010): Patholinguistische Diagnostik bei Sprachentwicklungsstörungen (PDSS). 2. A. München: Elsevier

Kegel, G. (1991): Sprach- und Zeitverarbeitung bei sprachauffälligen Kindern. In: Grohnfeldt, M. (Hrsg.): Handbuch der Sprachtherapie. Störungen der Grammatik. Band 4. Berlin: Marhold. S. 225–243

Kendeou, P., Bohn-Gettler, C., White, M. J. & van den Broek, P. (2008): Children's inference generation across different media. Journal of Research in Reading, 31, 3, 259–272

Kern, W. (2008): Raumakustik. Störender Lärm in Klassenzimmern. Spuren. Sonderpädagogik in Bayern 51(2), 24–26

Kleber, A. W. & Fischer, R. (1994): ASVT – Anweisungs- und Sprachverständnistest. 2. A. Göttingen: Hogrefe

Kleberger, I. (1970): Unsere Oma. Ravensburg: Otto Maier Verlag

Kölliker-Funk, M. (1994): Sprachverständnisstörungen in der logopädischen Praxis. In: Hollenweger, J. & Schneider, H. (Hrsg.): Sprachverstehen beim Kind. Beiträge zu Grundlagen, Diagnose und Therapie. Luzern: Edition SZH

Koschinski, M. (2007): Störungen des Satzverständnisses. Eine einzelfallorientierte Studie zu einer Intervention zum Verständnis von Passivsätzen. Unveröffentlichte Zulassungsarbeit für die Erste Staatsprüfung für das Lehramt an Sonderschulen. München

Koschinski, M. (2010): Ein Satzdetektiv sucht den Täter: Verständnis von Passivsätzen. Praxis Sprache 1(2), 13–18

Kreul, H. (2010): Ich und meine Gefühle. Emotionale Entwicklung für Kinder ab 5. 4. A. Bindlach: Loewe Verlag GmbH

Kulot, D. (2000): Ein kleines Krokodil mit ziemlich viel Gefühl. Stuttgart/Wien: Thienemann Verlag

Lauer, N. (2006). Zentral-auditive Verarbeitungsstörungen im Kindesalter. 3. A. Stuttgart: Thieme

Lauth, G. W. & Schlottke, P. F. (2002): Training mit aufmerksamkeitsgestörten Kindern. 5. A. Weinheim/Basel: Beltz Verlag

Law, J., Garrett, Z. & Nye, C. (2003): Speech and language therapy interventions for children with primary speech and language delay or disorder. Cochrane Database of Systematic Reviews 3

Law, J., Garrett, Z. & Nye, C. (2004): The efficacy of treatment for children with developmental speech and language delay/disorder: a meta-analysis. Journal of Speech, Language and Hearing Research 47, 924–943

Law, J., Kot, A. & Barnett, G. (1999): A comparison of two methods for providing intervention to three year old children with expressive/receptive language impairment. London: City University

Law, J., Boyle, J., Harris, F., Harkness, A. & Nye, C. (1998): Screening for speech and language delay: a systematic review oft he literature. Health Technology Assessment 2(9), 1–184

Law, J., Campbell, C., Roulstone, S., Adams, C. & Boyle, J. (2008): Mapping Practice onto theory: the speech and language practitioner's construction of receptive language impairment. International Journal of Communication Disorders 43(3), 245–263

Lehmann, C. (1984): Der Relativsatz. Typologie seiner Struktur – Theorie seiner Funktionen – Kompendium seiner Grammatik. Tübingen: G. Narr

Lely, H. & Friedmann, N. (2009): Treatment of syntactic movement in syntactic SLI: A case study. First Language, 29, 15–50

Lepach, A. C., Heubrock, D., Muth, D. & Petermann, F. (2003): Training für Kinder mit Gedächtnisstörungen. Das neuropsychologische Einzeltraining REMINDER. Göttingen: Hogrefe

Levelt, W. (1993): Speaking: Speaking. From intention to articulation. MIT Press, Cambridge Mass.
Liberman, A. M., Cooper, F. S., Shankweiler, D. & Studdert-Kennedy, M. (1967): Perception of the speech code. Psychological Review 74, 431–461
Lindauer, M. (Hrsg.) (2009): Schülerinnen und Schüler mit Auditiven Verarbeitungs- und Wahrnehmungsstörungen (AVWS). Abschlussbericht zum Forschungsprojekt. Würzburg: edition bentheim
Lindgren, A. (1972): Immer dieser Michel. Stuttgart/München: Verlag Friedrich Oetinger
Lindgren, A. (2009): Pippi findet einen Spunk. Hamburg: Verlag Friedrich Oetinger
Löffel, H. & Manske, C. (2003): Ein Dino zeigt Gefühle. Bilderbuch mit didaktischem Begleitmaterial für die pädagogische Praxis. Köln: verlag mebes & noack
Loewe, D. & Loewe, E. (2008): Die schönsten Geschichten von Piggeldy und Frederick. Ravensburg: Ravensburger Buchverlag Otto Maier GmbH
Lorenz, J. H. (2010): Die Bedeutung der Sprache und ihrer Störungen beim Lernen von Mathematik. MitSprache 1, 47–62
Luger, V. (2006): Versprecher. Voraussetzungen – Entstehung – Interpretation des mentalen Lexikons. Saarbrücken: VDM Verlag Dr. Müller
Lynch, J. S., van den Broek, P., Kremer, K. E., Kendeou, P., White, M. J. & Lorch, E. P. (2008): The development of narrative comprehension and its relation to other early reading skills. Reading Psychology 29, 327–365
Markman, E. M. (1981): Comprehension monitoring. In: Dickson, W. P. (ed.): Children's Oral Communication Skills (61–84). New York, London, Toronto, Sydney, San Francisco: Academic Press. p. 61–84
Markman, E. M. (1994): Constraints on word meaning in early language aqcuisition. In: Gleitman, L. R. & Landau, B. (eds.): The acquisition of the lexicon. Cambridge: MIT Press. p. 199–228
Mathieu, S. (1995): Sprachverständnis im Kindergarten – Vergleichende Untersuchung. Vierteljahresschrift für Heilpädagogik 64, 36–52
Mathieu, S. (2000a): Sprachverständnistest für komplexe syntaktische Strukturen. Deutsche Bearbeitung des Test for Reception of Grammar von Dorothy V. M. Bishop. Winterthur: Zentrum für kleine Kinder
Mathieu, S. (2000b): „Mein Kind versteht alles, aber …". Therapie des Sprachverständnisses. In: Zollinger, B. (Hrsg.): Wenn Kinder die Sprache nicht entdecken. Einblicke in die Praxis der Sprachtherapie. Bern: Haupt Verlag. S. 45–55
Mathieu, S. (2008): Entwicklung und Abklärung des Sprachverständnisses. In: Zollinger, B. (Hrsg.): Kinder im Vorschulalter. Erkenntnisse, Beobachtungen und Ideen zur Welt der Drei- bis Siebenjährigen. 3. A. Bern: Haupt Verlag. S. 81–132
Mathieu, S. (2013): Therapie des Sprachverstehens im Kleinkindalter. Ein sprachentwicklungspsychologischer Zugang. Sprachförderung und Sprachtherapie in Schule und Praxis, 2 (4) 209–215
Melchers, P., Floß, S., Brandt, I., Eßer, K. J., Lehmkuhl, G., Rauh, H. & Sticker, E. J. (2003): EVU – Erweiterte Vorsorgeuntersuchung. Entwicklungsorientierte und entwicklungspsychologische Ergänzung zur pädiatrischen Vorsorge bei U4 bis U9. Göttingen: Hogrefe
Meyers kleine Kinderbibliothek (1993): Groß und klein und andere Gegensätze. Mannheim: Bibliographisches Institut & Brockhaus AG
Meyers kleine Kinderbibliothek (2006): Licht an! Tiere im Zoo. Mannheim: Bibliographisches Institut & Brockhaus AG
Miller, J. F. & Paul, R. (1995): The clinical assessment of language comprehension. Baltimore: Brookes
Milosky, L. M. & Skarakis-Doyle, E. (2007): What else about comprehension? Examining young children's discourse comprehension abilities. In: Paul, R. (ed.): Language Disorders From a Developmental Perspective. Essays in Honor of Robin S. Chapman. New York, London: Lawrence Erlbaum Associates
Montgomery, J. W. (1996): Sentence comprehension and working memory in children with specific language impairment. Topics in Language Disorders 17(1), 19–32
Moosbrugger, H. & Kelava, A. (2011): Testtheorie und Fragebogenkonstruktion. 2. A. Heidelberg: Springer
Motsch, H.-J. (2009): ESGRAF-R. Modularisierte Diagnostik grammatischer Störungen. München/Basel: Ernst Reinhardt
Motsch, H.-J. (2010): Kontextoptimierung. Evidenzbasierte Intervention bei grammatischen Störungen in Therapie und Unterricht. 3. A. München/Basel: Ernst Reinhardt
Motsch, H.-J. & Ulrich, T. (2012): „Wortschatzsammler" und „Wortschatzfinder". Effektivität neuer Therapieformate bei lexikalischen Störungen im Vorschulalter. Die Sprachheilarbeit, 2, 70–78
Müller, M. (1996): Vorschläge zur Diagnose des frühkindlichen Sprachverständnisses. Stand der Theorie und Realität der Diagnostik. Unveröffentlichte Diplomarbeit, Rheinisch-Westfälische Technische Hochschule Aachen
Myers, D. G. (2008): Psychologie. Heidelberg: Springer
Naigles, L. (1990): Children use syntax to learn verb meanings. Journal of child language 17, 357–374
Naigles, L., Hirsh-Pasek, K., Golinkoff, R., Gleitman, L. & Gleitman, H. (1987): From linguistic form zu meaning. Evidence for syntactic bootstrappipng by two-year-olds. Paper presented at the Boston Language Conference. Aus: http://eric.ed.gov/PDFS/ED293655.pdf (letzter Zugriff: 31. Januar 2012)
Nelson, K. (1973): Structure and strategy in learning to talk. Monographs of the Society for research in child development 149(38), 1–2
Nelson, H. D., Nygren, P., Walker, M. & Panoscha, R. (2006): Screening for speech and language delay in preschool children: systematic evidence review for the US preventive services task force. Pediatrics 117, 298–319
Netzwerk leichte Sprache (2013): „Regeln für leichte Sprache" [unter: http://www.leichtesprache.org/downloads/Regeln%20fuer%20Leichte%20Sprache.pdf; Stand: 01.12.2014]
Nickisch, A. & von Kries, R. (2009): Short-term memory (STM) constraints in children with specific language im-

pairment (SLI): Are there differences between receptive and expressive SLI? Journal of Speech, Language and Hearing Research 52(3), 578–595

Nickisch, A., Gross, M., Schönweiler, R., Uttenweiler, V., Dinnesen, A. G., Berger, R., Radü, H. J. & Ptok, M. (2006): Auditive Verarbeitungs- und Wahrnehmungsstörungen. Konsensus-Statement der Deutschen Gesellschaft für Phoniatrie und Pädaudiologie. Aus: http://www.dgpp.de/Profi/Sources/cons_avws.pdf (letzter Zugriff: 31. Januar 2012)

Nippold, M. A. (1998): Later language development: the school-age and adolescent years. 2nd ed. Austin: Pro-ed

Nolte, M. (2000): Rechenschwächen und gestörte Sprachrezeption. Beeinträchtigte Lernprozesse im Mathematikunterricht und in der Einzelbeobachtung. Bad Heilbrunn, Obb.: Klinkhardt

Noterdaeme, M. & Enders, A. (2010): Autismus-Spektrum-Störungen. Ein integratives Lehrbuch für die Praxis. Stuttgart: Kohlhammer

Oerter, R. (1998): Kindheit. In: Oerter, R. & Montada, L. (Hrsg.): Entwicklungspsychologie. Ein Lehrbuch. 4. A. Weinheim/Basel: Beltz. S. 249–309

Olswang, L. B. & Bain, B. A. (1996): Assessment information for predicting upcoming change in language production. Journal of Speech and Hearing Research 39, 414–23

Onishi, S. (2010): Wer versteckt sich? Ein Bilderbuch zum genauen Hinsehen. 2. A. Frankfurt/M.: Moritz Verlag

Palincsar, A. S. & Brown, A. (1984): Reciprocal Teaching of comprehension-fostering and comprehension monitoring Activities. Cognition and Instruction 1(2), 117–175

Paris, A. H. & Paris, S. G. (2003): Assessing narrative comprehension in young children. Reading Research Quaterly 38(1), 36–76

Parsons, S., Law, J. & Gascoigne, M. (2005): Teaching receptive vocabulary to children with specific language impairment: a curriculum-based approach. Child Language Teaching and Therapy 21(1), 39–59

Patterson, C. J., Massad, C. M. & Cosgrove, J. M. (1978): Children's referential communication: components of plans for effective listening. Developmental Psychology 14(4), 401–406

Paul, R. (1995): Language disorders from infancy through adolescence. Assessment and intervention. St. Louis: Mosby

Penner, Z. (o. J.): Frühe Sprachförderung. Schulungsskript zur Anwendung des Programms. Kon-Lab GmbH

Peterander, F. (2004): Frühförderung – übergreifende und fachspezifische Merkmale. In: Grohnfeldt, M. (Hrsg.): Lehrbuch der Sprachheilpädagogik und Logopädie. Bd. 5, Bildung, Erziehung und Unterricht. Stuttgart: Kohlhammer. S. 316–330

Petermann, F. & Renziehausen, A. (2005): Neuropsychologisches Entwicklungsscreening – NES. Göttingen: Hogrefe

Petermann, F., Metz, D. & Fröhlich, L. P. (2010): Sprachstandserhebungstest für Kinder im Alter zwischen 5 und 10 Jahren – SET 5–10. Göttingen: Hogrefe

Petermann, F., Stein, I. A. & Macha, T. (2008): Entwicklungstest sechs Monate bis sechs Jahre (ET 6–6). 3. A. Frankfurt/M.: Pearson Assessment

Piaget, J. (1945, dt. Übersetzung 1969): Nachahmung, Spiel und Traum. Stuttgart: Klett

Pike, M. M., Barnes, M. A. & Barron, R. W. (2010): The role of illustrations in children's inferential comprehension. Journal of Experimental Child Psychology 105, 243–255

Poulsen, D., Kintsch, E., Kintsch, W. & Premack, D. (1979): Children's comprehension and memory for stories. Journal of Experimental Child Psychology 28, 379–403

Reber, K. & Richter, B. (2011): Hintergrundinformationen zum Leseverstehen und zur Lesemotivation. Praxis Sprache 2(1), 4–11

Reber, K. & Schönauer-Schneider, W. (2014): Bausteine sprachheilpädagogischen Unterrichts. 3. A. München/Basel: Ernst Reinhardt Verlag

Reber, K. & Steidl, M. (2011): Computerprogramm zabulo. Lernmaterialien mit System. Weiden: paedalogis Aus: www.paedalogis.com (letzter Zugriff: 31. Januar 2012)

Reichenstetter, F. & Siegers, K. (2009): Was macht der Elefant mit seinem Rüssel? Erstes Wissen zum Mitraten. Münster: Coppenrath

Rice, M. L., Oetting, J. B., Marquis, J., Bode J. & Pae S. (1994): Frequency of input effects on word comprehension of children with specific language impairment. Journal of Speech and Hearing Research 37, 106–122

Riches, N.G. (2013): Treating the passive in children with specific language impairment: A usage-based approach. Child Language Teaching and Therapy 29 (2), 155–169

Ritterfeld, U. (2007): Elternpartizipation. In: Schöler, H. & Welling, A. (Hrsg.): Handbuch Sonderpädagogik, Band 1, Sonderpädagogik der Sprache. Göttingen: Hogrefe. S. 922–949

Ritz-Fröhlich, G. (1992): Kinderfragen im Unterricht. Bad Heilbrunn, Obb.: Klinkhardt

Roberts, M.Y. & Kaiser, A.P. (2011): The effectiveness of parent-implemented language interventions: A meta-analysis. American Journal of Speech-Language Pathology 20, 180–199

Roos, J., Polotzek, S. & Schöler, H. (2010): EVAS-Evaluationsstudie zur Sprachförderung von Vorschulkindern. Abschlussbericht der Wissenschaftlichen Begleitung der Sprachfördermaßnahmen im Programm „Sag' mal was – Sprachförderung für Vorschulkinder": Unmittelbare und längerfristige Wirkung von Sprachförderungen in Mannheim und Heidelberg

Rothweiler, M. (2001): Wortschatz und Störungen des lexikalischen Erwerbs bei spezifisch sprachentwicklungsgestörten Kindern. Heidelberg: Winter „Edition S"

Rothweiler, M. & Kauschke, C. (2007): Lexikalischer Erwerb. In: Schöler, H. & Welling, A. (Hrsg.): Handbuch Sonderpädagogik, Band 1, Sonderpädagogik der Sprache. Göttingen: Hogrefe. S. 42–57

Rothweiler, M. & Meibauer, J. (1999): Das Lexikon im Spracherwerb – Ein Überblick. In: Meibauer, J. & Rothweiler, M. (Hrsg.): Das Lexikon im Spracherwerb. Tübingen: Francke. S. 9–31

Runz, L. M. (2013): Sprachverständnis und MSV im Kindergartenalter – Untersuchung des Textverstehens anhand einer audiovisuell präsentierten Sachgeschichte mit be-

sonderem Fokus auf das Monitoring des Sprachverstehens. Unveröffentlichte Zulassungsarbeit für das Lehramt an Sonderschulen an der Ludwig-Maximilians-Universität München

Scharff, S. & Wagner, S. (2014): Textoptimierung als Nachteilsausgleich für Kinder und Jugendliche mit Hör-/Sprachbehinderungen. In: Sallat, S., Spreer, M. & Glück, C.W. (Hrsg.): Sprache professionell fördern. Kompetent – vernetzt – innovativ (134–139). Idstein: Schulz-Kirchner Verlag

Scheffler, A. (2004): Der magnetische Bauernhof. Weinheim/Basel: Beltz & Gelberg

Scheffler, A. & Donaldson, J. (1999): Der Grüffelo. Weinheim/Basel: Beltz & Gelberg

Scheffler, A. & Donaldson, J. (2010): Das Grüffelo Magnetbuch. Weinheim/Basel: Beltz & Gelberg

Scheffler, A. & Donaldson, J. (2011): Räuber Ratte. Weinheim/Basel: Beltz & Gelberg

Schelten-Cornish, S. (2008): Förderung der kindlichen Erzählfähigkeit. Geschichten erzählen mit Übungen und Spielen. Idstein: Schulz-Kirchner

Schelten-Cornish, S. & Jahn, S. (2010): Das Verstehen von mündlichen Anweisungen. Prüfung der Anweisungskomplexität und Therapievorschläge. Praxis Sprache 2, 19–25

Schlag, E. (2003): Duogramm & Co. Grammatische Minimalpaare und weitere Übungsmöglichkeiten zur Dysgrammatismustherapie. Aus: http://www.edithschlag.de (letzter Zugriff: 12. Dezember 2011)

Schlenker-Schulte, C./Wagner, S. (2006): Prüfungsaufgaben im Spannungsfeld von Fachkompetenz und Sprachkompetenz. In: Efing, C. & Janich, N.: Förderung der berufsbezogenen Sprachkompetenz. Befunde und Perspektiven (189–213). Paderborn: Eusl

Schlesiger, C. (2001): Sprachverstehen bei spezifischer Sprachentwicklungsstörung. Grundlagen und Diagnostik. In: List, G. (Hrsg.): Kölner Arbeiten zur Sprachpsychologie, Bd. 11. Frankfurt/M.: Lang

Schlesiger, C. (2009): Sprachtherapeutische Frühintervention für Late Talkers. Eine randomisierte und kontrollierte Studie zur Effektivität eines direkten und kindzentrierten Konzepts. Idstein: Schulz-Kirchner

Schlienger, I. (1988): VADEMECUM – Begleite mich. Ein entwicklungsdiagnostisches Verfahren. Zürich: Eigenverlag Ines Schlienger

Schmitz, P. & Diem, A. (2007): Sprachverstehenskontrolle – ein wichtiger Ansatzpunkt in der Therapie von Sprachverstehensstörungen. Forum Logopädie 21(5), 32–39

Schmitz, P., Willmes, K., Grande, M. & Rausch, M. (2012): Erfassung von Sprachverstehenskontrollprozessen. Comprehension Monitoring bei Kindern im Alter von 3;6 bis 4;11 Jahren. Forum Logopädie 26, 6–12

Schmitz, P. (2012): Analyse kindlicher Sprachverstehensprozesse (ASVK): Idstein: Schulz-Kirchner Verlag

Schöler, H. (1999): IDIS – Inventar diagnostischer Informationen bei Sprachentwicklungsauffälligkeiten. Heidelberg: Edition S

Schöler, H. & Spohn, B. (1998): Hören – Behalten – Nutzen: Die sprachunspezifischen Leistungen der SSES-Kinder. In: Schöler, H., Fromm, W. & Kany, W. (Hrsg.): Spezifische Sprachentwicklungsstörung und Sprachlernen. Erscheinungsformen, Verlauf, Folgerungen für Diagnostik und Therapie. Heidelberg: Edition Schindele. S. 177–205

Schönauer-Schneider, W. (2008): Monitoring des Sprachverstehens (MSV)/comprehension monitoring. Welche Bedeutung hat es für Kinder mit rezeptiven Sprachstörungen? Die Sprachheilarbeit 53, 72–82

Schönauer-Schneider, W. (2014): Vorgehen bei einer Einzeldiagnostik im Spielsetting. In: MSD-Rundbrief 23, S. 15–16 [unter http://www.regierung.oberbayern.bayern.de/aufgaben/schulen/foerder/mobil/; Stand 01.12.2014]

Schönweiler, R. & Schönweiler, B. (2010): Auditorische Synaptopathie/auditorische Neuropathie. Eine spezielle Form der Schallempfindungsschwerhörigkeit. Sprache · Stimme · Gehör 34, 181

Schulz, P. & Tracy, R. (2011): Linguistische Sprachstandserhebung – Deutsch als Zweitsprache – LiSe-DaZ. Göttingen: Hogrefe

Schulze, M. (2010): Monitoring des Sprachverstehens im Kindergartenalter. Untersuchung zum MSV auf Textebene bei Kindern mit und ohne spezifische Sprachentwicklungsstörung. Unveröffentlichte Zulassungsarbeit für das Lehramt an Sonderschulen an der Ludwig-Maximilians-Universität München

Seiler, T. B. (1994): Zur Entwicklung des Verstehens – oder wie lernen Kinder und Jugendliche verstehen? In: Reusser, K. & Reusser-Weyneth, M. (Hrsg.): Verstehen. Psychologischer Prozeß und didaktische Aufgabe. Bern: Huber. S. 69–88

Siegmüller, J. & Kauschke, C. (2006): Patholinguistische Therapie bei Sprachentwicklungsstörungen. München: Elsevier GmbH

Siegmüller, J., Herzog, C. & Herrmann, H. (2005): Syntaktische und lexikalische Aspekte beim Verstehen von Informationsfragen. Ein Vergleich zwischen Kindern mit spezifischer Sprachentwicklungsstörung und ungestörter Sprachentwicklung. L.O.G.O.S. interdisziplinär 13(1), 29–35

Siegmüller, J., Kauschke, C., van Minnen, S. & Bittner, D. (2011): Test zum Satzverstehen von Kindern – TSVK. Eine profilorientierte Diagnostik der Syntax. München: Elsevier

Skarakis-Doyle, E. (2002): Young children's detection of violations in familiar stories and emerging comprehension Monitoring. Discourse processes 33, 2, 175–197

Skarakis-Doyle, E. & Mullin, K. (1990): Comprehension monitoring in language-disordered children: A preliminary investigation of cognitive and linguistic factors. Journal of speech and hearing disorders 55, 700–705

Skarakis-Doyle, E. & Dempsey, L. (2008): Assessing story Comprehension in preschool children. Topics in Language Disorders 28(2), 131–148

Skarakis-Doyle, E., Dempsey, L. & Lee, C. (2008): Identifying language comprehension impairment in preschool children. Language, Speech and Hearing Services in Schools, 39, 54–65

Snowling, M. J., Bishop, D.V. M., Stothard, S. E., Chipchase, B. & Kaplan, C. (2006): Psychosocial outcomes at 15 years of children with a preschool history of speech-language impairment. Journal of Child Psychology and Psychiatry 47, 759–765

Snyder, L. (2010): Reading expository material. Are we asking the right questions? Topics in Language Disorders 30(1), 39–47
Sodian, B. (1988): Das Nicht-Bemerken von Inkonsistenzen in Texten: Ein metakognitives Defizit jüngerer Kinder? Zeitschrift für Entwicklungspsychologie und Pädagogische Psychologie XX(1), 38–44
Sodian, B., Schneider, W. & Perlmutter, M. (1986): Recall, clustering, and metamemory in young children. Journal of Experimental Child Psychology 41, 395–410
Staudhammer, C. (2012): Entwicklungsbedingte Satzverständnisstörungen im Grundschulalter in Theorie und Praxis. Durchführung einer Intervention zum Verständnis von Negationssätzen. Unveröffentlichte Zulassungsarbeit für das Lehramt an Sonderschulen an der Ludwig-Maximilians-Universität München
Stein, N. L. & Glenn, C. G. (1979): An analysis of story comprehension in elementary school children. In: Freedle, Roy, O. (ed.): New directions in discourse processing. New Jersey: Ablex. p. 53–120
Steinbach, E. & Wildegger-Lack, E. (2010): Lebensmittel im semantischen Kontext mit Passiv. Semantisches Therapiematerial mit grammatikalischen Elementen Band 2. Germering: Verlag Wildegger
Steinert, J. (2011): ADST – Allgemeiner Deutscher Sprachtest. 2. A. Göttingen: Hogrefe
Stern, C. & Stern, W. (1928): Die Kindersprache – eine psychologische und sprachtheoretische Untersuchung. 4. A. Leipzig: Barth
Sternberg, R. J. & Grigorenko, E. L. (2001): All testing is dynamic testing. Issues in Education 7, 137–70
Strong, G. K., Torgerson, C. J., Torgerson, D. & Hulme, C. (2011): A systematic meta-analytic review of evidence fort he effectiveness oft he „Fast ForWord" language intervention program. Journal of Child Psychology and Psychiatry 52(3), 224–235
Suchodoletz, W. von (2004): Zur Prognose von Kindern mit umschriebenen Sprachentwicklungsstörungen. In: Suchodoletz, W. von (Hrsg.): Welche Chancen haben Kinder mit Entwicklungsstörungen? Göttigen: Hogrefe. S. 155–199
Suchodoletz, W. von (2005): Früherkennung einer Lese-Rechtschreibstörung. In: Suchodoletz, W. von (Hrsg.): Früherkennung und Entwicklungsstörungen. Frühdiagnostik bei motorischen, kognitiven, sensorischen, emotionalen und sozialen Entwicklungsauffälligkeiten. Göttingen: Hogrefe. S. 191–222
Suchodoletz, W. von (2010): Therapie von Sprech- und Sprachentwicklungsstörungen. In: Suchodoletz, W. von (Hrsg.): Therapie von Entwicklungsstörungen. Was hilft wirklich? Göttingen: Hogrefe. S. 57–87
Szagun, G. (2006): Sprachentwicklung beim Kind. Neuausgabe Weinheim/Basel: Beltz
Tallal, P. & Piercy, M. (1973a): Defects of non-verbal auditory perception in children with developmental aphasia. Nature 241, 468–469
Tallal, P. & Piercy, M. (1973b): Developmental aphasia: Impaired rate of non-verbal processing as a function of sensory modality. Neuropsychologica 11, 389–398
Tallal, P. & Piercy, M. (1974): Developmental aphasia: Rate of auditory processing and selective impairment of consonant perception. Neuropsychologica 12, 83–93
Tallal, P., Miller, S. L., Bedi, G., Byma, G., Wang, X., Nagarajan, S. S. et al. (1996): Language comprehension in language-learning impaired children improved with acoustically modified speech. Science 271, 81–84
Terhorst, E. (1995): Textverstehen bei Kindern. Zur Entwicklung von Kohärenz und Referenz. Opladen: Westdeutscher Verlag
Tiesler, G. & Oberdörster, M. (2006): Lärm in Bildungsstätten. Bundesanstalt für Arbeitsschutz und Arbeitsmedizin (Hrsg.). 2. A. Dortmund: BAuA
Tjong-Khing, T. (2011): Die Torte ist weg! Eine spannende Verfolgungsjagd. 9. A. Frankfurt/M.: Moritz Verlag
Tomblin, J., Records, N., Buchwalter, P., Zhang, X., Smith, E. & O'Brian, M. (1997): Prevalence of specific language impairment in kindergarten children. Journal of Speech and Hearing Research 40, 1245–1260
Toppelberg, C. & Shapiro, C. (2000): Language Disorders: A 10-year research update review. Journal of the American Academy of Child & Adolescent Psychiatry 39(2), 143–152
Tröster, H. (2009): Früherkennung im Kindes- und Jugendalter. Strategien bei Entwicklungs-, Lern- und Verhaltensstörungen. Göttingen: Hogrefe
Ukrainetz, T. A. (1998): Stickwriting stories: A quick and easy narrative representation strategy. Language, Speech and Hearing Services in Schools 29, 197–206
Ulrich, T. & Schneggenburger, K. (2012): Lexikalische Strategietherapie für Vorschulkinder mit dem „Wortschatzsammler". Sprachförderung und Sprachtherapie in Schule und Praxis, 2, 63–71
Van Kleeck, A. (2008): Providing preschool foundations for later reading comprehension: the importance of and ideas for targeting inferencing in storybook-sharing interventions. Psychology in the Schools 45(7), 627–643
Wagner, S. & Schlenker-Schulte, C. (2010): Textoptimierung von Prüfungsaufgaben. Handreichung zur Erstellung leicht verständlicher Prüfungsaufgaben. 3. A. Halle/Saale: FST
Weidner, M. (2003): Kooperatives Lernen im Unterricht. Ein Arbeitsbuch. Seelze-Velber: Kallmeyersche Verlagsbuchhandlung GmbH
Weigl, I. & Reddemann-Tschaikner, M. (2002): HOT – ein handlungsorientierter Therapieansatz für Kinder mit Sprachentwicklungsstörungen. 2. A. Stuttgart: Thieme
Weinert, S., Grimm, H., Delille, G. & Scholten-Zitzewitz, R. (1989): Was macht sprachgestörten Kindern das Textverstehen so schwer? Heilpädagogische Forschung XV(1), 25–37
Wersig, G. (2002): Vom passiven Rezipienten zum „autonomen Kommunikationsakteur". In: Stiftung Zuhören e. V. (Hrsg.): Ganz Ohr: interdisziplinäre Aspekte des Zuhörens. Göttingen: Vandenhoeck & Ruprecht. S. 125–139
Whitehurst, G. J. (1981): Commentary. In: Horowitz, F. D. (ed.): Monographs of the society for research in child development. Serial no. 192, vol. 46, no. 5. Chicago: University Press. p. 58–65

Willinger, U., Brunner, E., Diendorfer-Radner, G., Sams, J., Sirsch, U. & Eisenwort, B. (2003): Behaviour in children with language development disorders. Canadian Journal of Psychiatry 48(9), 607–614

Wimmer, H. (1982): Zur Entwicklung des Verstehens von Erzählungen. Bern: Verlag Hans Huber

Wygotski, L. (1987): Arbeiten zur psychischen Entwicklung der Persönlichkeit. In: Lompscher, J. (Hrsg.): Ausgewählte Schriften, Band 2. Köln: Pahl-Rugenstein

Yoder, P. J., Spruytenburg, H., Edwards, A. & Davies, B. (1995): Effect of verbal routine contexts and expansions on gains in the mean length of utterance in children with developmental delays. Language, Speech and Hearing Services in Schools 26, 21–32

Yuill, N. & Oakhill, J. (1991): Children's problems in reading comprehension. Cambridge: Cambridge University Press

Zifonoun, G., Hoffmann, L. & Strecker, B. (1997): Grammatik der Deutschen Sprache, Bd. II. Berlin/New York: Walter de Gruyter

Zimmermann, A. (2012): Monitoring des Sprachverstehens. Ergänzung der Sprachverstehens-Diagnostik um einen funktionalen Aspekt. Entwicklung und Erprobung eines informellen MSV-Verfahrens bei zwei- und dreijährigen Kindern. Unveröffentlichte Masterarbeit an der Ludwig-Maximilians-Universität München

Zimmermann, A. (2014): Die Bedeutung des Sprachverstehens und seines Monitorings für die Abklärung. In: Zollinger, B. (Hrsg.): Frühe Spracherwerbsstörungen. Kleine Kinder verstehen und Eltern begleiten (93–129). Bern: Haupt Verlag

Zollinger, B. (1987): Spracherwerbsstörungen. Grundlagen zur Früherfassung und Frühtherapie. 4. A. Bern: Haupt

Zollinger, B. (1994): Das Sprachverständnis im Rahmen von Störungen der sprachlichen Kommunikation. In: Frühwirth, I. & Meixner, F. (Hrsg.): Sprache und Kommunikation. Wien: J & V Schulbuchverlag GmbH. S. 49–58

Zollinger, B. (1997): Die Entdeckung der Sprache. 3. A. Bern: Haupt

Internetquellen

http://bildungsserver.berlin-brandenburg.de/fileadmin/bbb/schule/schulformen_und_schularten/grundschulportal/faecher_lernbereiche/gschule_deutsch/Aufgabenbeispiele__Leseunterricht_Grundschule.pdf

http://city.lego.com/de-de/comicbuilder/intro.aspx (Comicbuilder)

Bilder/Fotos zu Redewendungen

http://www.4teachers.de/?action=show&id=667831
http://www.fotocommunity.de/pc/pc/cat/1981/startpic/8.

Materialien

Bildergeschichten zum Zuhören und Erzählen (Lingoplay 2011)

CD-ROM Apselut Spunk (Die große Astrid-Lindgren-CD-ROM, Oetinger)

Hexentanz und Firlefanz – „Das verflixte HexenSuchspiel" (Tivola)

Concerto grosso (Hajo Bücken, Verlag Amigo Spiele)

Register